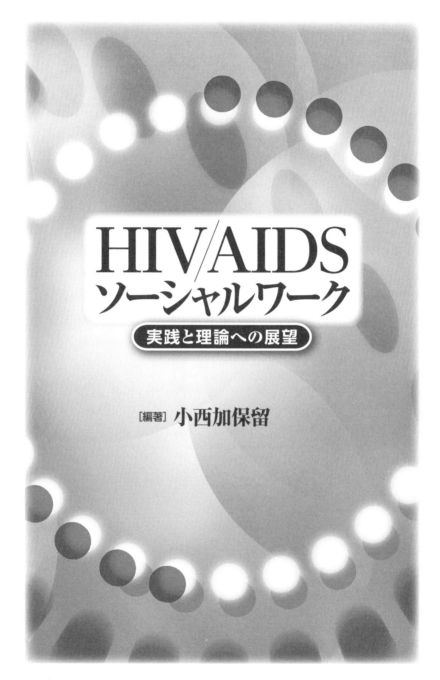

HIV/AIDS ソーシャルワーク

実践と理論への展望

[編著] 小西加保留

中央法規

序

　「エイズ」が初めて日本で大きく話題になったのは，1986 年のことである。その後の最大の変化は医療の進歩であり，現在では Cure の可能性も話題に上る時代となっている。その間，HIV/AIDS ソーシャルワークの課題も変化し，その対象はコミュニティレベルへと視野を拡大しつつある。一方で，そこには変わらず「受容」や偏見の課題があり，また当事者においては，就労や高齢化，また薬物使用等，ウイルスと共存した療養の長期化に伴う生活上の課題が浮上している。それらはまさに生活から病をとらえるソーシャルワークの視点が求められる課題にほかならない。

　本書の目的の 1 つは，こうした環境下にある HIV/AIDS ソーシャルワークのさまざまな領域における実践を取り上げて，先駆的に豊富な経験を持つ方によりその実態を紹介するとともに，背景となる知識や支援のポイントを整理することにある。HIV 陽性者支援に携わる医療ソーシャルワーカーの数は現状では多くないが，それらの支援の質に貢献することはもちろんのこと，今後突然支援者となる可能性は十分にある中で，その際の手引としても役立つであろう。

　本書の第二の目的は，こうした実践を社会福祉の理論と結びつけて考察することである。社会福祉分野においては理論と実践の統合を叫ばれて久しいが，HIV/AIDS ソーシャルワークの実際を学びながら，社会福祉の理論に立ち返ることができるものを目指している。HIV/AIDS 領域は，もとより差別・偏見と切れない課題が多いことは容易に想像できるところであり，いまだに施設利用や医療機関利用における排除の話題はなくならない。一方で，インフォームド・コンセントの議論の推進に貢献したのは，それが重要な争点の 1 つとなった薬害エイズ裁判である。また医療領域におけるチーム医療がいわば特異的に進展しているのもまたこの領域である。なぜなら排除の構造が厳しければ厳しいほど，チームの凝集性は高ま

り，そこにかかわる多様な専門職種によるチームの質が向上したといえるからである。他方で，セクシュアリティ，性にかかわる課題等に医療・福祉関係者が深く向き合うことになったのもまた HIV/AIDS 領域の特徴である。

すなわち HIV/AIDS ソーシャルワークは，人の営みの非常に深い部分に触れることから，医療の組織・システム，制度施策にわたるまで，人と環境にかかわる課題に広く深くかかわる領域といえる。医療ソーシャルワークはその歴史の中で，例えば結核が蔓延する時代には，その時代の医療施策や社会環境の中で患者の最善の利益を目指そうとしてきた事実がある。また社会福祉理論の重要課題である，一般施策では対応できない制度の隙間を，ソーシャルワーカーが特殊施策としてどう対応していくかという点についても，それらにかかる実践について紹介し理論的検討を試みる。

以上のように，本書は，HIV/AIDS ソーシャルワークにおけるミクロな問題に対するケアを探究し，提供すること，またそれらを通して，対組織（メゾレベル），対地域・制度（マクロレベル）の課題をも浮き上がらせ，社会福祉実践としての専門性を広く構造的に追究しているところに大きな特徴があるといえる。さまざまな社会福祉領域で実践と理論の整合性が求められる中で，HIV 医療・ケアからあぶり出される視点を具現化した内容を目指したものである。

2017 年 10 月

小西加保留

目　次

第**1**部
HIV/AIDS ソーシャルワークの変遷と課題　*1*

第1章 **HIV 医療・体制の変遷と課題**　*2*
第2章 **HIV/AIDS ソーシャルワークの変遷の枠組み**　*20*
第3章 **価値・倫理的課題**　*42*
第4章 **各論（第2部）に向けた社会福祉学の射程**　*51*

第**2**部
HIV/AIDS ソーシャルワーク実践　*63*

第1章 **HIV/AIDS ソーシャルワーク実践の枠組み**　*64*
　　第1節　HIV 感染症の基礎知識　*64*
　　第2節　HIV 陽性者の生活の諸相　*69*
　　第3節　ソーシャルワーク援助のプロセス　*81*
第2章 **各テーマの知識・理論とその実際**　*95*
　　第1節　HIV 陽性者とスピリチュアリティ　*95*
　　第2節　ソーシャルワークと性の多様性　*110*
　　第3節　メンタルヘルス　*125*
　　第4節　薬物依存　*144*
　　第5節　パートナー・家族への支援　*162*
　　第6節　就労支援　*175*
　　第7節　外国人支援　*189*
　　第8節　薬害エイズとソーシャルワーク　*201*
　　第9節　要介護状態にある HIV 陽性者の制度利用　*215*

第10節 社会福祉施設におけるマネジメント	228
第11節 医療連携と組織マネジメント	241
① 看護と介護による在宅支援──10年間の歩み	241
② 老人ホームでのHIV陽性者の受け入れの実際	247
第12節 地域生活支援とネットワーキング	255
①「寝たきりエイズ患者」に対する地域生活支援	255
②「地域を耕す」実践──ピア・アルプスの活動から	266
第13節 地域における市民主体のHIV/AIDS啓発活動	273

第**3**部
社会福祉学としての理論的考察 285

第1章 多様なテーマの社会福祉学としての構図と課題	286
第2章 アドボカシーの概念とHIV/AIDSソーシャルワーク	296
第3章 HIV診療チームと連携	304
第4章 地域福祉への展望	315

[資料編] 制度・施策

① 年表	322
② HIV感染症・薬害等に関する関係通知など	325
③ 解説&利用できる制度	331

本著は，平成 24~26 年度厚生労働科学研究費
補助金エイズ対策研究事業「HIV 感染症及びそ
の合併症の課題を克服する研究」（研究代表：白
阪琢磨）の分担研究「長期療養患者のソーシャ
ルワークに関する研究」（研究分担：小西加保留）
の成果物に基づき，執筆したものである。

第1部
HIV/AIDS ソーシャルワークの変遷と課題

| 第1章 | # HIV 医療・体制の変遷と課題 |

　急性感染症は歴史的に克服されたとの認識は，すでに過去のものとなって久しい。近年のエボラ出血熱，SARS や MERS の流行，デング熱の国内発生，新型インフルエンザの大流行の危惧等により，新感染症に対する備えが急務となっている。その中で，「Cure は可能か」といわれるほどの医療の進化をみせている HIV/AIDS は，話題に上ることが少ない状況が続いている。しかしながら，平成 27 年度「世界エイズデー」のキャンペーンテーマにあるように，国内外で「AIDS IS NOT OVER ～エイズはまだ終わっていない～」現状にあり，平成 28 年度の同テーマにおいても「HIV prevention に手を上げよう」と，予防の必要性を訴えている。

　感染症の発生やその推移にかかわる背景に，また感染症が人々の生活に与える影響において，世界と各国の政治や文化が大きく関連していることは，メディアによる報道に触れただけでも比較的容易に理解されるところである。HIV/AIDS ももちろん例外ではない。医療政策，経済，政治等の違いによる影響はいうまでもないが，特に性感染症でもある HIV/AIDS は，文化や価値観等による影響もまた顕著である。

　そこで本著においては，世界の状況については主に UNAIDS（国連合同エイズ計画）の報告による全体の傾向を中心に述べるに止め，日本の現状，動向に焦点を当てることとし，その際，国内外の実態や研究を参考にすることとする。

1　世界の HIV 感染者・AIDS 患者動向と特徴

　UNAIDS の報告（ファクトシート 2016）によれば，感染流行が始まって以来，2015 年までに 7800 万人が HIV 感染症に罹患し，3500 万人が

AIDS に関連する原因により死亡している。新規 HIV 感染者は，2010 年以降 6 ％減少しており，2010 年の 220 万人から，2015 年時点で 210 万人に減少している。また子どもの HIV 新規感染も，2010 年以降 50 ％減少しており，2010 年の 29 万人から 15 万人へと減少している。また AIDS 関連死は，最も多かった 2005 年以降 45 ％減少し，2005 年の 200 万人に対して，2015 年には 110 万人に減少している。そして 2015 年現在，3670 万人が HIV とともに生きていると報告されている。

　抗 HIV 治療を受けている人は，2015 年 12 月現在で 1700 万人となり，2010 年の 750 万人から飛躍的に増加し，2015 年 6 月の 1580 万人からも増えている。治療を受けている成人陽性者は，2010 年の 23 ％から 46 ％へ上昇し，子どもの場合は，2010 年の 21 ％から 49 ％へ上昇した。また HIV 陽性妊婦の 77 ％が母子感染を防ぐための抗 HIV 薬にアクセスしている。その背景には治療アクセス権を特許権に優先することを開発途上国に認めた法律が成立したことにより，コピー薬品の製造が許可され，価格を大幅に下げることができたことが大きい。しかしながら，まだまだ 100 ％に届くまでには大きな課題を残していることはその数字が示すとおりである。

　また 2011 年の政治宣言により国際社会に呼びかけた投資は，2014 年度末に 192 億ドルが低・中所得国のエイズ対策として拠出され，利用可能な国内資金は，資金全体の 57 ％を占めたと報告されている。UNAIDS では，2020 年度までには，全 HIV 感染例の 90 ％が検査を受け，そのうち 90 ％までが ART（多剤併用療法）を受け，90 ％の症例で治療が成功することを目標に，診断率の改善と抗 HIV 薬の早期治療開始を推進している。これによって，ウイルス量が測定感度以下となり，新規感染が抑えられることが期待されている。そのためにエイズ対策に必要な資金を 2020 年には 262 億ドル，2030 年には 239 億ドルと推定しており，2030 年までにエイズを終息に向かわせるとしている。

　しかしながら，元 UNAIDS 事務局長で，ロンドン大学衛生・熱帯医学大学院の Peter Piot（＝ 2015）学長は，「われわれは厳しい現実に直面している。もし現在の HIV 感染が続き，これまで実施してきたような努

力が続かなければ，多くの国で犠牲者を抑制することはできなくなる」との見方を示している。

HIV感染予防において，抗HIV薬の供給・アクセスは重要課題である。そして薬の供給の先には，検査における捕捉率や，薬へのアクセス，適切な治療の遂行がどの程度なされていくのかなど，疫学的に追わなければならない課題があるとされている（松下 2015：124）。

世界的な基金の動向や各国の政治・経済・文化等の背景を受けて，これらの課題において各国は異なる様相を示し，異なる問題を抱えることとなる。

2　日本のHIV感染者・AIDS患者動向の特徴

平成27（2015）年エイズ発生動向（厚生労働省エイズ動向委員会）によれば，日本における新規HIV感染者・AIDS患者報告数は，2000年代前半まで毎年増加していたが，ここ数年間の報告者数は，横ばい傾向にある（図1，図2）。しかしながら2007年以降，常に年間1500件前後の新規報告が続いており，累積報告件数（凝固因子製剤による感染例を除く）は，2015年末に2万5995件に達している。特に新規AIDS患者の数は

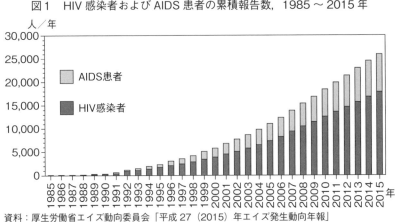

図1　HIV感染者およびAIDS患者の累積報告数，1985～2015年

資料：厚生労働省エイズ動向委員会「平成27（2015）年エイズ発生動向年報」

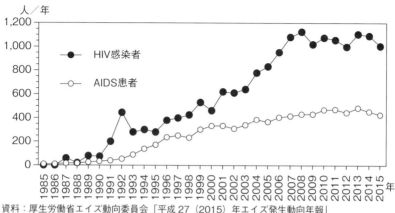

図2 HIV感染者およびAIDS患者の年次推移, 1985〜2015年

資料：厚生労働省エイズ動向委員会「平成27（2015）年エイズ発生動向年報」

減少せず，年間400件以上が続いており，新規報告者に占める割合は30％前後と高い値が継続している。また男性異性間に限ればAIDS患者が40％を超えており，地域別では東京と大阪を除くと40％近くになっている。

　2015年の1年間における日本国内の新規HIV感染者は1006件，AIDS患者の報告数は428件で，合わせて1434件であった。国籍は大半が日本国籍で横ばい状態が続いており，うち外国籍はHIV感染者で108件，AIDS患者で38件であった（図3，図4）。

　感染経路は，これまでの累計において，日本国籍のHIV感染者の主要な感染経路はいずれの年齢層でも同性間接触例の割合が最も高くなっており，年齢が上がるに従い，異性間性的接触の割合が高くなる傾向がみられている。2015年は，HIV感染者では同性間接触が前年度に比べて98件減少し68.7％，異性間接触が17件増加し19.5％。AIDS患者では同性間接触が58.4％，異性間接触が22.2％であった（図5，図6）。

　年代別人口では，10万人対の発生数を比較すると，20〜30歳台のHIV感染率が高く，他方で70歳以上のHIV感染者およびAIDS患者が増加傾向にある。

　報告地別では，HIV感染者・AIDS患者ともに，東京都を含む関東・甲

図3 新規 HIV 感染者報告数の国籍別, 性別年次推移

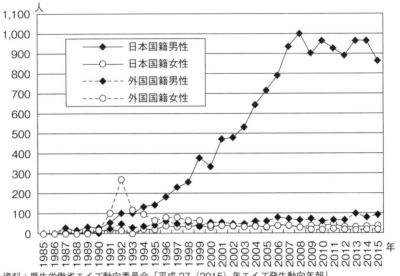

資料：厚生労働省エイズ動向委員会「平成27（2015）年エイズ発生動向年報」

図4 新規 AIDS 患者報告数の国籍別, 性別年次推移

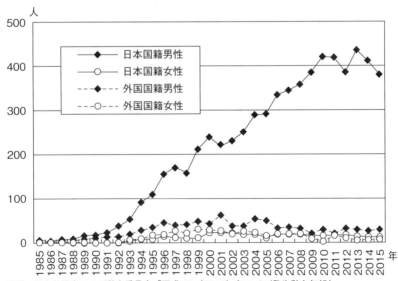

資料：厚生労働省エイズ動向委員会「平成27（2015）年エイズ発生動向年報」

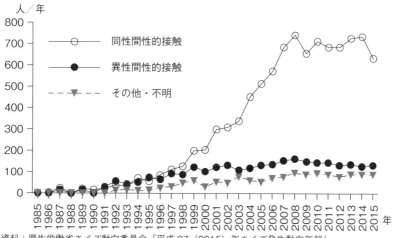

図5　日本国籍男性HIV感染者／AIDS患者の感染経路別年次推移，1985～2015年（a．HIV感染者）

資料：厚生労働省エイズ動向委員会「平成27（2015）年エイズ発生動向年報」

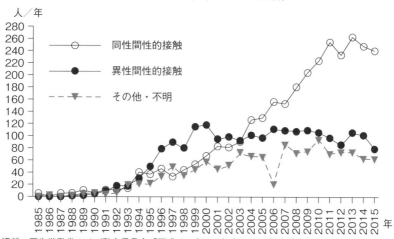

図6　日本国籍男性HIV感染者／AIDS患者の感染経路別年次推移，1985～2015年（b．AIDS患者）

資料：厚生労働省エイズ動向委員会「平成27（2015）年エイズ発生動向年報」

信越地方からの報告が多く，次いで近畿地方から多く報告され，HIV感染者についてはほかの地方では横ばい傾向が続いている。AIDS患者の人口10万対比率は，全国で香川県が1位，沖縄県が2位，高知県が3位となっている。

3　日本の医療体制の推移

　日本におけるHIV医療施設は，1996年の薬害エイズ裁判の和解以降，全国にHIV医療の治療・研究の拠点となる病院が公表されている。2017年4月現在，全国で382施設が登録されており，全国8つの各ブロックにブロック拠点病院が計14施設，また中核拠点病院は全国で59施設である（うち6施設は，ブロック拠点病院を併任）。さらにそれら全施設のとりまとめとして国立国際医療センターエイズ治療・研究開発センター（ACC）がある。

　厚生労働科学研究費補助金エイズ対策研究事業（エイズ対策政策研究事業）において，作成している「拠点病院案内」2014年度版によれば，全拠点病院の半数以上が500床以上であり，中核拠点病院では82％が500床以上の施設である。HIV/AIDS患者累積数は，拠点病院全体では「0〜5人」が一番多く，「300人以上」が3％で一部の拠点病院に患者が集中している。中核拠点病院では，「30人以上」の診療経験のある施設は67％あり，一番多いのは「100〜299人」で24％であった。

　また「拠点病院案内」への職種別の掲載率は，拠点病院全体では，医師96.3％，看護師56.9％，薬剤師58.2％，カウンセラー35％，ソーシャルワーカー48.8％，中核拠点病院では，医師98.3％，看護師81.4％，薬剤師86.4％，カウンセラー79.7％，ソーシャルワーカー74.6％と拠点病院全体より高い割合であった。ただし診療報酬上のウイルス疾患指導料における「チーム加算」（施設基準として社会福祉士の配置などを算定要件としている）は，拠点病院全体で11％，中核拠点病院で27％に止まっている。

　他方，厚生労働科学研究費補助金エイズ対策研究事業（エイズ対策政策

研究事業)分担研究(研究者:照屋勝治)「エイズ診療支援ネットワーク(A-net)構築に関する研究」においては,2003年度以降の診療体制の変遷が示されている。調査は毎年同じ項目によりweb上で行われているが,回答率は50%前後で推移しており,十分な回収率とはいえないものの,社会的観点から特徴的な内容を取り上げたい。

まず,診療実績においては,通院患者数が0人のところは,調査開始以来2割前後で推移しており,診療経験のない病院が一定程度存在していることがわかる。一方で51人以上のところは,1割弱から2割強へ推移しており,確実に患者数が増えていることが示されている(図7)。

各診療科別での受診可能・不可能の推移をみる(表1)[1]。これによると,歯科は3割前後で不可能と回答されており,前田ら(前田ほか 2015)の活動報告によると,薬害エイズ裁判和解以後のシステムが歯科医療従事者の育成には反映されにくく,現在でのネットワーク作りに課題を残していることが指摘されている。また,産婦人科では,2割前後が不可能で経過しているが,蓮尾ら(蓮尾ほか 2015)の報告によると,連携を含めた受け入れ率は90.1%となっている。一方,外科で5%前後が受け入れ不可能とし,精神科では2~3割が,リハビリテーション科では6~11%で不可能と回答している。

また患者受け入れに関する医療スタッフの理解度(図8)は,変遷はあ

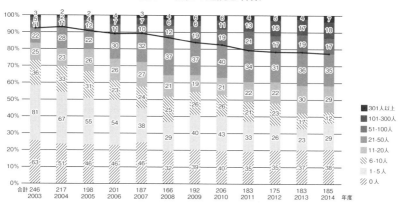

図7 現在の通院患者数

表1　診療科における受診の可否

	HIV感染者が受診可能											
年度	2003	2004	2005	2006	2007	2008	2009	2010	2011	2012	2013	2014
歯科	170 (69%)	158 (70%)	141 (68%)	136 (67%)	129 (68%)	113 (67%)	124 (64%)	140 (68%)	130 (70%)	132 (74%)	134 (72%)	124 (66%)
産婦人科	201 (82%)	180 (79%)	164 (80%)	163 (81%)	145 (77%)	120 (71%)	140 (72%)	150 (72%)	141 (76%)	134 (75%)	138 (77%)	137 (73%)
外科	227 (92%)	207 (92%)	190 (92%)	185 (92%)	177 (93%)	151 (90%)	172 (89%)	181 (87%)	166 (90%)	166 (88%)	162 (88%)	163 (87%)
精神科	173 (71%)	164 (73%)	147 (71%)	141 (70%)	140 (74%)	116 (69%)	127 (65%)	145 (70%)	128 (69%)	128 (72%)	127 (69%)	127 (68%)
リハビリ科	204 (83%)	184 (82%)	170 (83%)	166 (83%)	160 (84%)	144 (86%)	164 (85%)	175 (85%)	153 (83%)	151 (85%)	154 (83%)	152 (81%)
合計	975	893	812	791	751	644	727	791	718	711	715	703

	HIV感染者が受診不可能											
年度	2003	2004	2005	2006	2007	2008	2009	2010	2011	2012	2013	2014
歯科	66 (27%)	64 (28%)	60 (29%)	59 (29%)	58 (31%)	50 (30%)	63 (32%)	64 (31%)	52 (28%)	43 (24%)	49 (26%)	55 (29%)
産婦人科	34 (14%)	36 (16%)	36 (17%)	31 (15%)	36 (19%)	37 (22%)	43 (22%)	44 (21%)	30 (16%)	34 (19%)	31 (17%)	30 (16%)
外科	12 (5%)	10 (4%)	11 (5%)	11 (5%)	9 (5%)	8 (5%)	11 (6%)	15 (7%)	9 (5%)	11 (6%)	13 (7%)	7 (4%)
精神科	59 (24%)	54 (24%)	51 (25%)	55 (27%)	44 (23%)	43 (26%)	59 (30%)	57 (28%)	50 (27%)	40 (22%)	50 (27%)	46 (25%)
リハビリ科	22 (9%)	25 (11%)	23 (11%)	19 (9%)	16 (8%)	10 (6%)	12 (6%)	15 (7%)	13 (7%)	11 (6%)	16 (9%)	11 (6%)
合計	193	189	181	175	163	148	188	195	154	139	159	149

るものの，１割から２割の病院に強い拒否や多少の拒否感が残り続けている。ただし，2011年度以降は減少傾向にあるといえる。一方で，理解度が良好な病院も特に2012年度以降上昇傾向がみられる。

　次に，早期から政策として導入されたHIVカウンセリングを担うカウンセラーの病院内の配置の経緯をみると（図9），０人のところは2003年度から2014年度にかけて２割近く減り，一方で２人以上配置している所が約７％から15％へと約２倍に増加している。またソーシャルワーカー（図10）は，０人のところは2003年度では35.7％であったが，2014年度では17.6％へと半減し，一方で２人以上の配置は28.5％から39％へと増加している。まだまだ十分な配置とはいえないが，確実に増加しているといえる。

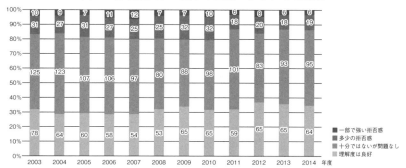

図8 患者受入れに関する医療スタッフの理解度

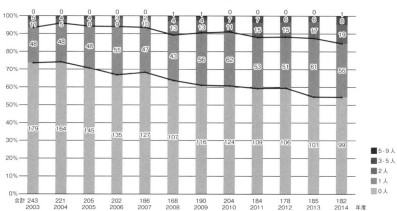

図9 カウンセラー

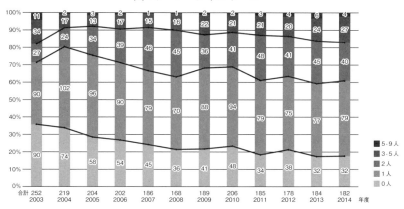

図10 ソーシャルワーカー

また診療時の患者のプライバシーの保護（図11）については，保護されている割合が徐々に増える一方で，不十分な病院が2013年度，2014年度に逆に増えている傾向もみられ，外来診療をほかと区別する必要はないという意識の変化（照屋 2015：136）と関連していることも推察できる。
　次に拠点病院としての地域との連携の有無の推移（図12）は，2003年度の割合として4割足らずから2013年度以降は100か所以上，6割近くまで増加していることが読み取れる。また，拠点病院とブロック拠点病院との連携の緊密度の自己評価の推移（図13）については，「緊密」あるいは「時々」の経過は明らかに右肩上がりであり，実数も増えてきてい

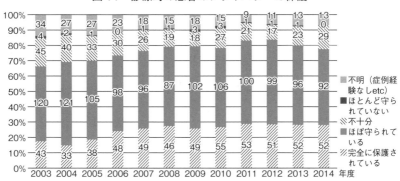

図11　診療時の患者のプライバシーの保護

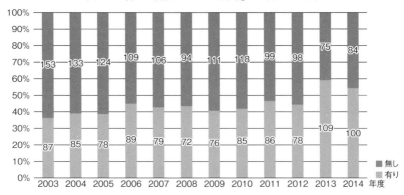

図12　「拠点病院としての活動」地域との連携

図13 連携の緊密度自己評価ブロック拠点病院

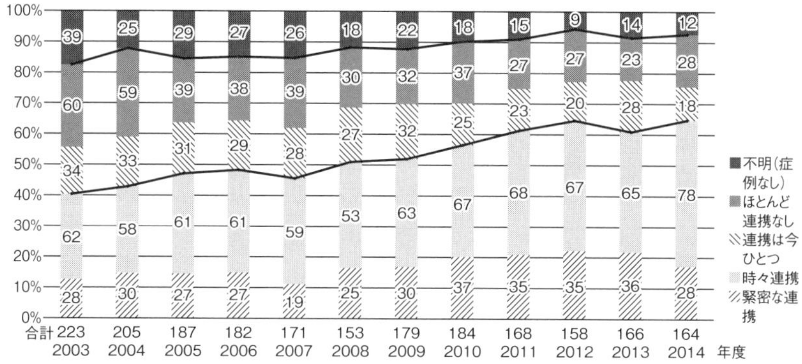

凡例：
■ 不明（症例なし）
■ ほとんど連携なし
連携は今ひとつ
時々連携
緊密な連携

年度	2003	2004	2005	2006	2007	2008	2009	2010	2011	2012	2013	2014
合計	223	205	187	182	171	153	179	184	168	158	166	164
不明（症例なし）	39	25	29	27	26	18	22	18	15	9	14	12
ほとんど連携なし	60	59	39	38	39	30	32	37	27	27	23	28
連携は今ひとつ	34	33	31	29	28	27	32	25	23	20	28	18
時々連携	62	58	61	61	59	53	63	67	68	67	65	78
緊密な連携	28	30	27	27	19	25	30	37	35	35	36	28

ることが示されている。

4 HIV医療を取り巻く環境の変化とその影響 −ソーシャルワークの立場から−

○医療的環境の変化

1981年にアメリカで同性愛者の中で初の症例が，1982年には日本において血友病患者の免疫不全による死亡例が報告された後天性免疫不全症候群（Acquired Immunodeficiency Syndrome：AIDS 1982年に命名）は，翌年の1983年にはその原因となるウイルスが発見されている。その後，1987年に抗ウイルス薬のAZT（初の逆転写酵素阻害剤）が承認され，1996年にART（多剤併用療法）が登場して以来，その死亡率は格段に低下している。その後も医療は進歩を続け，近年では1日1錠を感染後の早期から服用することによる"Treatment as Prevention"に焦点づけられる時代に突入している。

こうした医療の飛躍的な発展により，発症すれば5年で死亡する病気といわれた時代から，現在では適切な治療を受けることができれば長期生存が可能な病気となった。しかしながら一方ではさまざまな課題も浮かび上がってきた。例えば，①長期抗HIV薬の投与に伴う，代謝異常（脂質異常症や糖尿病），心血管障害などの副作用，②服薬を一生続ける必要があり，生命予後改善の一方における医療資源の圧迫，③患者自身の高齢化に伴う

HIV とは別の健康・介護等の問題の発生，④ AIDS 発症例における中枢神経系合併症の存在（PML，HIV 脳症，トキソプラズマ脳症，悪性リンパ腫）による長期にわたる寝たきり等への生活支援等，がある（白野2012）。これらは，抗 HIV 薬の近年のさらなる進歩（1 日 1 剤など）により，克服されつつあるという見方もあるが，福祉・介護の課題としてはまだまだ対応すべきことが多い。さらには，近年 HAND と呼ばれる認知神経障害が比較的早期に発見される割合が多いことや，抑うつや不安症状，薬物依存症など精神症状の合併などへの課題がクローズアップされている（第 2 部第 2 章 3，4 節参照）。

　他方で，患者動向や医療体制の変遷は前述のとおりであるが，拠点病院においてさえいまだに残る一定程度の拒否感や，診療科における受け入れ体制に格差がある現状や，特定の病院への患者の集中などの課題が継続している。

　また，陽性者側からとらえると，AIDS 発症後受診（早期診断遅延を含む）がいまだに高率に報告されている等，受診行動の課題も大きい。須藤ら（2015）によると，日本の保健所などにおいて公費によって検査希望者が自発的に受診可能な HIV 検査とカウンセリング（Voluntary Counseling and Testing：VCT）を受けられる体制は，受診・予防行動を促進し，感染リスクを低減させる戦略として，世界的にも評価されている。しかしながら，夜間検査等の利便性等に鑑みた特設検査施設での陽性率は保健所の2 倍以上に上る（佐野 2015：127）。また未検査・未診断のため自分のHIV 感染に気づいていない人がおよそ 5800 人に上るという最新の研究結果も報告されている（西浦 2016）。こうした現状から，さらなる利用者の立場に立った，郵送検査の妥当性やシステム整備の検討を含む検査体制提供が課題となっている。また特定の病院に限らず一般病院や診療所を含む検査体制整備の重要性，保険適用の問題，感染の可能性が高い対象への焦点化などの課題も指摘されているところである（井戸田 2015：137）。

　こうした医療的環境をソーシャルワークの観点からとらえると，予防介入の課題や，介護・療養の場の保障などにおける福祉的支援課題が浮かび

上がる。またメンタルな課題に対しては，精神科の診療状況や地域資源の状況把握，そしてその開拓を含め，病院と地域との連携の強化が重要となる。HIV 陽性者が地域生活を継続するために適切な医療やケアが受けられるように「場」を保障することは，当事者にとっては当然に得られるべき安心・安定につながるのみならず，ひいては，市民がこの問題に等身大で向き合い，予防行動を推進することにもつながる。そのためには，関連する各専門職の質の向上が求められるが，ソーシャルワークにおいては，HIV 感染症に対する確実な知識とともに，陽性者と対等に向き合う姿勢（価値）を基底として，メゾ・マクロレベルの連携やコミュニケーションにかかる技術を踏まえたチーム医療の質の向上や，市民主体の啓発活動等を社会福祉の視点から推進していく力量が求められるといえる。

○制度的環境の変化・課題

日本では 1986 年にエイズパニックが起こり，プライバシーの侵害事例や医療機関の診療拒否等さまざまな権利侵害が後を絶たない時期が続いた。そして国は，1988 年「エイズ撲滅」を目指して，「後天性免疫不全症候群の予防に関する法律」（エイズ予防法）を成立させた。当初から同法の成立によりかえって感染者が潜在化することを予測し，学会レベルで起こった反対の声を押し切って作られたもので，実際に法成立後，抗体検査受検数が低下した経過があった。1989 年には被害を受けた血友病患者が厚生労働省との 30 回以上にもわたる交渉の末に，結果として薬害エイズ訴訟に踏み切った。薬害エイズ裁判は，当時の原告らが次々に死亡する中で，これまでには前例のない形で国が謝罪し，1996 年 3 月に和解が行われた。原告 1 人の「命」は 4500 万円とされ，和解に付随する恒久対策として，患者の療養生活の救済，医療環境の整備等が付記された。その結果，1997 年にエイズ治療拠点病院が整備され，1998 年には身体障害者福祉法による障害認定（免疫機能障害）が実施された。そして翌 1999 年にはエイズ予防法が廃止されて，「感染症の予防及び感染症の患者に対する医療に関する法律」（新感染症法）が施行され，その前文には，ハンセン病や HIV/AIDS などの感染症の患者へのいわれのない差別・偏見が存

在したことを重く受け止め，その反省に立って制定したことが記載されている。

　こうして指定されたエイズ治療拠点病院の成立は，医療機関による診療忌避が一定程度解消されるメリットを生んだが，当時は公立病院がその立場上，手を上げざるを得なかったことや，医療の専門性，地域性等の点から，前述のように，患者数の病院による偏向が現在まで継続している。このため，その後中核拠点病院の制度化や病病・病診連携システムが開発されてきてはいるが，特に高齢化などに伴う在宅医療ニーズへの診療所による対応等には，まだまだ課題が大きいのが現状である。「地域包括ケア」が医療・介護制度上においても展開を迫られている現在において，HIV感染症の特性を踏まえたネットワークや制度システムの点検，推進が求められている。

　一方で，身体障害者手帳による障害認定は，その後支援費，障害者自立支援法，2013年以降の障害者総合支援法へと制度は変化したが，医療や療養等に関するサービスが適用できるようになった点でメリットが大きい。しかしながら，まず手帳取得の手続きの際のプライバシーへの不安の問題が，特に地方ではまだまだ大きな課題となっている現状がある。また，若年層では，AIDS発症後の後遺症や合併症を伴う場合の療養場所の課題がいまだに大きく，在宅での介護が困難な場合，療護施設等の法定施設は数の限界の影響が大きいため，複数の拠点病院への社会的入院を繰り返す例がなくならない状態が続いている。また，医療・介護サービスの利用においては，特に在宅サービスに比して入院・入所施設の利用が困難であることが，調査結果から明らかにされている（第2部第2章第9節参照）。医療制度・施策に内在する構造的な問題や経営的課題が，HIV感染症に特有の偏見も相まって，現実にさまざまなバリアとなって存在している一方で，こうした課題は実はHIV陽性者だけの問題に限らず，低所得や多様な疾病の合併など，さまざまな脆弱性を背負う患者に共通する福祉的な解決課題であることへの認識も大変重要である。

○心理・社会的環境への影響と変化・課題

　HIV 感染症における心理社会的問題は，医療の変遷によって当然ながら影響を受けている。1996 年以前においては，心理的には不安や混乱，怒り，孤独感等が特に際立っており，社会的にはまずは適切な医療を適切な場で受けられるかという問題に特化していたように思われる。その後 1996 年以降の医療の進歩によって，課題はより社会生活上の問題に移行していったといえる。しかしながら一方で，当初から変わらない心理的な課題は，プライバシーや差別・偏見へのおそれにかかわる問題である。病名が知られることに対する不安は日常生活において特に人間関係における制約感として表れ，人間関係における孤立感，それに伴う心の健康上の課題（不安や抑うつ傾向，薬物使用などのメンタルヘルス）が，多くの調査結果（若林 2012 ～ 2014，井上 2012 ～ 2014，2013 ～ 2015）から示されている。特に LGBT などのセクシュアル・マイノリティ，HIV/AIDS，そして薬物使用などに対する偏見による重層した心理的な抑圧の課題は非常に大きい。

　他方で，こうした課題は HIV 陽性の当事者，そして一般市民の課題であるばかりでなく，HIV 陽性者を取り巻くあらゆる関連職種側に内省を迫る課題でもあることを見逃すわけにはいかない。HIV より感染率が高い肝炎などの病気は，セクシュアル・マイノリティに集中せず，マジョリティにも「同等に」感染するが，HIV は感染率が非常に低いからこそ，日本においては感染者が MSM（Men who have Sex with Men）に集中する結果になったに過ぎないことをあらためて受け止める必要がある。こうした問題の払拭には，基底にセクシュアル・マイノリティに対する正確な知識（医学，歴史，制度，発達課題等）が必須であり，「自業自得」に代表されるような価値観に対して，多様な個別性の中にあるそれぞれの人生に向き合い，自分事として考え抜く姿勢を大事にすることが専門職には特に求められると感じている。

　当事者における心理的な課題は，高齢化した患者の療養の場，生活の安定の問題にも当然ながら影響を与える。支援者は重層する課題に対して「顔が見える関係」を超えた「腹の見える関係」（島崎 2015：166）の中

でネットワークを構築し，具体的な効果を上げることが強く求められている。しかし，残念ながらそこには大きな地域差が存在する。地域包括ケアが喫緊の課題になる現代において，さまざまな困難を背景に持つ患者や障害者同様の普遍的な課題の中に HIV 感染症をも織り込み，NPO 法人や市民を巻き込んだ多様な人々による支援が今ほど必要とされている時代はないであろう。

(注)
1）それぞれの年度の回答数は表の一番下の行に記載されているが，病院によっては科を持たないところが含まれる。従って各科の標本数とは必ずしも一致せず，また科を持たない病院が，不可能と回答したのか，非該当として回答しなかったのかは不明である。

══ 引用・参考文献 ══

・蓮尾泰之・明城光三・和田裕一ほか（2015）「HIV 感染妊婦に対する受け入れ施設および地域連携体制に関する全国調査」『日本エイズ学会誌』Vol.17，No.3，167-173．
・井上洋二（2012 ～ 2014）日本学術振興会科学研究費助成事業基盤研究（B）「HIV 陽性者のヘルス・プロモーション支援に向けた当事者参加型調査研究」．
・井上洋二（2013 ～ 2015）平成 24 ～ 26 年度厚生労働科学研究費補助金エイズ対策政策研究事業「HIV 感染症及びその合併症の課題を克服する研究」分担研究（研究代表：白阪琢磨）．
・井戸田一朗（2015）「医療機関における HIV 検査」『日本エイズ学会誌』Vol.17，No.3，133-137．
・厚生労働省エイズ動向委員会エイズ発生動向平成 27 年版（http://api-net.jfap.or.jp/status/2015/15nenpo/h27gaiyo.pdf）．
・厚生労働科学研究費補助金エイズ対策研究事業（エイズ対策政策研究事業）「拠点病院案内」2014 年度版．
・前田憲昭・北川善政・長坂浩ほか（2015）「HIV 感染者歯科診療ネットワーク構築と課題」『日本エイズ学会誌』Vol.17，No.3，179-183．
・松下修三（2015）「Cascade of HIV care 分析のインパクト」『日本エイズ学会誌』Vol.17，No.3，121-124．
・西浦博（2016）平成 28 年度厚生労働省科学研究費補助金エイズ対策研究事業「発生動向を理解するための HIV 感染者数の推定手法の開発」．

- Peter Piot（2012）　No Time to Lose : A Life in Pursuit of Deadly Viruses. (=2015, 宮田一雄・大村朋子・樽井正義訳『ノー・タイム・トゥ・ルーズ エボラとエイズと国際会議』慶応義塾大学出版会.)
- 佐野量子・加藤真吾・今井光信（2015）「HIV 無料・匿名検査相談の役割－保健所等 HIV 無料匿名検査相談施設における HIV 検査の現状と課題」『日本エイズ学会誌』Vol.17, No.3, 125-132.
- 島崎謙治（2015）『医療政策を問い直す－国民皆保険の将来』筑摩書房.
- 白野倫徳（2012）「HIV 感染症 /AIDS　医療現場からのメッセージ」『エイズを知ろう 1・2・3 〜知って、ケアして、予防して〜』資料.
- 須藤弘二・佐野貴子・近藤真規子ほか（2015）「HIV 郵送検査の現状と課題」『日本エイズ学会誌』Vol.17, No.3, 138-142.
- 照屋勝治（2003 〜 2015）「エイズ診療性支援ネットワーク（A-net）構築に関する研究」厚生労働科学研究費補助金エイズ対策研究事業（エイズ対策政策研究事業）分担研究.
- UNAIDS（国連合同エイズ計画）報告書「ファクトシート 2016」（http://api-net.jfap.or.jp/status/pdf/UNAIDS_FACT_SHEET_2016_J.pdf）.
- 若林チヒロ（2012 〜 2014）「HIV 陽性者の健康と生活に関する実態調査」平成 24 〜 26 年度厚生労働科学研究費補助金エイズ対策政策研究事業「地域において HIV 陽性者等のメンタルヘルスを支援する研究」分担研究（研究代表：樽井正義）.

第**2**章	# HIV/AIDS ソーシャルワークの変遷の枠組み

1 日本における HIV 感染症の始まり

　日本において「エイズ」が注目されたのは，1986年松本市在住のフィリピンの女性がAIDS患者であると発表されて以来である。翌年には，神戸市の女性がAIDSの症状の1つであるニューモティティス肺炎で死亡したことが大々的にマスコミで取り上げられ，週刊誌には葬儀の際の遺影が掲載されるまでとなり，プライバシーの観点からも論争を呼んだ。また同年，血友病患者との間にできた子どもを出産予定である女性に対して，あたかも加害者であるかのようにメディアが取り上げた。その後病院では，HIV感染者の診療忌避が続き，中には「当院ではエイズ患者は診療していません」という看板を出す病院まで現れるにいたって，HIV感染者は診療を希望する一人の患者として，医療にアクセスするという当然の権利まで奪われる事態となった。

　アメリカで同性愛者に始まったHIV感染症は，こうして日本においては，外国人，風俗産業，そして血友病に結びつく形で始まったが，中でも被害が大きかったのは，血友病患者であった。日本に約5000人いるといわれる血友病患者は，当時まるで「血友病＝エイズ」であるかのように認識され，その後長くさまざまな生活上の困難を背負うことになった。

　日本の政府はこのような事態を受け，先述のように1988年には感染爆発防止を目的として，「エイズ予防法」を成立させた。同法では，医師によるHIV感染者，AIDS患者の報告義務が課され，医師の指導に反して危険な行動を繰り返す患者に対しては名前や住所を報告するという社会防衛的色彩の強いものであった。

　政府はまた，1980年代後半から世界保健機関（WHO）の指導を受け

20

てカウンセリングの導入を開始した。しかし日本ではソーシャルワーカーもカウンセラーも医療分野における制度的な配置基準はなく，当初は主に医師や看護師を対象にカウンセリング講習会が実施された。臨床心理士が病院に雇用されている場合でも精神科所属であることが多かったため，東京都では病院側の要望を受けて，自治体登録制によるカウンセラー派遣事業を開始した。後に1996年からは全国的な制度として，日本独自のHIV/AIDS専門の派遣カウンセラー制度として事業化された。そして2015年9月には従来の学会認定による臨床心理士とは別の国家資格として，医師の指示の元で業務を行う公認心理師法を成立させ，2017年から施行されることになった。医療分野で2000年以前にカウンセリングが強調されることはホスピスなど一部を除いては例外的なことであり，HIV診療に携わっている医療機関でのチーム医療を促進させる要因になったともいえる。

　一方，1980年代の後半には血友病の患者会からスタートした感染者支援のためのNGOや，同性愛者を中心とした支援組織が活動を始めており，特に1994年に横浜で開催された国際エイズ学会以降，ケアや予防などの側面から継続的に大きな役割を担うようになった。こうした患者会に止まらないNGOやNPOの動きもまた，日本の医療保健分野では特有の位置を占めるといえる。

　こうした中で医療ソーシャルワーカーは，当時は国家資格である社会福祉士としての配置基準はもとより，診療報酬上にも掲載されていない時代ではあったが，1980年代にはごく限られた病院でHIV感染者に対する支援活動を開始することとなった。

2　HIV/AIDS ソーシャルワークの変遷

　HIV/AIDSソーシャルワークにおける援助課題は，薬害エイズ裁判の和解の年であり，また治療法の進歩が急速にみられるようになった1996年を境に大きく変化している。そこで，ここでは1996年を境として2期に分け，それぞれの時期の援助課題を整理するとともに，第1期では特に

直接的支援および組織に対するメゾレベルの対応について，第2期では制度・施策に対するマクロレベルの取組みおよび地域におけるネットワーキングについて概説する。

【第1期（〜1996年）におけるソーシャルワークの展開】

(1) ミクロレベルの直接的支援

1996年以前（第1期）は，有効な治療法がなく，発症すれば5年以内に死亡することは避けられない時代であった。このため病気に対する心理的なおそれや衝撃も大きく，強い差別や偏見を生む土壌ともなった。感染者にとっては，どの病態にあっても医療や相談を適切に受けられることがまず何よりも重要であり，加えて療養・介護を支えるための具体的サポートも大きな課題であった。さらに血友病患者は被害者であるがゆえの怒りやうつなどの心理的問題や，死や死後にかかわる事柄も重要な支援課題となった。

表1は，第1期における心理・社会的課題を整理したものであり，表2はその間に実際に筆者が経験した血友病に関する「差別・偏見」に類する例とその対応の例である。

こうした時期における直接的支援において，特に留意したのは以下のような点であった。

①理念／使命としての現にいる患者の受け入れ

HIV感染者への診療拒否が課題になっている時代に，筆者の勤務していた病院は，対外的には診療していないとしていた。しかし実際には専門的治療が可能な医師が勤務しており，「現にそこにいる複数の患者」を拒否することはしなかった。行き場のない患者に対してソーシャルワーカーとして支援することは基本的な理念であり，使命ととらえていた。医師からは可能な限り主治医のいる元の病院に治療の継続について働きかけたが，時代背景や治療の専門性の意味からもそうした努力を常に優先させることはできなかった。

表1　初期から1996年までの心理・社会的課題

時期	課題	社会的問題	心理的問題	態度・倫理
検 査 前	相談窓口・検査機関		不安・混乱	プライバシー
	検査前カウンセリング			
検 査 後	検査後カウンセリング	家族や特定の人との関係	絶望感・否定	
	受け入れ医療機関		怒り・罪障感	
		家族・友人関係		差別
無 症 候 性 キャリア（AC）	フォローアップのための医療機関	就労・結婚・出産	不安・孤独	偏見
			欲求不満	権利保護
				個人の尊厳
	相談体制			ノーマライゼーション
	サポートグループ	職場・学校		
	治療のための医療機関	経済的問題	具体的不安	
AIDS 関連症候群（ARC）	保険制度	介護の体制		
	病院内治療体制		死への恐怖	
	在宅ケア		うつ・怒り	
AIDS	ホスピスケア			
		家族関係再構成		
死		経済的問題	グリーフワーク	
死 後				

表2 血友病に関する「差別・偏見」に類する例とその対応

領域	内　容	対　応
家庭	食器や洗濯は家族と別 風呂は最後という生活を継続	医師によりそのような指導がなされていた可能性が強く，正しい情報を伝え理解を得るための働きかけ
	感染者の死後，その妻が抗体陽性であれば，アメリカで治療を受けさせるという親族の考え	検査の結果，抗体（－）で事なきを得る
就学 場面	小学校入学前検診にて，血友病患者とわかると，担当医師や教育関係者が明らかに動揺し，診察を後回しにするなどの差別的対応	年齢的に加熱製剤使用であり，感染は起こりえないにもかかわらず，知識不足による誤解であり，家族の了解を得て，自治体の担当部署に経過を通知，改善を申し入れ
職業 関連	軽度身体障害であるにもかかわらず，更生相談所が圏外の重度授産に措置	相談プロセスにおける「偏見」に対して，相談のプロセスを自治体担当課に経過について情報提供，改善を申し入れ
	血友病患者は病名を伝えて就職できない	・血友病専門医らも病名を伝えず就職することに暗黙の了解 ・診断書は保健所で作成する（病名記入されないため）
	障害者職業訓練校の入学拒否，困難	・事後報告に関しては，対応できず ・その後入学希望のあったケースについては，担当関連職員に対して入念な根回し依頼し，安心材料となる書類を作成し，理解を求める ・面接場面におけるやり取りをリハーサル，入学許可される。ただし寮の利用は拒否され，通学となる
	障害者職業訓練校の就職斡旋により内定をもらうも理由を知らされず断られる	事後報告を受け，調整を希望しなかったため，対応せず
	商売上の顧客に検査を勧められ結果を伝えられず退職	事後の報告であったため，対応せず
	症状が出て仕事が休みがちになると，飲み友達が近寄らなくなった	友人への直接的働きかけは現実的でなく，気持ちの傾聴に止まる
医療 機関	無断検査により，陽性結果が判明し，病棟がパニックになる	入院継続できなくなった患者を筆者の勤務する病院に受け入れる
	入院予約しているも，看護師の受け入れ拒否にあったことを理由に，病院側から解約の連絡	ほかの受け入れ先を探す
	各科体制が整っていないことを理由に診療拒否（患者は地元での診療が受けられなくなる）	医師より診療内容を指導し，地元での継続を依頼するも断られ，筆者の病院にて受け入れる。入院中のQOLについては看護師と協議し可能な限り対応
	他病院での不適切なターミナル告知	患者を受け入れ専門的治療を提供し，退院に至る
施設	障害者施設入所希望するも受け入れ先なし，ようやく手を挙げた施設と1年近く交渉し，ショートステイの話まで進むも直前に拒否される	・感染告知に関する本人の意思決定をサポート ・更生相談所による判定は不可であったが，了解を得て施設と直接交渉 ・施設側の不安や疑問解消と医療対応等に対する課題解決のため，具体的で詳細な打ち合わせ ・漠然とした不安解消のため，直接本人に会う機会の設定 ・交渉の場への本人・家族参加およびNGOの協力 ・啓発のための教育，研修の実施

②プライバシーの尊重，意思決定のサポート

HIV感染症に限ったことではないが，特にプライバシーの問題が当時最重要課題であった。その前提として，患者本人の意思を尊重すること，その意思決定を支えることがソーシャルワーカーの役割でもあった。たとえ客観的に見て本人にとって理不尽な状況であるとしても，ソーシャルワーカーが先んじてアクションを起こすことによって，プライバシーの侵害が起きることは許されない。また当時新しくできた救済制度の運用などにも細心の注意が求められたため，当時の血友病患者会の代表者と頻回に連絡を取りながら，常に自らの業務をチェックするように努めていた。

③事後に自治体に経過報告，改善申し入れ

事後対応ではあっても，就学や就労などに関して改善が望まれる事柄については，所管の自治体へ報告を行った。患者の了解を得ることは原則であったが，相手方に回答を要求するものではなかった。

④適切な理解を得るためのいわゆる「根回し」

一度拒否された先例のある機関に対しては，その機関に関連のある人物で理解と協力を得られそうな人に前もって事情を伝え，相手方が可能な限り安心できる方策に努めた。

⑤直接交渉による不安の解消

既存の手続きでは解消できない事柄に対して通常のルールを外してでも，障害者施設などへ直接交渉を実施した。可能な限り患者本人の参加を得て，相手方の不安や疑問に沿って，具体的に詳細に話し合い，解決方法を探った。

⑥ソーシャルスキル

例えば感染を告知して施設利用などの面接に臨む場合には，予測される質問への回答の仕方をシミュレーションするなど，患者自身が自ら直面している問題を切り抜けるための方法を身につけることをサポートした。

⑦法的違反でない範囲での方法での切り抜け──────

　労働安全衛生規則によれば，就職時に HIV 感染の有無を告げる必要性
はない。そこで「血友病＝エイズ」という偏見が払拭できない時代にあっ
ては，主治医ではなく，保健所の診断書を利用することによって，法律違
反ではない形で患者の生活を支援する方法をとった。

（2）組織に対するメゾレベルの対応

　直接的支援と平行して行った組織への働きかけについては，筆者の場合，
その中心となったのは 1990 年に立ち上げた包括医療ミーティングであっ
た。先行する動きとしては，1986 年に経験した就労援助の過程で差別的
対応を受けたケースを契機に，各科を横断した院内事例研究会を開始して
いた。もともと 1983 年に血友病患者に対する自己注射が認められて以降，
血友病専門外来の曜日を各科で統一するという申し合わせがあり，事例検
討の呼びかけにも協力が得られた。ミーティング立ち上げの直接の契機は，
血友病外来の専門ナースの配置であった。プライバシーが何よりも尊重さ
れた当時，従来の看護師のローテーションのシステムは患者にとって苦痛
であったことから，大学病院の慣例を破って特定の看護師を配置するよう
にしたことを機会に，毎週のミーティング開催をソーシャルワーカーが提
案し，受け入れられた。当初のメンバーは，医師，看護師，ソーシャルワー
カーであったが，後に臨床心理士や歯科医師，歯科衛生士，薬剤師などが
加わった。このミーティングの意義は大きく分けて 2 つあった。1 つは，
患者の診療やケアのための情報交換と協議の場としてであった。もう 1 つ
は，当時の病院の対外的な診療拒否の姿勢に反して診療を継続していたス
タッフ同士の心理的サポートや国の動きや薬剤情報の入手など，スタッフ
のニーズに対応することであった。このようなチーム医療体制は任意のも
のであり，病院全体でオーソライズされたものではなかったが，現にいる
患者に対する「アドボカシー」としての意識は，第 1 期のスタッフ間には
強かったように思われる。
　他方で，当時都立病院のソーシャルワーカーであった磐井は，性感染症
患者を中心に実践を行っていた。磐井（2004）によると，1986 年当時

HIV感染者の存在は病院の最高のシークレットであり，それを知っているのは主治医，関係医師，病棟看護師，管理職のみであった。ソーシャルワーカーは，当初は患者・家族の直接の相談ではなく，経済的問題について医師を通じてサポートする状態が続いたが，その後次第に社会資源利用時や葬祭時などのプライバシー保護について，患者らから直接相談が入るようになったという。一方医師たちは告知後のカウンセリング導入のため，東京都にカウンセラーの派遣を要求し実現した。また感染者支援のためのボランティア団体が近辺で活動するようになって，磐井はある患者の外出支援のためにボランティア団体を活用することを考えた。しかし当時家族以外のものが病棟に入ることは全く考えられない状況であったことから，時間的に余裕のない中，本人の希望と同意を優先して，病棟の許可を得ずに直接導入を試みた。その結果病棟から一時的な不満は出たものの，患者にとっての選択肢が増え，病棟生活が充実することとなり，以後病棟カンファレンスにも心理士とともに参加しチーム医療体制の確立につながった。そして1992年頃からは，中心静脈栄養実施患者やエイズ脳症のある患者の在宅支援に際する地域連携の課題がソーシャルワーカーの役割として期待されるようになっていったという。

　筆者との違いは，磐井の所属した病院は当初からHIV感染者を受け入れている病院としてメディアにも広く取り上げられていたことである。その中で患者の生活に立脚して，患者の希望を優先した動きを通常の手続きを経ずして実施したところに，組織と患者に対するソーシャルワーカーとしての判断があったといえる。

【第2期（1996年～）におけるソーシャルワークの展開】

　薬害エイズ裁判の和解以後，拠点病院体制が次第に整えられ，第1期のように医療機関による表立った忌避は次第になくなったといえる。一方で，HIV感染者の数は増え続け，「予防」や「検査へのアクセス」にかかわる課題が注目されるようになった。日本においては「予防」に携わる専門職種が少なく，これまでこの領域にかかわり続けてきたさまざまな職種（行政・医療関係者・NPO等）が関与するようになった。社会生活一般にか

かわる課題は第1期と変わらずそれぞれの患者が抱えていたが，特に1998年以降，身体障害者手帳の認定が始まったことにより，性感染によるHIV感染者においても経済的支援を始めとする各種のサービスが受けられるようになった。

　しかし他方で，医療の進歩はまた副作用の問題や，免疫機能は安定しても四肢や認知レベルの障害，その他の精神障害との合併などさまざまな障害を残す人々の長期療養の問題等を浮上させることとなり，ソーシャルワークの直接的対象となる新しい支援課題が生まれることとなった。

　表3は，第2期におけるHIV/AIDSソーシャルワークの対象となる心理・社会的課題を整理したものである。ケアマネジメントをはじめとして長期的に社会生活を継続するうえでの就労などの課題や，ベースにある心

表3　1996年以降の心理・社会的課題

時期／対象	課題	問題の領域	支援者
予防	地域啓発・健康教育	市民の知識と行動	保健師 行政 NGO NPO セルフヘルプグループ 医師 看護師 派遣カウンセラー ソーシャルワーカー ほか
検査前	検査前カウンセリング	適切な情報提供 検査への自己決定	
抗体検査	適切な機会の提供	アクセスの保障 （when・who・where・how）	
検査後	告知後カウンセリング	危機介入 家族・パートナー他告知 医療へのアクセス保障	
感染者・家族	円滑な医療の受給	医療機関・医師／患者関係 服薬支援	
	社会生活支援 ケアマネジメント 心理的サポート	経済・就労・就学 結婚・出産・家族関係 友人関係 在宅ケア・施設利用 合併症による生活障害への対処 社会生活スキル 外国人問題	
		HIV感染症に関連する感情 もともと持っていた心理的課題 セクシュアリティにかかわる課題 ターミナルケア等	

（出典：小西 2001，p.2777 修正）

理的課題への向き合い方など，その内容が変化していることがわかる。

（1）制度・施策に対するマクロな取組み

　マクロな取組みについては，主に筆者が1997年以降に実践者の協力を得ながら研究者として行った活動・調査を中心に，その概要と影響について考察する（小西・磐井 1998a, 1998b，小西 2003）。

①免疫機能障害の身体障害認定へのかかわりとその運用の点検————

　薬害エイズ裁判の恒久対策の一環として取り組まれた免疫機能障害による身体障害認定は，当初現行制度のさまざまな制約から実現困難とされる向きもあった。しかしながら1997年5月より設置された厚生省障害保健福祉部長の私的懇談会である「障害認定に関する検討会」での9回にわたる議論を経て，同年12月身体障害者福祉審議会に諮問され了承された。検討会のメンバーは，HIV医療に携わる医師，従来身体障害者手帳の認定医としてかかわってきた医師，そして障害年金に関しては社会保険医療専門審査官であったため，法律や福祉の専門家は含まれず，HIV感染症の実態と手帳や年金の制度の双方に認識のあるメンバーは皆無であった。

　このような経過のなかで，関東地域では東京HIV診療ネットワーク[1]のメンバーである先述の磐井は，日頃の感染者支援を通して生活問題に対応する社会資源の乏しさを実感していたため，各地の講演会や研究会の場で社会資源，特に身体障害認定の必要性を訴え続けた。その際医師やソーシャルワーカーに対して，大学の研究者による講演会を開催し，WHOを拠点とする世界的な障害概念（後のICF＝国際生活機能分類）を紹介することによって障害認定の必要性を理解してもらうように努めた。そして1997年には，当ネットワークから厚生省（現・厚生労働省）に対して身体障害者手帳の交付，障害年金支給基準緩和，医療費の無料化，プライバシー保護等の要望書を提出した。

　次いでHIV感染者の生活障害の内容を明らかにするために，磐井らが関東地区の拠点病院のソーシャルワーカーに対して実態調査を行った。その結果は精神科医や臨床心理士とともに分析し，磐井が先の検討会のヒア

リングにおいて意見を述べる機会を得た。そこで，まず従来の身体障害者福祉法に基づく障害認定が，歴史的経過や医療の進歩等も影響して，種類，原因，永続性，程度，等級などの点においてさまざまな問題があるという認識を前提として示した。そしてHIV感染者の場合，現行法ではかなり病状が悪化した状態でないと認定されず，実質的に現実的な生活支援にはつながらないことを指摘し，本調査の結果を踏まえて，感染者を障害者基本法にある「長期にわたり日常生活又は社会生活に相当な制限を受ける」障害者として，自立と社会参加の対象として認定することが望ましいこと，および機能・能力障害だけでなく社会的不利があることについて具体的に提言を行った。

　一方，関西地域では，それまでHIV感染者支援を通じて薬害エイズ裁判の原告団・弁護団のメンバーともさまざまな交流を持っていた筆者が，和解成立後，健康管理手当に関する要求等とともに身体障害者手帳，障害年金認定に関する交渉を開始しようとしていた原告団・弁護団に対して，制度の現状や問題点について説明するとともに，認定のための戦術についてともに検討した。また検討会のメンバーである医師に対しては，障害者制度の説明，事例提供や具体的な認定項目についての意見交換などを行った。

　当初厚生省は，免疫の低下は「疾病」であることなどを理由に，プライバシーの保護や認定事務期間の短縮などを配慮するに止まる回答を提示していたが，結果的に障害認定が決定された。

　以上のような経過で身体障害認定されたことのポイントと意義は以下の点にあった。

1. 医学の進歩による長期生存ケースの増加に鑑み，自立と社会経済活動の可能性のある対象者として認定された。
2. 機能障害の存在と永続性が法の趣旨に合致するとされた。
3. 社会的要請として認定による差別意識の緩和が意図された。
4. 抗ウイルス薬の予防的投与に対する更生医療の適用など，重症化予防のためのサービスの提供が有効と認められた。
5. 薬の副作用による身体症状に止まらず，労働や生鮮食料品の摂取とい

う日常生活活動の制限が今回初めて検査所見と並んで明示され，従来の機能レベルでの障害認定に風穴があいた。

6. 内部障害では初めての４段階認定により，サービス利用の幅が広がった。

7. 運用面において，行政の窓口でのプライバシー保護の強化，代理申請への適切な対応が指導された。

　また，障害年金については，年金の診断基準を制定するまでには至らなかったものの，社会保険庁から都道府県の担当課および全国の社会保険事務所に対して，労働および日常生活上の障害を総合認定する必要があることや，HIV感染症の病名記載がない場合でも記載内容から認定できることなどについて留意するように通知が出された。

　HIV感染症による免疫機能障害認定の意義は，要約すると社会生活上の制限が障害認定基準に折り込まれ，従来の医学モデルから生活モデルによる認定へ変化したこと，予防的処置がサービスの対象となったこと，プライバシー保護への配慮があらためて指導されたことであった。

　このように，障害認定の過程で果たしたソーシャルワーカーの役割は，医療関係者やほかのソーシャルワーカーに対する取組みへの動機づけ，弁護団や特に検討会の委員である医師に対する教育的役割，調査を通じて感染者の社会生活上のニーズを代弁する役割，一連の活動によるソーシャルアクションとしての役割などであったと考えられる。

　しかしながらソーシャルワーカーとしての役割は，認定されることで終わったわけではなく，その後の運用が当事者の立場に立った内容になっていることが重要である。そこで2002年に全国のエイズ治療拠点病院に所属するソーシャルワーカー，全国都道府県等の障害福祉主管課，更生相談所を対象に，制度運用に関する実態調査（小西2003）を実施した。

　その結果，HIV感染者が漸増する一方で，各自治体の経験の差が大きい現状が把握された。また地方分権が進むなか，HIV感染症の病態や治療の特性に対する適切な理解や，障害認定されたときの趣旨の理解がなされないまま，手帳の等級変更や，更生医療との同時申請の拒否，更生医療適用範囲の解釈の相違があること，また事務手続き上の煩雑さ，通達など

の周知に関する課題などが指摘された。HIV感染症に対する適切な理解を基礎として，また認定時の趣旨を踏まえて，患者の療養生活の実態と生活の質の向上の観点からサービス適用が効率的かつ柔軟に適切になされることの必要性が強く示唆される結果となった。

　そこで，研究結果を「免疫機能障害による身体障害者手帳の運用について」という冊子にまとめ，理解と啓発のために各都道府県の主管課に結果報告を兼ねて送付した。同時に厚生労働科学研究費の報告書に結果をまとめ，提言を行った。その後，平成15年2月27日障企発第0227001号厚生労働省社会・援護局障害保健福祉部企画課長通知「身体障害認定基準の取扱いに関する疑義について」において，身体障害者手帳の再申請について，「すでに抗HIV治療が開始されている者については，治療開始前の検査数値をもって認定して差し支えない」「抗HIV療法を継続実施している間については，この障害の特性を踏まえ，原則として再認定は要しないものと考える」との回答を得ることができた。

②長期療養者の実態と，社会福祉施設・在宅サービスなどの受け入れにかかる課題

　HIV医療の進歩の一方で，免疫機能は安定してもPML（進行性多発性白質脳症）やHIV脳症，その他脳梗塞などのために，身体障害や認知障害等が残存し，在宅生活が困難で，主治医が入院治療の必要がないと判断した後も病院で長期療養を継続する感染者（「長期療養者」と定義）が漸増するという状況に鑑み，拠点病院における長期療養者の実態を把握して，必要な医療・福祉を提供できる環境作りのための提言を行うことを目的として調査（小西2004，2005a）を行った。

　方法としては，2004年度は，拠点病院を対象にweb上アンケートを実施し，2005年度は，前年度に同意を得た病院への再調査，ならびに7病院の医療スタッフに対してインタビューを実施し，内容分析を行った。

　調査の結果，2004年度は，長期療養者の事例は，364病院のうち52か所で131事例が経験されていた。長期になった原因については，多い順に，転院先が見つからない，独居のため，家族の支援が得られない，介

護体制が整わない，在宅の支援体制が整わないであった。2005年度の再調査では，32病院，82事例について回答があり，必要な入院期間を超過した事例は8割以上の68例で，超過した期間の平均は9.1か月，入院の最大値は96か月に及んでいた。

また2005年度の7病院に対する調査では，11の事例を中心として聞き取りを実施した。チーム医療を実施していた病院は3か所で，その他は医師のみや，看護師またはNPOとの組み合わせで対応していた。チームで動いた場合には，各職能を活かすことによって，病院・患者・家族の意向を汲み，社会資源を活用し，多角的効率的な療養生活支援を実現していくことが可能となっていることが示された。

長期入院に至る要因としては，認知症や寝たきりなど医学的要因に加え，医療機関側の課題，患者・家族，制度・システムと支援体制の問題が抽出された。

逆に長期療養にならないための要因としては，万全の診療体制，豊富なネットワーク，コーディネーターの存在，トップのリーダーシップ，許容的な文化といった要因があげられた（詳細は第2部第2章第12節①および小西ほか2007を参照のこと）。

以上の調査結果を踏まえて，患者・家族支援あるいは地域支援にも専従で従事できるようなソーシャルワーカーを始めとする人員配置，ならびに診療報酬上の不利益の改善のための医療保険上の課題について，厚生労働省への要望書を，主任研究者（木村哲）との連名（個人名）で疾病対策課と医療課宛に提出した。そのことが，2006年度の診療報酬改訂でウイルス疾患指導料の施設基準における社会福祉士等による加算要件，またその後の抗HIV薬の報酬上の外付けの実現にもつながったと考えられる。

次に，「HIV感染者の社会福祉施設利用受け入れに影響するサービス提供者側の要因」（小西2005b）に関する研究では，長期療養に伴い，社会福祉施設との接点の増加が考えられることから，HIV感染者が社会福祉施設サービスを利用する際に，サービス提供者側が抱える不安や課題の要因の抽出と分析をすることを目的とした。調査対象は，2003年現在の高齢者施設を除く，社会福祉施設計2377施設，調査期間は，2003年10月〜

11月，有効回収数は，施設数で999か所（回収率42.03%），調査票数で2843票（回収率39.87%）であった。

その結果，22施設でHIV感染者受け入れ経験があることがわかり，そのうち半数以上が知的更生施設であった。受け入れ意向では，「努力したい」という回答と「できれば受け入れたくない」が，同率の6割で，受け入れに努力したい気持ちと拒否感が同居し，思いと実際，本音と現実が相容れないことを示している可能性が示された。

HIV感染者の受け入れに影響を与える要因の因子分析結果では，12因子が抽出され，受け入れに影響する促進要因としては，「性への陽性価値観（性に関わる生活を楽しむ権利・性的志向の尊重など）」「性支援システム（ピアカウンセリングや地域のサポートシステムの重要性）」「自慰行為容認」の3因子が，阻害要因としては，「他者への対応困難感（地域の理解やほかの利用者への対応困難等）」「感染発生時不安」「感染対応理解困難」などの6因子があげられた。また施設別に分析した場合，どの種別においても「性への対応困難感（性的欲求への対応やトラブルへの対応困難感，職員全体の共通認識の難しさ等）」が，促進要因としてあげられ，問題意識を感じている人ほど前向きであるという，大変興味深い結果が抽出された。

筆者らは，こうした結果を踏まえて，啓発用冊子「社会福祉施設とHIV陽性者」の作成や，在宅医療をチームで看取った実例によるDVDの作成，退院援助困難事例のための医療者への支援ツール作成などを行い，それらを用いて活動・普及に努めた。

②）メゾレベルの連携活動

1980年代後半からスタートした上述のようなHIV/AIDSソーシャルワーク実践や研究の成果は，専門性を加味したジェネラリスト・ソーシャルワークとして，地域における活動として具体的に展開されていくことにこそ意義がある。

2008年度より厚生労働省科学研究費補助金エイズ対策研究事業「HIV感染症の医療体制整備に関する研究班（MSWの立場から）」の分担研究

者となった田中は，数年にわたりこの課題に取り組み，その成果を発信し続けた。エイズ治療拠点病院制度が制定されて以降，各地のブロック拠点病院を中心に，中核拠点病院，協力病院が指定され，研究班全体として，地域に HIV 医療が定着するためのシステム整備や，地域における連携方法論および技術としてのネットワーキングが課題となっていた。2008 年度から 2011 年度にかけては多職種連携による包括ケアがメインテーマとなり，2012 年度からは地域全体のブロックごとのソーシャルワークサービスの均てん化がテーマとして設定され，それらを促進する研究が求められた。

　研究の始めにソーシャルワーカーが拠点病院内のチームの中で，また地域におけるネットワークの観点から，どのような HIV/AIDS ソーシャルワークを展開しているのかについて，メゾレベルの活動の実態把握と課題の抽出を行った。その結果，地域や拠点病院ごとに HIV 診療自体の規模に差がある中で，規模が大きい場合にはソーシャルワーカーが院内の HIV 診療チームにうまく参加している事例がある一方で，受診患者数が多いにもかかわらずチームに参加できていない事例があり，その差が大きいことがわかった。また地域によって拠点病院を標榜していても，実質 HIV 感染者を受け入れていないところも少なくなく，そうした病院のソーシャルワーカーによる HIV/AIDS へのかかわり方についても検討する必要があった。

　ここでは，メゾレベルの連携について，組織・地域連携活動と地域ネットワーキングの 2 つの切り口から整理する。

①組織・地域連携活動

　組織や地域のメゾレベルの視点から，HIV/AIDS ソーシャルワークを展開してきた先駆的活動を分析することにより，連携の内実や普遍的な地域連携に応用している実態が明らかになった。

○価値・倫理に基づくメゾレベルの先駆的連携活動

　HIV 診療の創成期から HIV/AIDS にかかわる院内および地域の連携体

制を作ってきたベテランソーシャルワーカーに対して行った研究からは，ソーシャルワーカーが組織に対する連携を行うきっかけには，人権や社会的正義にもとづくソーシャルワークの価値や倫理に基づくメゾレベル介入の視点があることがわかった。その時問題視した対象は，スタッフや患者個人でなく，組織の仕組みや法的体制の環境レベルに焦点化されており，その認識をチームや組織のメンバーに対して共感的に提示し，話し合いを行うことで共有し，HIV診療体制を再度構築していく活動が展開されていた。

　当初の問題意識の対象となったのは，まず患者本人が知らないうちに一律に実施される可能性のあったHIV検査に関する病院組織の姿勢であった。その対応の仕方は，単純に正義を唱える社会の側からのような批判ではなく，医療者自身のHIV感染のリスクや不安をまずは共感的に理解しながら，組織チームに提起することから始められた。そして院内の感染症対策専門委員会の公的メンバーとして参加し，そこで外国で行われていた検査告知の実際についての情報提供を行っていった。さらに委員会での医療職メンバーとの公的ディスカッションを通じて，組織的課題の達成にとどまらず，地域の啓発にも展開するような連携活動が行われた。

　○組織から地域へ外向きに展開する連携方法の一般化
　医療ソーシャルワーカーによる地域連携は，一般的に病院組織の壁が厚いため，地域から孤立する形で院内のミクロレベルのケアマネジメントに集約され，地域からみて閉鎖的で孤立した内向きの連携になりがちである。しかしながらHIV/AIDSソーシャルワークでは内向きの連携に留まらず，地域に展開することが比較的容易に行われることが多い。それが可能となる背景には，HIV/AIDSソーシャルワークの対象となる課題は院内だけでは解決できるものではなく，地域を巻き込んでいかざるを得ない状況になりやすいという事情がある。地域展開事例を分析すると，予防や啓発など地域を巻き込んでいかざるを得ず，コミュニティソーシャルワークが重要となる例が多くみられた。その結果地域に働きかける視点や技術を身につけた医療ソーシャルワーカーは，HIV診療以外の領域でも，地域へ展

開する外向きのソーシャルワーク実践が巧みになっていった。

　地域への外向きのソーシャルワーク介入が容易となる連携方法の法則は，環境・地域アセスメントに始まり，まずは同じ問題意識を持つ市民や専門職らを発掘することにあった。次に同じ関心を持つ人たちが集まる地域の施設訪問や，講演会・研修会等を開催する仕組みや機会を創っていった。そこで参加者の動機づけを深めながら，地域を組織化するように，他機関・組織を巻き込みながら事業を展開していった。組織化のコツは，メンバー間の頻回の相互作用をどのように育てていくかを規定する戦略的な地域アセスメントと，それに基づく情報伝達・会合やプレゼンテーションの方法にあった。またグループ活動の目的や意義を意識化し構造化すること，会議や研修などにおいては，問題意識と解決方法が相互に想起できるようなファシリテーションやコミュニケーションの手法を身につけることが重要であることがわかった。

②地域ネットワーキング――――――――――――――――――――

　拠点病院を中心に展開されるメゾレベルの HIV/AIDS ソーシャルワークの地域ネットワーキングのありようは，地域によって，またブロックによって，状況や課題が大きく異なっている。そのため研修会の開催を通じたネットワーキングを進めるうえでは，開催予定の地域ごとに地域の医療ソーシャルワーカーを中心とした研修会運営会議体を運営し，範囲を定めたメンバーシップを促進し，課題の設定や活用できる地域資源等を確認することに主眼を置いて企画・調整を行った。

　○地域アセスメントと研修会の開催によるネットワーキング

　研修会の開催には，それぞれの地域の特徴を反映した運営が重要となる。最初に地域研修会を行った長野県では，中核拠点病院ソーシャルワーカーを中心に，市民や専門職がすでに HIV/AIDS に対する啓発や課題解決に向けた地域活動が行われていた。その運営主体である拠点病院ソーシャルワーカーを中核にした NPO を中心として，各拠点病院の HIV/AIDS ソーシャルワーク実践を紹介・検討することを中心にした研修会を行った。ま

た圏域の広い九州ブロックでは，九州各県の拠点病院ソーシャルワーカー
を招聘してブロック内コミュニケーションをとる機会を得ることを目的に
した。千葉県では県内拠点病院のワーカー集団がすでに形成されており，
その連携をさらに深める意味で自治体の担当官も含めたネットワーキング
を推進すべく研修を企画し検討会を経て行った。沖縄県では県内の3か所
の拠点病院がそれぞれ特色のある HIV/AIDS ソーシャルワークを実施し
ており，各活動内容の報告を県内のワーカー集団と共有するとともに，沖
縄医療ソーシャルワーカー協会との共催を図り，また県内の地域全体の
ソーシャルワーカーとの連携も進めさせた。

○拠点病院ソーシャルワーカーの均てん化に向けた研修プログラムの開発と研修会の実施

2012 年度からは，厚労省の研究班において拠点病院ソーシャルワー
カーの均てん化が課題となった。そこで全国の拠点病院のうち HIV/AIDS
ソーシャルワークを実施しているワーカー 10 数名からなる，「HIV-SW
ミニマムスタンダード委員会」を組織化した。委員会では「拠点病院
MSW のミニマムスタンダードたる知識や技術とは何か」をテーマに，テ
キスト作成や研修プログラム開発および研修会の講師を含めて検討会議を
実施した。

最初の対象地域である東海ブロック医療ソーシャルワークに関する均て
ん化の課題は，患者の一病院集中状況の問題と一方における幅広い地域連
携の必要性であった。そこで患者が寡少である中核・拠点病院のソーシャ
ルワーカー同士のディスカッションを中心にした研修会を開催し，さらに
地域の介護支援専門員協会や訪問看護・介護協会，地域包括支援センター
連絡会の後援と参加の呼びかけを行い，HIV ケアマネジメント研修会の
両方を実施した。HIV/AIDS ソーシャルワークの実践にあたっては，拠
点病院内の均てん化ばかりでなく，地域ネットワークの中での均てん化も
必要であるとの運営会議体の考えからである。

甲信越と北海道ブロックは，双方とも範囲が広いため中核病院における
HIV/AIDS ソーシャルワークの均てん化を目指し，また事例検討だけで

なくワールドカフェ方式による課題意識の交換や当事者にかかわる組織との交流を目的にしたディスカッションを行った。その結果，HIV/AIDS ソーシャルワークに関するお互いの考え方を確認し，今後のネットワークのあり方の検討につながったと思われる。

研修会は，長野県（2010），九州地区（2011），千葉県（2012），沖縄県（2012），東海地区（2013），愛知県 HIV ケアマネジメント研修会（2013），甲信越ブロック（2014），北海道ブロック（2014）で実施した。

研修会のプログラムは，開始当初はその地域の専門医（主にブロックや中核拠点の医師）の医学的解説，コーディネーターナースおよびカウンセラーの講義，それに事例に基づく地域検討会や実践発表のシンポジウム，当事者の声などを演習形式で行った。多職種による講義では，ソーシャルワーカー自身の認識の向上とともに，ソーシャルワーカーによる地域での問題意識や活動の内容を他職種にもより深く理解してもらうことを目的としたプログラム構成とした。

また，ミニマムスタンダード委員会によるプログラム開発では，HIV/AIDS ソーシャルワークミニマムスタンダードとは何かを探索しながら実施した。拠点病院のソーシャルワーカーにとっての教科書・テキストにつながるガイドラインを探索するためのプログラムであり，ワールドカフェ方式による参加者の意見集約を心がけ，講義による受講生の反応を確認しながら行った。

○ミニマムスタンダード委員会によるテキストやガイドラインの作成

当初は HIV/AIDS ソーシャルワークに必要なミニマムスタンダードを，地域の事情に合わせて作成した報告書形式のテキストを作成するところからスタートした。また 2012 年度には，訪問看護・介護職員の拠点病院における研修事業開始にあたり，その内容を「訪問看護・介護職員向け HIV 感染症対応マニュアル」（田中 2012）として編集した。加えて同年研究班のテーマが，包括ケアから均てん化に変更になったため，HIV/AIDS ソーシャルワークのミニマムスタンダードを追及することが求められた。

その結果，作成したミニマムスタンダードハンドブックの項目として，
1）HIV-SW の歴史と今後の展望，2）感染症の基礎知識，3）HIV-SW
の基本的視点，4）薬害としての HIV/AIDS，5）セクシャリティと
SW，6）多様なライフイベントと生活障害，7）HIV-SW のプロセス，8）
入退院支援，9）在宅サービス，10）施設入所，11）自己決定とプライ
バシー，12）制度の仕組みと SW の留意点，13）診療報酬制度にみる
HIV-SW，14）外国人支援，15）薬物依存の回復支援と司法制度，16）
曝露事故への対応，17）セクシャルマイノリティとセルフヘルプグループ，
18）メンタルヘルス，19）ネットワーキング，20）情報・資料・参考文
献の 20 項目を設定した。また作成にあたっては，Q&A による単なるハ
ウツーに留まらず，拠点病院ソーシャルワーカーのための相談ガイドライ
ンとして，HIV 診療上の課題についての考えが深まることを目指した（田
中 2014）。

（注）
1）1994 年 HIV 診療における経験や知識を交換する場として医療者有志で発足した。医
　療関連多職種，行政関係者等が会員で，所属組織に関係なく意見交換し，時には要望や
　陳情などを個人の責任で行うことを方針としている。

═══ 引用・参考文献 ═══

・磐井静江（2004）「制度の創設とソーシャルワーク」日本社会福祉会・日本
　医療社会事業協会（編）『保健医療ソーシャルワーク実践 3』中央法規出版，
　223-233.
・小西加保留・磐井静江（1998a）「HIV 感染者の認定の経過と ICIDH-2 への
　期待」『リハビリテーション研究』96，15-19.
・小西加保留・磐井静江（1998b）「HIV 感染者へのソーシャルワーク－身体障
　害者への関わりを中心に－」『医療と福祉』32（1），3-10.
・小西加保留（2001）「ソーシャルワークの役割と課題」『総合臨床』50（10），
　2776-2780.
・小西加保留（2003）「免疫機能障害における身体障害者制度の運用について－
　HIV 感染者のよりよい地域支援のために－」厚生科学研究費補助金エイズ対

策研究事業『HIV 感染症の医療体制の整備に関する研究』平成 14 年度成果物.

・小西加保留（2004，2005a）「HIV 感染者の地域生活支援におけるソーシャルワークに関する研究」平成 16 〜 17 年度厚生労働省科学研究費補助金エイズ対策研究事業「HIV 感染症の医療体制の整備に関する研究」分担研究（研究代表：木村哲）.

・小西加保留（2005b）「HIV 感染者の社会福祉施設サービス利用に関する調査－サービス提供者側の阻害要因について－」平成 15 年度文部科学省科学研究補助事業萌芽研究報告書.

・小西加保留・石川雅子・菊池美恵子・葛田衣重（2007）「HIV 感染症による長期療養者とその受け入れに関する研究」『日本エイズ学会誌』Vol.9，No.2，167-172.

・田中千枝子（2012）「訪問看護・介護職員向け HIV 感染症対応マニュアル」平成 24 年度厚生科学研究費補助金エイズ対策研究事業「HIV 感染症の医療体制の整備に関する研究」分担研究成果物（研究代表：山本政弘）.

・田中千枝子（2014）「HIV-SW ミニマムスタンダードハンドブック」平成 25 年度厚生科学研究費補助金エイズ対策研究事業「HIV 感染症の医療体制の整備に関する研究」分担研究成果物（研究代表：伊藤俊広）.

第3章 価値・倫理的課題

　HIV/AIDS における価値・倫理，人権にかかわる問題は，治療法のほとんどない「死に至る病」であった時から，世界中のさまざまな場面において，またその属性によって，差別・偏見の対象になってきたことにまずは集約されるといっても過言ではない。背景に各国の医療政策，経済，政治等の違い，文化や価値観等が影響することは明白であるが，それぞれの生活場面で現れる差別・偏見は時にとらえどころがなく，対処方法が難しく，それゆえに当事者らを苦しめるともいえる。他方で近年の医療の進展は，その内実を変化させていることも予測される。本章においては，これらの全容を解明することは困難ではあるが，先行研究の一端を紹介し，その構造について一定の検討を加えることによって，ソーシャルワーク実践にとっての意味を考察したい。先行研究としては，主に HIV/AIDS にかかる倫理を取り上げた2つの厚生科学研究費補助金エイズ対策研究事業の報告書と，スティグマに関する総説論文（北島 2012）を参考とした。

　はじめに引用・参考としたのは，平成 11，12，13 年度厚生科学研究費補助金エイズ対策研究事業「エイズと人権・社会構造に関する研究」報告書（研究代表：樽井正義）および平成 24，25，26 年度厚生科学研究費補助金エイズ対策研究事業「HIV 感染症及びその合併症の課題を克服する研究」報告書　分担研究「HIV 医療の倫理的課題に関する研究」報告書（研究分担：大北全俊，研究代表：白阪琢磨）である。これらは，いずれも国内外の HIV/AIDS 領域の倫理問題に関する先行研究をレビューし，分類・整理して考察を加えている点で共通している。

　樽井（2000）の研究では，日本人および外国人感染者による医療現場や社会生活の場における人権問題の実態調査，国際ガイドラインを含む英

文・邦文による先行研究のレビューを行い，それらを踏まえて「HIV/AIDSと人権に関する指針」を作成している。実態調査では検査，告知，情報へのアクセス，医療を受ける権利，自己決定権，プライバシー権等に関する問題が抽出されている。また英文研究のレビュー（1990～2000）では，検査と結果の告知，守秘義務と警告義務，パートナー告知，医師の診療義務，臨床研究の倫理，公衆衛生と個人の権利の関係，医療資源配分などのテーマが取り上げられている。一方で邦文（1980～2000）については，権利の根拠と範囲を巡る研究は少数であるとしている。

邦文文献を担当した服部（2000:33-48）は，人権問題を，原論，総論・総説，各論に整理し，各論では医療の場での人権問題として検査・告知・診療・研究を，生活の場での人権問題として職場・学校・公共施設を，さらにヴァルネラブルな人々で際立つ人権問題を提示している。しかしながら，学術誌レベル，特に哲学・倫理学系専門誌に掲載されたものは少なく，生活レベルでの実践的な倫理・社会問題へ切り込んだものはさらに少ないとしている。

また，「HIV/AIDSと人権に関する指針」においては，医療を中心として，HIV抗体検査と告知，個人情報の取り扱い，診察，研究，外国人医療について具体策の提言と指針の根拠を示している。

一方で，大北（2014）は，海外文献調査（1983～2014）の探索結果により，そのトピックを，検査（ルーチン化，検査へのアクセス，自己検査），試験／研究（臨床試験，低所得国の場合，配分や搾取，薬剤の感染予防的使用），公衆衛生上の調査（調査結果・データの共有の問題，パートナー告知），患者―医療関係者関係（治療拒否，患者のアドヒアランス，パートナー通知など公衆衛生上の措置と守秘義務との対立），妊娠・出産（子どもを持つことの議論），予防（第一次予防，研究段階の予防方法），施策立案（各国の施策，医療・公衆衛生の施策決定の基礎），社会・コミュニティ（コミュニティ，市民）に分類している。

倫理的課題の変遷について，1985年から1995年の初期は，患者―医療関係者関係（professionalと以下表記）に関する議論が中心であったが，

代わって近年は試験／研究に関する議論が文献数としては最も多いとしており，"Autonomy" の尊重を軸にしつつも，全体に，有効かつ適正な予防法や治療へのアクセスを公平に保証する図式にシフトしつつあるように思われるとしている（大北 2014：46）。また 2013 年，2014 年には予防に関するものが散見されることを追記しており，"Treatment as Prevention" は "sexual ethics" の問題を呼び起こすことを予測している文献があることにも触れている。

　また，邦文の文献調査については，カウンセリングに関する文献を探索対象としているため，今後の方法論に課題があるとしつつも，特に例えばパートナー告知を論ずる場合，日本では患者とパートナーの利害対立としてではなく，「最後まで支えられるため」という方向でとらえるなど，海外との異同に注目している。

　次に，「HIV/AIDS 関連のスティグマ―途上国における ART の普及はその削減に有効か？―」というテーマで書かれた北島（2012）の論文を取り上げ，その要点を述べる。スティグマの定義としては，まず Goffman を取り上げ，「人の信頼をひどく失わせる属性」であり，このような属性を持っている人は「健全で正常な人から汚れた卑小な人に貶められる」として，それらは人と人との関係の中で起こるものとしている。また HIV/AIDS に関するスティグマを測定する尺度としては，他者から実際に偏見や差別を受けたと考える程度（experience stigma），他者から将来受けると思われる偏見や差別の程度（perceived stigma），HIV に感染しているまたは AIDS を発症している彼ら自身に関する否定的な信念や感情を認める程度（self-stigma）の 3 種類に分類している。さらに Link と Phlan は，スティグマの概念化を行い，①人と違うところにレッテルを貼る，②多くの人がレッテルを貼られた人を好ましくない人と考える，③彼らと私たちを分けるために彼らを独特なカテゴリーに入れる，④レッテルを貼られた人々が不平等な結果に結びつくような社会的地位の喪失や差別を経験する，の 4 つとした（北島 2012：135）。一方で，Parker と Aggelton は，上記のような個人の知覚や人と人との関係に焦点を当てる

ことに対して，レッテルを貼ることは権力，不平等，社会階層を正当化するといった社会的なプロセスにおいて行われているという概念を提示したことを紹介している（北島 2012：135）。そこでは人種差別や女性蔑視，政治的暴力，貧困などの構造的暴力という概念が有用であるとし，コミュニティの動員や人権基盤型アプローチによる対応が重要とした。また治療の改善がスティグマや差別の低減に大きく影響していることも示している。さらに HIV/AIDS がスティグマの対象となる要因として Zuch らによる，①女性，MSM など以前からあるスティグマとの関係，②功利主義的要因，③知識不足，④死に結びつくという認識，を挙げている（北島 2012：136）。

　以上の先行研究を踏まえて，特に日本の状況に焦点づけて考察を加えたい。

　まず，検査に関する点について，先述のように，世界的には UNAIDS（国連合同エイズ計画）が掲げる 2020 年度までに，全 HIV 感染例の 90％が検査を受け，その内 90％までが ART（多剤併用療法）を受け，90％の症例で治療が成功することを目標として，診断率の改善と抗 HIV 薬の早期治療開始を推進している。しかしこれらを推進する背景にはさまざまな国の事情が大きく反映する。アメリカの場合，上記の順に 86％，40％，30％といわれるが，86％と高いのは郵送検査が認められているからであり，日本の検査（2014 年）では保健所が約 14 万件，郵送検査が約 8 万件で，日本の疫学調査には後者は現時点では含まれていない（根岸 2015：48）ため，実際の数字は不明ともいえる。第 1 章で述べたように，検査体制については，須藤ら（2015）が郵送検査を含め，必要に応じて安心して医療機関にたどり着けるような，より利用者の立場に立った体制への課題を，井戸田（2015）が，一般病院や診療所を含む検査体制整備，保険適用の問題などの課題を提示している。ほかにもコストと陽性率などの予測に比したルーティン化への課題など，検討課題が残されている。

　薬へのアクセスや治療に関しては，松下（2015：124）が疫学的に追わなければならない課題としているが，日本の場合，医療機関につながり，

継続できれば，まずは診療がスタートし，服薬開始の段階では，一定程度の医療費助成が受けられる仕組みができているといえる。ただし，今後の医療の進展に鑑み，診療ガイドラインの変化等により，現行の障害認定に該当しない状態であっても服薬を開始するという判断を考えると，現状に則した基準の改定も視野に入れる必要がある。また各国において医療事情が異なるなかで，邦人のみならずHIV陽性者の海外と日本の往来の機会も増える状況において，経済的な負担を減らし，安心して医療を受けることを保障するための課題も生じている。しかしながら現代においても免疫機能障害が障害認定された根拠や背景に対する認識が十分でない中で，公平性の観点から倫理的な議論が新たに生じる可能性も否定できない。

次に，大北（2013）が初期に議論の中心であったと指摘した，professional（治療拒否，患者のアドヒアランス，パートナー通知など公衆衛生上の措置と守秘義務との対立）について取り上げる。近年の医療環境は医療法改正に代表されるような目まぐるしい制度改革，その背景となる人口動態や患者意識の変革など社会環境の変化を受けて，professionalにかかる環境は大きな変化を見せていることは周知のことである。

医者・患者関係を基盤としたインフォームド・コンセントの普及や個人情報保護などプライバシーに関する課題は，その後の法整備にもつながったところであり，その背景に薬害エイズの実態や裁判における争点が，官僚，政府，国民の意識を前進させる要因としてあったことも十分に考えられる。

第2章の「2 HIV/AIDSソーシャルワークの変遷」の表2で示したように，初期の医療関係者の対応については，明白な差別・偏見の実態があり，さまざまな場面に起きた差別の中でも，筆者にとって最も衝撃的なものであった。世界中には，現在でもスティグマによるHIV陽性者への多様な構造的暴力があることは事実であるが[1]，日本においては，まずは血友病患者の血液製剤による感染という形をとってスタートしたことに大きな特徴があったといえる。すなわち，血友病専門医は基本的に「加害者」としてあり，当時まだ十分に正確な医学的な情報が周知されていなかった

中で，医療者全体の間に，「死に至る病」としての強いおそれがあったことは否めない事実である。ハンセン病においても医療者の感染に対するおそれは同等に強いものではあったが，医療者が「加害者」である構図は存在しなかったことは，決定的な違いであった。ハンセン病は隔離政策が中心となる一方で，HIV/AIDS は，医療機関内での徹底的な絶対秘密事項となり，仮に患者がいたとしても対外的には診ていないとする忌避の姿勢が 10 年にもわたって続くことになった。医療者側のおそれはさまざまな不適切対応，結果として差別となっても現れ，それらがまたメディアなどによって流布する中で，一般市民によるおそれは当然に強くなり，「レッテルを貼られた人を好ましくない人と考え」「彼らと私たちを分けるために彼らを独特なカテゴリーに入れる」スティグマが始まったと考えられる。この点においては，ハンセン病も同様であった。こうした医療や社会の環境に晒された当事者は，perceived stigma が強くなり，自らの身を隠すことに最大限のエネルギーを使ったとしても，当然のことといえる。またそれらが self-stigma を生んだとしても十分に理解できるところである。加えて血友病患者の場合，母親の保因子による病気であることを背景とする患者の自立の問題が，特に当時課題としてあったことが影響を及ぼしている可能性もある。家族，特に母子の間でこうした現実を受け止めることは，もとより過酷であり，受け入れがたい現実であったことはいうまでもない。

　他方で，性感染症としての HIV 陽性者に対しては，「自業自得論」に代表されるような区別化が，医療者にも市民の中にもあったといえる。特に同性愛者に対する元々存在していた，多くは無知を基底にしたスティグマに HIV/AIDS が加わることとなり，当事者にとっては二重の「クロゼット」の状態に追い込まれたといえる。また医療者にとっては，これまで性の問題にここまで向き合うことを求められる病気への経験はなく，非医療者と同じく，以前から自らが基底に持っていたスティグマに直面することになった。他方でそのことはまた，筆者も含め HIV/AIDS にかかわる医療関係者らにとって，多くの適切な知識と多様性への学び・解放につながる

47

体験として具現化したことには違いない。繰り返しになるが，HIV はその感染率の低さゆえに，日本においては同性愛者において多くの感染者が発生したに過ぎないのである。

　また，現代における professional としての権力は，形を変えて制度・施策を背景に，結果的に排除につながっている現実がある。Parker と Aggelton は，レッテルを貼ること（スティグマ）は，権力，不平等，社会階層を正当化するといった社会的なプロセスにおいて行われているとしたが，そのような意味においてである。例えば第 2 部第 2 章第 9 節に調査結果を示しているが，診療報酬制度を基盤とした保険診療において，専門家がゲートキーパーになっているといえる例がかなり報告されている。もちろん経営の視点や地域格差を踏まえることは必要ではあるが，そうした構造を俯瞰し，不平等，社会階層の正当化につながらないよう，自らの立ち位置を見極め，社会福祉の視点から発信していくことが非常に重要である。

　次に，パートナー告知に関する日本と海外の異同について考察する。人と人との関係の中で起こることは，特にその国の文化や価値観に大きく左右されるという認識が前提となる。例えば日本では，医療事故においては基本的に医療者と患者との関係，コミュニケーションが十分であるかどうかが医療訴訟につながるかどうかに影響する（池永 1995:105）といわれ，また医師が責任を感じるあまりに情報の非公開につながるとの報告（福本 2014）もあり，アメリカのように，利害対立を基本とした法的な観点からの切り口とは違う見方が可能である。小西（1997:38）が述べたように，そのメリット，デメリットを十分に吟味し，互いのためにともに考える姿勢は，いずれにしても有効な 1 つの対応と考えられる。ただそうした際にも，当然ながらソーシャルワークにおいては，法の観点からの吟味や各種ガイドライン等を参照することの必要性は，個別性の観点からも大変重要である。

　また，社会・コミュニティの観点からは，先に述べた Link と Phlan によるスティグマの概念や，Zuch らによるスティグマの対象となる要因な

どに鑑み，市民として，コミュニティとしての気づきにつなげる活動など
が求められる。具体的な事例としては，第2部第2章第12節②や第13
節を参照していただきたい。

　なお，大北（2013：43）が"Treatment as Prevention"が"sexual
ethics"の問題を呼び起こすことを予測している文献があることを指摘し
ている点については，今後，医療施策，公衆衛生等の観点から，またパー
トナー告知等に関連する倫理的課題として論じられる可能性が高いと思わ
れる。すでに2012年にアメリカの食品医薬品局（FDA）は，既存の抗
HIV薬を感染予防のために使用することを承認し，UNAIDSも曝露前予
防（PrEP）を選択肢として位置づけており，日本を含むアジアにおいて
関心が高まっている。そうしたなかで，2017年4月からエイズ治療・研
究開発センターが，曝露後予防（PEP）を開始した[2]。自費診療であり，
開始月は初診料と薬剤費を合わせて30万円の負担となり，実際の使用は
かなり限定的と予想されるが，少なくとも1つの選択肢になりうる利点が
ある事は否定できない。第31回日本エイズ学会のテーマ「未来へつなぐ
ケアと予防　Living Together」は，こうした状況を俯瞰し，すべての関
係者，また市民が「わが事」として考えるべき内容であることを象徴して
いるととらえることができよう。

（注）
1）NPO法人アフリカ日本協議会が，世界のHIV/AIDSの情報を2004年以降メールマ
　ガジン「Global AIDS UPDATE」により毎月1回配信している内容に詳しい。
2）曝露後予防（PEP）では，HIVに感染したと思われる行為の直後から1か月間ほど数
　種類の抗HIV薬を服用する。曝露前予防（PrEP）は，陰性の状態の時から抗HIV薬一
　剤を服用し，定期的に陰性であることを確認し続けることが必要である。いずれも自由
　診療で，医療保険は使用できない。

═══ 引用・参考文献 ═══

・福本良之（2014）「患者家族が医療訴訟を提訴する過程に関する一考察」『保
　健医療社会学論集』Vol.124，No.2，38-47.

- 服部健司（2000）「HIV 感染症における人権に関する邦文文献の研究」平成 11 年度厚生科学研究費補助金エイズ対策研究事業「エイズと人権・社会構造に関する研究」分担研究（研究代表：樽井正義）.
- 池永満（1995）『患者の権利』九州大学出版会.
- 井戸田一朗「医療機関における HIV 検査」『日本エイズ学会誌』Vol.17, No.3, 133-137.
- 北島勉（2012）「HIV/AIDS 関連のスティグマ―途上国における ART の普及はスティグマの削減に有効か？―」『日本エイズ学会誌』Vol.14, No.3, 134-140.
- 小西加保留編集代表, HIV とソーシャルワーク研究会編 (1997)『エイズとソーシャルワーク』中央法規出版.
- 小西加保留（2007）『ソーシャルワークにおけるアドボカシー― HIV/AIDS 患者支援と環境アセスメントの視点から―』ミネルヴァ書房.
- 松下修三（2015）「Cascade of HIV care 分析のインパクト」『日本エイズ学会誌』Vol.17, No.3, 121-124.
- 根岸昌功（2015）「エイズを診てきて 30 年― HIV 感染症の過去と未来―」関西 HIV 臨床カンファレンス設立 20 周年記念講演会報告書, 38-74.
- 大北全俊（2014）「HIV 医療の倫理的課題に関する研究」平成 25 年度厚生科学研究費補助金エイズ対策研究事業「HIV 感染症及びその合併症の課題を克服する研究」分担研究（研究代表：白阪琢磨）.
- 須藤弘二・佐野貴子・近藤真規子ほか（2015）「HIV 郵送検査の現状と課題」『日本エイズ学会誌』Vol.17, No.3, 138-142.
- 樽井正義（2000 ～ 2002）平成 11, 12, 13 年度厚生科学研究費補助金エイズ対策研究事業「エイズと人権・社会構造に関する研究」報告書.
- 樽井正義（2013 ～ 2015）平成 24, 25, 26 年度厚生科学研究費補助金エイズ対策研究事業「地域において HIV 陽性者等のメンタルヘルスを支援する研究」報告書.

第4章 各論（第2部）に向けた社会福祉学の射程

　ソーシャルワークの基本は対人支援である。しかしながらソーシャルワークの新定義（国際ソーシャルワーカー連盟）では，社会変革と社会開発，エンパワメントの促進を目指す専門職とされ，人権や多様性の諸原理が盛り込まれ，旧定義に比して，マクロレベル，ソーシャルアクションに重点がおかれた記述となっている(p.286参照)。こうした定義に鑑みる時，HIV/AIDS に関連する問題の変遷とそれへの対応は，深く多様なレベルにわたる課題を社会に対して，またソーシャルワーク専門職に対して投げかけ続けてきたといえる。それはまた，「エイズ」は「身近でない」ゆえに無関心になったり，理解しがたかったりする一方で，深く向き合おうとすると向き合いにくさを感じるテーマであることと表裏一体でもある。

　前述のように，感染症の発生やその推移にかかわる背景に，また感染症が人々の生活に与える影響において，世界各国の政治や文化が大きく関連していることはいうまでもないことである。HIV/AIDSの場合も，国によって取り巻く状況があまりにも違うことは，例えば感染者層の違いからも明らかである。すなわち女性，子ども，MSM，ドラッグユーザーなどであり，その背景にジェンダーや民族などの歴史的課題や文化，貧困を始めとする経済，産業，医療体制，政治体制等々の国による違いがある。その結果，抗体検査，治療・薬へのアクセスと治療の継続，成功に大きな開きが起こり，それらが相違点となって表れる。こうした問題を解決するには，世界的な基金の問題や特許権等の取組みと併せて，それぞれの国における個別の対応が課題となるが，そこには他を寄せつけない文化の壁，現実があることもまた事実であり，日本においてもそれは例外ではないといえよう。

　それでは日本の HIV/AIDS は，どのように当事者の心理や生活，人生

に影響を及ぼしているのか，その実態とともに，それらに対してどのような対応を求められているのか。約30年に及ぶ歴史の中で，特に日本でソーシャルワークの観点から重要と思われる各テーマを取り上げ，それぞれのエキスパートにより構成したのがこのあとの第2部である。

　ソーシャルワークは，もとよりその対象とする範囲が非常に広い専門職である。さらには医療ソーシャルワーカーがカバーする病気や障害の範囲は限定されるべきものではない。このため，実際には個々にさまざまなグッドプラクティスが存在するにもかかわらず，領域別の体系的な知識の蓄積が残念ながらこれまでほとんど行われていなかった。そのような中で，筆者が1997年に『エイズとソーシャルワーク』を世に出したのは，当時医療ソーシャルワークの分野では非常に限定された実践ではありながらも，現状のHIV/AIDSソーシャルワーク実践を社会福祉の観点から整理し，医療ソーシャルワーカーのみならず他職種にも発信することを目的としたものであった。それから，約20年を経て，先述のようにHIV/AIDSを取り巻く環境は大きく変化したが，根底にある軸となるものは，実は大きく変わったわけではない。軸となるものとは，ソーシャルワークのすべての領域に共通する，人間が生きることにまつわる多層な領域に存在する。それらが，第2部で取り上げる各テーマである。

　本章ではそれらのテーマに対して，社会福祉学の射程としての意味づけを総論的に示すことによって，第2部へのオリエンテーションとしての位置づけとしたい。

　まず，第2部第1章では，HIV/AIDSソーシャルワークの枠組みを提示する。

　第1節では，HIV/AIDSソーシャルワーク実践の基本となるHIV感染症の医学的基礎知識を取り上げる。医療ソーシャルワーカーにとって医学的知識は，いうまでもなく患者理解のベースとして重要なものである。HIV医療は30年余りの間に急速に変化しており，陽性者自身のみならず潜在的な感染者や市民の理解にも影響がある知識として認識する必要があ

る。

　第2節では，ソーシャルワーク実践の軸となる知識として，日本の
HIV陽性者の生活実態の現状を取り上げる。HIV感染症は日本では約30
年前から報告されているが，疾病全体の中ではその数からいえばマイナー
といえる。「エイズ」は「身近でない」また「身近でありたくない」病気
であり，治療の変遷や生活実態は市民全体に知られているとはいいがたい
状況が続いている。また，先に述べた医療機関の偏重傾向などから，医療・
福祉の専門家においても，多様な生活実態が十分に知られているとはいい
切れず，まずは調査を通じて明らかにすることが重要となる。当事者の健
康状態，医療とのかかわり，世帯の状況，経済，就労，社会活動，人間関
係等は，当然ながら相互に関係し合うことから，調査結果から特に支援を
必要とする課題についての考察が求められる。
　社会福祉学の観点からは，人がその人らしい生活を当たり前に貫徹しよ
うとする際に，何が障壁となっているのか，人と環境の交互作用の観点か
ら，心理・社会的な影響をとらえることが重要となる。その際，多様な属
性（性，年齢，感染経路，地域性など）による違いについても，可能な限
り追及されるべきである。そして特に社会的偏見の影響や自主規制を伴う
行動がどのような部分にどのように作用しているのか。それらはHIV/
AIDSソーシャルワーク実践の前提としての，対人援助の基本となる「相
手を知る」ための知識である。

　第3節では，実際にソーシャルワーカーがHIV陽性者に出会うさまざ
まなタイミングに沿った留意点をソーシャルワーク援助のプロセスとして
整理する。例えば，受診前，初診時，投薬前，投薬後，フォローアップ期，
要介護期，ターミナル期などである。ソーシャルワーク援助は常にプロセ
スの中にあり，それぞれの時期においてかかわる姿勢や確認すべき点，ア
セスメントにおける留意点，支援の視点・技術等について整理しておくこ
とが重要である。またこれらのポイントは，疾病に対する適切な理解と，
さまざまな時期に起こりうる疾患に特化した心理社会的な影響を十分に把

握しておくことが前提となる。まずはミクロな対人支援の中で，それぞれの知識・価値・技術が確実に実践されることなくしては，組織や地域に対しても説得力と根拠を持って活動することは難しいといえる。

　次に，第2部第2章では，HIV/AIDS ソーシャルワーク実践に重要な意味を持つ，多様なテーマ・課題について，基本となる知識や理論とその実際について提示する。取り上げたテーマは，スピリチュアリティ，セクシュアリティ，メンタルヘルス，薬物依存，家族・パートナー・ピアサポート，就労支援，外国人支援，薬害エイズ，制度の利用，福祉施設マネジメント，医療連携と組織マネジメント，地域生活支援とネットワーキング，市民主体の地域啓発活動である。

　まず，第1節では人間が生きていくうえでその根源となるアイデンティティにかかわる「軸」としてのスピリチュアリティを取り上げる。長い人生を歩む中で「人生の意味」や「苦しみの意味」，「自分という人間」への問いなどの危機に際したときに向き合うのがスピリチュアリティの課題である。先述のように，HIV/AIDS の歴史においては，HIV 陽性者は多くの偏見や差別に晒された現実があり，それらは取りもなおさず，彼・彼女らの人生に大きな意味をもたらしてきた。排除の苦しみからの解放はスピリチュアリティの課題にほかならず，ソーシャルワーカーとして出会う HIV 陽性者の人生の根源に，こうした苦しみと解放にかかわる課題が潜在していることに真摯に向き合うことが求められる。

　血友病患者においては薬害として HIV 感染が起こったこと，また人間の本能としての性行為により感染する可能性があること，感染率が低いゆえに結果として同性愛者における感染がほかの層より多く，二重のスティグマを背負いやすいことなど，正確な知識のうえに，一人の人間として，また専門職としてのソーシャルワーカーとして自分事として向き合い，「正直になる」「ごまかさない」姿勢が重要と考える。それらはまた一方で，HIV/AIDS という病気によって影響を受けた LIFE（生命・生活・人生）の多様性の中から教えられることの深みと豊富さをも物語っていることを実感する。

第2節ではセクシュアリティの多様性を取り上げる。日本において報告されている HIV 陽性者の約7割は同性愛者であることから，基本的な自身に対するアイデンティティとして HIV とともに生きていくうえでの課題である。セクシュアリティは誰もが属性として持っているといえる一方で，またそうであるからこそ自分と違うセクシュアリティに対しては排除の機序を生みやすいともいえる。多様なセクシュアリティが実はごく身近に存在すること，13 人に 1 人はマイノリティであることなど，これまでほとんど知られてこなかった。また当事者である人々がどのような苦しみや葛藤などを体験してきたのかについても，あまりにも共有されなさ過ぎた現実がある。第2節ではこうした理解の前提となる，セクシュアリティの定義や，性の多様性を示す概念の変遷を整理し，ソーシャルワーカーとしてそのことに向き合うことの意味をソーシャルワークの定義ならびに人権の視点から考察する。クライエントとソーシャルワーカーの間で展開される支援のプロセスにおいて，性に対する立ち位置を知ることが支援のプロセスにおける相互の関係性の促進につながることになる。

　そのことはまた，いうまでもなく前述のスピリチュアリティの課題につながり，そして第3節で取り上げるメンタルヘルスや第4節の薬物依存の問題にも関連していくこととなる。

　HIV 陽性者のメンタルヘルスについては，現在では慢性疾患として語られるようになった側面が大きいといえる。またそしてそこには，基本的にほかの慢性的な疾患と共通する部分と，HIV/AIDS に特徴的と思われる部分が存在する。慢性疾患といわれる病気は数多いが，病態がどれほど自覚的・他覚的なものかによっても違う。

　多くの場合，目に見えない障害である HIV 感染症による免疫機能障害は，「障害受容」の段階モデルともまた異なるスパイラルなプロセスや経過があると考えられる。「何を」受容するのかも，病気によって，また個々人によって違う。また当事者にとって病気とともにあることが空気のように受け入れられる時があると思えば，自覚症状の悪化やライフサイクル，対人関係の中でメンタルヘルスが悪化することもある。そうした一般に共

通する知識に加えて，HIV 陽性者，特にゲイ・バイセクシュアル男性に特徴的なメンタルヘルスの課題を把握しておくことは，その時々のエピソードやさまざまな段階における当事者への理解を深め，支援の方向性を見定めるうえで極めて重要となる。また，こうしたメンタルヘルスの課題では，陽性者の日常生活を支えるうえで臨床心理士などの専門家との連携が大きな意味を持つ。そのことの有用性の内実を理解し，ソーシャルワーカーとして身体・心理・社会的な包括的な視点に立ち，それぞれの専門性を尊重した積極的な連携の姿勢を大事にしたい。

　第4節の薬物依存の問題は，HIV/AIDS の領域で，特に近年重要な課題となっている。日本においては薬物使用による HIV 感染の報告数は非常に少ないにもかかわらず，薬物依存の問題が取り上げられるようになったのは，さまざまな形で HIV 感染と合併することが多いからにほかならない。薬物とのかかわりの時期は，HIV 感染判明の前後どちらにもあり，その契機や経緯には多様な個別性がある。特に同性愛者の場合にはセックスドラッグとしての課題も大きいとされる（樽井 2015）。
　薬物依存の課題は，法や政策の側面，医療体制，社会資源，支援上のアセスメント，支援方法論等，複数の切り口から語ることができる。近年薬物に関連する問題がマスコミで取り上げられることが多くなったが，世界的に法やシステム，価値観等が多様な中で，それらの情報に触れる機会が少なく，自身の国の社会の法制度やルール，価値観や文化等にだけに目を向けていると，自分自身の考えを適切にポジショニングすることが困難なことが多い。医療ソーシャルワーカーは，これらに関する可能な限りの広い知識（考え方や援助技術を含む）を踏まえたうえで，自身のおかれている組織や地域の状況に鑑み，社会資源との連携，ネットワーキング，当事者への向き合い方などにおいて，自身のできることの範囲とその内容を吟味することが重要である。本節では主に薬物依存からの「回復」を支援することを中心に取り上げている。そこからは，特に薬物依存症という病気を持った HIV 陽性者への支援において，ソーシャルワーカーとして，その対象者をどうみるのか，当事者との関係性をどう結ぶのか，そしてソー

シャルワーカーとしての自分自身をどのように規定するのかということについて多くを学ぶことができる。すなわち，そこにソーシャルワーカーとしての専門性があることが理解される内容となっている[1]。また当事者間のグループ支援についての実践報告では，グループワークの手法と，上述の対象者への向き合い方の双方の要素が混じり合って，そこに集う人々が，互いに自分自身を肯定し，薬物依存症からの回復につながる道筋が描かれている。そこにはパートナーシップやレジリエンスといった対人援助の核となる要素が盛り込まれているといえよう。

　第5節・6節では，日常生活におけるテーマを取り上げる。いうまでもなく第4節までのテーマとはそれぞれに不可分の関係にあるが，ここでは特にHIV陽性者において重要な意味を持つ家族やパートナーにかかわる課題と就労支援を取り上げる。

　第5節の家族やパートナーとの関係では，特にカミングアウトの課題が取り上げられている。HIV陽性者の多くがセクシュアル・マイノリティであることも関連して，一人暮らしをしている人が約半数近いが，入院中や老後の問題などライフコースのさまざまなタイミングで，家族やパートナーとどのような関係性を持つかということが，告知の有無と合わせて重要な課題となる。こうした課題にはピアによるサポートが主要な位置を占めており，事例や実践報告を通じて，多様性が存在することを広く理解し，さまざまな角度から個別性を尊重した柔軟な対応ができる姿勢が必要となる。そこには，前述のメンタルヘルスやスピリチュアリティが縦軸・横軸となって，個別化された心理・社会的な状況を生み出しており，的確なアセスメントと，それらを踏まえて対応できる力量が求められている。

　第6節で取り上げる就労支援を取り巻く状況については，ある意味でHIV/AIDSに対する社会の視線の構図を端的に反映しているともいえる。社員の個々人のHIV/AIDSに対する向き合い方，組織としての取り組み，HIV/AIDSに限らない病気全般と就労に対する社会全体としての支援やシステムのあり方などが映し出されている。相手の不安を的確に受け止め，

それらをほかの病気の場合をも俯瞰する形で，相対化していく作業を協働していくことが求められる。HIV/AIDS に特化したリスク管理をイメージする等，陥りがちな安易な価値観に偏らず，ソーシャルワーカーとしての安定した立ち位置の上で支援できることは，HIV/AIDS というスペシフィックな領域からジェネラルな領域につながる重要な学びとなりうる。

　ソーシャルワークは，さまざまな支援の中核に，個々人の生活を構成する要素を時間軸，空間軸の双方からアセスメントすることを重要なプロセスとしておいている。総じて家族やパートナーとの関係は，特に時間軸での意味が色濃く，一方で就労は空間軸において占める位置が非常に大きいといえる。人と環境の交互作用における，環境アセスメント[2]は，いずれにおいても大きな意味を持ち，多様なアセスメントのアンテナを張り巡らせておくことが必要となる。上述のさまざまなテーマ・課題を総合して，いかに個別化された支援にかかわる情報を統合・分析できるかが，ソーシャルワーカーのコンピテンスとして問われることとなる。

　第7節で取り上げた外国人支援においても，当事者を取り巻く制度，政策，支援システム，文化，コミュニティ・ベースの支援団体などとの関係と，それらを本人が受け止める意味を含めて，環境アセスメントが特に重要な領域となる。近年の滞日外国人がおかれている状況への的確な知識を踏まえ，そのうえに HIV 陽性であることにより起こりうる当事者の課題をしっかりと受け止め，正しい情報のもとに自らの生活や人生にかかわる意思決定を支えるとともに，実務的な支援を行うことが重要である。現在では医療ソーシャルワーカーは病院に雇用されていることが多いため，病院内で可能なこと，必要なことを見極めて的確に支援すると同時に，支援団体の情報を確認し，適切に協働・連携することもまた重要となる。

　第8節では，血友病患者における薬害エイズ問題を取り上げる。1996年に和解をしてから，2016年で20年を迎えたことからも，その経過をソーシャルワークの視点から振り返り，今後の展望につなげることの重要性はいうまでもないことである。

ここでは，裁判の渦中に執筆者がソーシャルワーカーとして当時勤務していた地域における患者・家族の会の活動へかかわり，その後のセルフヘルプ活動や原告に対する相談事業への展開などを通じて，患者のおかれた状況を中心にその経験を語る。そして薬害エイズ裁判の結果，身体障害者福祉法の適用となった経過等を取り上げ，他方で現在もなお被害者が多くの苦悩・課題を継続して抱えていることを，1人の原告の闘病歴を示すことで具体的に浮かび上がらせる。被害に巻き込まれた当事者のその時々のニーズに応えることと長期的な視野を持った支援の必要性に，ソーシャルワーカーの役割の重要性をあらためて問いかける内容となっている。

　以上，第1節から第8節までは，主にミクロ領域における対人援助を軸にして，基本となる知識や支援内容を取り上げている。第9節以降は，主に組織や地域を視野に入れたテーマを取り上げる。

　まず，第9節では制度利用について，要介護状態にあって地域生活を営むうえで，何らかの医療・福祉サービスを必要とする陽性者がおかれている，施設や在宅サービス利用の実態を調査した結果を示している。そこからは，現状では在宅サービスより施設サービスの利用が非常に難しく，また保険外経費や地域差も大きいことなどが明らかにされている。目の前の仕事に振り回されがちな現場のソーシャルワーカーは，時に自らの実践に少し距離をおいて，地域ごとの制度の限界や運用上の課題，病院側の課題，プライバシー等の倫理的側面，患者側の要因等を俯瞰し，自らの業務をポジショニングすることが重要である。そこから自らの実践を振り返ることはもちろんのこと，ワーカー同士のネットワークを通じて情報を共有し，ソーシャルアクションにつなげる等のアドボカシー活動が可能となる。そのためには研究者と実践家が協働して調査を実施し，政策につながるパスを予見しておくなどの戦略も求められるといえよう。

　第10節では，福祉施設マネジメントを取り上げる。福祉施設職員を対象とした量的質的調査の結果から，福祉施設における陽性者の受け入れの課題や対策について考察したものである。そこでは社会的使命感を軸に，

職員間に存在する戸惑いや不安感情に終始関心を持ちつつ，福祉施設固有の受け入れ課題に向き合いながら，適切なコミュニケーションとリーダーシップを発揮することで「危機」に対応する初動の方略を練り，研修体制を推進することの必要性が提示されている。社会福祉の現場は，社会的に弱い立場におかれている人のさまざまな課題に突然遭遇することが避けられないことがある。その時に，基底にある社会福祉のミッションをいかに現実のものに展開させていくか，その手法を実証的に研究した成果でもある。施設や機関の場が違えば，マネジメントの手法も異なるといえるが，こうした研究の成果を応用し，それぞれの場に適したさらなる研究に臨む姿勢もまた求められるところである。

　第11節は医療連携と組織マネジメントについてである。HIV陽性者を施設や事業所等で受け入れる際に，陽性者個人の支援を核にした組織内マネジメントとともに，医療連携を地域で展開させる必要があるが，そうした実践にかかわる訪問看護ステーションと有料老人ホームの2か所からの活動報告である。前者では，医療度が高くかつ住まいもお金も身寄りもないなどの社会的困難を抱えた患者に対して，住まいの場を含めて看護師と介護士を中心に支援体制を構築するとともに，医療的ケアに対して往診医や医療機関との連携の体制を整備した実践報告である。また後者では，HIV陽性者への偏見に基づく，職員や地域の機関による不適切な対応に対して，ソーシャルワーカーとして正確な知識や倫理的態度の原点に立って，資源の開拓，安心の醸成等の切り口から，実際に活動した内容が語られている。いずれもソーシャルワークを基盤とした信念を堅固に持って，組織内のマネジメントとともにそこにつながる医療連携にかかる地域資源を開発推進した例といえる。

　第12節の地域生活支援とネットワーキングでは，1つ目に，合併症により寝たきりとなったAIDS患者の地域生活支援を院内外のチームで実践した事例報告を取り上げる。地域で生活を支えていくには，プライバシー，告知，服薬への意思決定，支援者側の不安などHIV/AIDSに固有の困難

性がある中で，拠点となる大学病院が地域スタッフと月1回カンファレンスの開催を継続して支援することによって，支援者全員が「エイズの○○さんから○○さんがエイズ」へと意識が変容し，地域での看取りを滞りなく果たした例である。近年HIV陽性者が終末期を過ごす療養環境が課題となるなか，支援者側の資源開発への意思とともに，本人の人となりを理解して支援するという原則の重要性についても触れている。

　もう1つはより視野を広げて，医療関係者がその地域特有のHIV/AIDSにかかる疫学的課題の解決に向けて，医療ソーシャルワーカーが多様な団体，行政を巻き込んで活動を展開し，地域住民の中に活動の意味が浸透していくプロセスを紹介したものである。当該地域は1980年代に日本で「エイズ」の問題が勃発した最初の地であり，住民らがそのことを乗り越えてきた経験を土台に啓発活動が展開された様子が描き出されている。

　他方で，第13節ではHIV/AIDSに特化しない市民主体の地域啓発活動の展開を取り上げ，その意味を検証している。ここでは，精神障害や難病などHIV感染症のみならず，地域に生活するさまざまな脆弱性を持った人達が自分の住む地域であたりまえに生活していける環境を，住民主体で醸成していくことを目的とした活動を紹介した。またエンパワメント・エヴァルエーションという評価手法を使って，その活動を検証した結果を掲載している。いずれも地域福祉における環境開発は，本来住民の主体性の貫徹の中にこそ意味を持つという視点から試みた予防活動である。

　以上，第2部で取り上げた内容は，HIV/AIDSという疾病に焦点づけた各テーマにおいて，社会福祉学に基づくソーシャルワーク実践として視野に入れるべき多層な知識・価値・技術に関する，総論および各論によって構成されたものとなっている。執筆者は，いずれもHIV/AIDSにかかわるそれぞれの領域において先駆的にエキスパートとしてかかわり続け，自身の実践，活動，研究を通じた支援への熱い思いを終始強く抱いてきた人ばかりである。各節の内容の語り口は多様ではあるが，そこから得られる重層性のある内容の持つ意義は損なわれるものではないと考えている。

ソーシャルワーク実践はその内実が見えにくく，体系的に提示されにくいといわれるなか，本書のようなスペシフィックな領域における実践・活動の内容を，社会福祉学としての切り口から整理し，ソーシャルワークとしての構図を示しながら蓄積していくことは，喫緊の重要課題と考える。

なお，第3部においては，第2部の内容を踏まえて，社会福祉学の理論的な観点から，さらに論点を分析・整理することを試みている。そしてまた，歴史的にサリドマイドやハンセン病などにおける差別の問題に対して，果たして社会福祉はどこまで真摯にそれらに向き合うことができたのかという課題に鑑み，HIV/AIDS ソーシャルワークを統合・考察する中で，アドボカシーの観点からも考えを深める機会としたい。

(注)
1) 大谷 (2012) は，精神保健分野のソーシャルワーク実践を構成する要素は，「関係性」「対象者観」「自己規定」の3つから構成されていることを実証している。
2) Kemp ら (＝ 2000:96) によると，「環境アセスメント」とは，クライエントとワーカーが協働して，多様なレベルの環境と交互作用を持つクライエントとクライエント・システムについての情報を集め，批判的に分析する，進行中の過程である。情報には，リスク，課題，関心のある問題と同じく，長所，資源，可能性，機会が含まれ，クライエントが経験する環境の意味に注意が払われる，とされる。

引用・参考文献

・Kemp, S. P., Whittaker, J. K. & Tracy, E. M. (1997) Person-Environment Practice : The Social Ecology of Interpersonal Helping, Gruyter, Inc. (＝ 2000, 横山穣・北島英治・久保美紀・湯浅典人・石河久美子訳『人―環境のソーシャルワーク実践：対人援助の社会生態学』川島書店.)
・大谷京子 (2012)『ソーシャルワーク関係』相川書房.
・樽井正義 (2013 ～ 2015) 平成 24, 25, 26 年度厚生科学研究費補助金エイズ対策研究事業「地域において HIV 陽性者等のメンタルヘルスを支援する研究」報告書.

第2部
HIV/AIDS ソーシャルワーク実践

第1章 HIV/AIDS ソーシャルワーク実践の枠組み

第1章

第1節 HIV感染症の基礎知識

1 HIV感染症とAIDS

　HIV感染症とは，ヒト免疫不全ウイルス（Human Immunodeficiency Virus：HIV，マスコミではエイズウイルスと称される）に感染している状態を指す。ヒトには細菌やウイルスの攻撃から体を守る免疫という仕組みがあるが，HIVは，この免疫で中心的役割を担うCD4陽性Tリンパ球（以下，CD4細胞）という白血球の一部の細胞に感染し，免疫を働かせなくしてゆく（Immunodeficiency：免疫不全）ように作用する。

　AIDS（エイズ）は，HIVにより免疫力が低下し，指標となる疾患を発症した状態を指し，Acquired Immunodeficiency Syndrome（後天性

図1　HIV感染症の経過

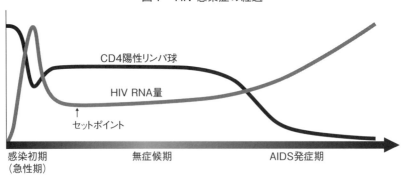

免疫不全症候群）の頭文字をとったものである。

　HIV に感染した直後（急性期）は，HIV のウイルス量（HIV RNA 量）が上昇し，CD4 細胞数が低下する時期があるが，その後平衡化（セットポイント）し，感染後，平均 5 〜 10 年かけて CD4 細胞数が減り，免疫力が低下する（図 1）。HIV 感染症の進行の指標となるのは，CD4 細胞数とウイルス量の 2 つであり，両者の数字を勘案して，治療開始時期の決定や治療の効果判定を行う。免疫力が落ち，通常なら症状を引き起こさない感染症（日和見感染症）など，以下のいずれかの疾患を発症した場合に AIDS と診断する。

1. カンジダ症（食道，気管，気管支，肺）
2. クリプトコッカス症（肺以外）
3. コクシジオイデス症（全身に播種したもの，肺・頸部・肺門リンパ節以外の部位に起こったもの）
4. ヒストプラズマ症（全身に播種したもの，肺・頸部・肺門リンパ節以外の部位に起こったもの）
5. ニューモシスチス肺炎
6. トキソプラズマ脳症（生後 1 か月以降）
7. クリプトスポリジウム症（1 か月以上持続する下痢）
8. イソスポラ症（1 か月以上持続する下痢）
9. 化膿性細菌感染症（13 歳未満で，多発，再発のもの）
10. サルモネラ菌血症（再発を繰り返すもの，チフス菌によるものを除く）
11. 活動性結核（肺または肺外）
12. 非結核性抗酸菌症（播種性）
13. サイトメガロウイルス感染症（肝臓，脾臓，リンパ節以外）
14. 単純ヘルペス感染症（1 か月以上持続する潰瘍，食道炎，気管支炎，肺炎）
15. 進行性多巣性白質脳症
16. カポジ肉腫
17. 原発性脳リンパ腫

18. 非ホジキンリンパ腫（LSG 分類にて大細胞型，免疫芽球性，Burkitt 型）
19. 浸潤性子宮頸部癌
20. 反復性肺炎
21. リンパ節間質性肺炎／肺リンパ過形成：LIP/PLH complex（13歳未満）
22. HIV 脳症（認知症または亜急性脳炎）
23. HIV 消耗症候群

2 感染経路と感染率

　HIV 陽性者の体液の中で HIV が存在するのは，血液，精液，腟分泌液，母乳であり，HIV が体内に入る入り口は，粘膜（性器・直腸・口腔内）や傷口（出血を伴う皮膚）である。感染の機会は性行為，血液を介しての感染（注射器具の共有，かつての非加熱血液凝固製剤，ごくまれに輸血など），母子感染である。母子感染については，母親が予防的に投薬を受けることや母乳を与えないことなどで，赤ちゃんへの感染は１％以下に抑えることができる。HIV の感染率は，B 型肝炎や C 型肝炎に比べて大変低く，例えば医療での針刺し事故１回あたりの感染リスクは，おおむね B 型肝炎が30％，C 型肝炎が３％，HIV は 0.3％とされている。

3 治療

　HIV 感染症の治療は，1997 年頃から多剤併用療法（Anti-Retroviral Therapy:ART）が行われるようになり，HIV 感染者の生命予後は飛躍的に延びた。ART は機序の異なる抗 HIV 薬を複数組み合わせて内服することを基本としているが，HIV を体内から完全に排除することはできないため，服薬は一生継続する必要がある。薬の飲み忘れは耐性を生じさせ得るため，毎日確実に服薬することが必要となる。抗 HIV 薬は，かつては剤数が多く，必要な服用条件（摂食，摂水，時間など）もさまざまで，嘔

気，下痢などの副作用も多かった。さらに長期服薬の副作用として，肝機能障害，腎機能障害，代謝異常（脂質異常症，糖尿病，骨粗鬆症等），中枢神経症状，心血管疾患，リポアトロフィー（脂肪分布の異常で，腹部に脂肪が付き，頬や四肢がやせ細る）等があり，服薬継続はきわめて困難であった。しかし，薬の改善が年々進み，最近では，副作用も少なく，1日1回1錠（1錠に抗HIV薬3剤を含有）でよくなってきている。服薬をいつの時点でスタートするかについては，米国のDHHS（保健福祉局）を中心に毎年ガイドラインが示されており，日本でも日本エイズ学会や厚生労働省研究班が毎年治療のガイドラインを発行している。

　感染が早い時期にわかり，すみやかに病院を受診し，必要な時期から適切な服薬を開始し継続できた場合の生命予後は非感染者と変わらないレベルまで治療は進歩している。例えば，米国の調査研究では，20歳時にCD4細胞数が500以上で治療を開始した場合の平均余命は54.5歳と報告されている。しかしAIDSを発症してからの受診では，抗HIV治療で免疫力は回復できても，例えば進行性多巣性白質脳症等を発症すると，その後遺症が残り要介護の状態になる場合もある。

4　検査

　HIVは感染後のインフルエンザ様症状のある急性感染期を過ぎると，およそ10年ほどの症状がない病期（無症候性キャリア期）になり感染を自覚しにくいことが多い。感染しているかどうかを知るには血液検査を受ける必要がある。早期に検査を受け，適切な時期に治療を開始することが非常に重要である。検査を受けず感染に気づかないでいると徐々に免疫量が低下し，治療が遅れてAIDSを発症し後遺症を残す場合がある。さらに，この間にほかの人に感染を拡げる可能性がある。最近，増加傾向にある梅毒やクラミジア，淋菌など性感染症にかかったことがある人はHIVにも感染している可能性があるのでHIV検査の受検が勧められる。

　HIVに感染すると，体内でHIVに対する抗体が作られる。抗体が検査で確実に検出できるまでに産生されるには約6〜8週間かかるため，感染

の可能性がある行為があってから，3か月以上あけてから検査を受けると感染の有無が確実に判定できる。

HIV検査にはスクリーニング検査と確認検査の2種類がある。最初にスクリーニング検査を行い，検査結果が陽性であれば確認検査を行う。スクリーニング検査は感度が高いため，実際には感染していないのに検査結果が陽性に判定される場合（偽陽性と呼ぶ）が1000人に1～2人程度ある。特に妊婦ではスクリーニング検査で偽陽性の確率が高いことに留意する。検査機関によっては当日に結果が判明する迅速検査を行っているが，これはスクリーニング検査の一種である。

検査は保健所等で無料・匿名検査が受けられ，結果は当日わかるところと1週間程度かかるところがある。HIV検査・相談マップホームページにより全国の検査機関が検索できる。検査で陽性が判明したら，できるだけ早い時期に病院を受診し，より詳しい検査と今後の治療への見通しを知る必要がある。受診や生活に不安がある場合，相談できる電話窓口もある（巻末資料参照）。

5　日常生活全般について

HIVに感染すると日常生活全般のさまざまな場面に対して不安を感じることも多いと考えられるが，医療機関に継続的につながっていれば，多くの場合，感染前と変わらない生活が可能である。病院を受診し病状が重い場合には入院もあるが，外来通院で済む場合が多く，通院の頻度も最初は1か月に1回程度から，やがて2～3か月に1回となり，仕事や通学にも大きな支障をきたすことは少ない。実際に8割近い人が就労している現状があり，充実した生活を送っている人が少なくない。また食事や運動についても，清潔に留意し，体調不良時は生ものに気をつける程度で，適度な運動をすることが望ましい。

一方で，日常生活でHIVを他人にうつす機会は性行為以外にはまずないが，それゆえに結婚や恋愛に対して，また家族や職場を含めた人間関係やプライバシーの問題等に精神的負担を感じている人の割合は比較的高

い。このためメンタル面へのケアは重要であり、さらにドラッグ使用の問題が課題となっている例もある。セクシュアリティを含めた差別・偏見の問題は払拭されたとは言いがたい現状にあり、未だに施設利用やサービス利用等に困難が生じる場合もある。今後とも医療・福祉関係者、一般市民への啓発が課題として残されていることを指摘せざるを得ない。

第1章

第2節　HIV 陽性者の生活の諸相

はじめに

　1990 年代後半に抗 HIV 薬が開発され始めたことにより、HIV 陽性者の健康は顕著に改善し、それまでは短期的にしか見通せなかった生活や人生が、中長期的な視点で設計できるようになった。本節では、HIV 陽性者の意識や行動などの生活実態を全国調査の結果に基づきながら概観する。

　日本の HIV 陽性者のライフスタイルや生活背景は、人口集団別に異なっている点も多い。本節では、まず簡単に人口集団別に、同性間性的接触による陽性者、異性間性的接触による男性陽性者、女性、外国人、薬害エイズ被害者の特徴を概観する。次に、「HIV 陽性者の健康と生活に関する調査」の結果[1]に基づいて HIV 陽性者全体の生活状況の諸側面（健康管理、世帯や家計、就労や社会活動、人間関係、精神健康など）について述べる。

1　人口集団別にみる HIV 陽性者の生活

　人々の生活を理解するには、性、年齢、人種、社会階層などの人口集団別にライフスタイルの特徴を把握する方法が有用である。健康関連のライフスタイルを検討する場合には、日本では対象集団を性別と年齢別に分類して検討することが多いが、HIV 陽性者の場合には、これらに加えてセ

クシュアリティ，感染経路，人種なども考慮する必要がある。そこで本節では，同性間性的接触による HIV 陽性者，異性間性的接触による男性陽性者，女性，外国人，薬害エイズ被害者の 5 つの人口集団別に，簡単にそれぞれの健康や生活の特徴をおさえておく。

1) 薬害エイズ被害者

　日本の HIV/AIDS 関連の医療福祉制度や社会背景を理解するには，まず薬害エイズについておさえておく必要がある。薬害エイズとは，1980年代前半，HIV ウイルスが混入した輸入非加熱血液製剤を治療に用いたことにより，当時約 5000 人いた血友病患者の 4 割にあたる約 2000 人がHIV 感染し，国と製薬会社を訴えた事件である。現在 HIV/AIDS 関連で整備されている医療体制や福祉制度の多くは，1996 年に被告が責任を認める形で薬害エイズ訴訟が和解したことにより国が被害者救済を目的として整備した恒久対策であり，これらは感染経路を限定せずにすべてのHIV 陽性者に対応しているものである。

　薬害エイズの被害者は，配偶者などの二次感染者や血友病以外の医療に輸入非加熱血液製剤を用いて HIV 感染した人々も少数いるが，大部分は血友病患者である。血友病患者には，幼少期から家族ぐるみで血友病やHIV 感染症と向き合いながら生活してきた人も多い。1990 年代後半までの有効な治療方法のない，HIV/AIDS への偏見や差別が今以上に厳しかった時代に，学校や職場，地域で，幼少期から青年期を送ってきた人々も多い。

　健康面では HIV だけでなく C 型肝炎ウイルスにも罹患しているため，肝硬変や肝がんに進行している人にはそれらのケアも必要である。血友病による出血で関節などに障害がある人もおり，ほかの感染経路によるHIV 陽性者よりも多様で頻繁な医療やケアを受けている人が多い。

2) 同性間の性的接触による HIV 陽性者（MSM）

　現在，日本の HIV 陽性者の大部分は男性間の性的接触によって感染したMSM（Men who have Sex with Men）が占めている。彼らの意識

や行動などライフスタイルの特徴や，MSM をめぐる社会背景を理解しておくことは，HIV/AIDS 関連の治療やケア，生活支援，感染予防のいずれにおいても重要である。

近年いくつかの自治体では同性間の結婚を認めるようになったし，パートナーと同居や事実婚をしている人もいるが，MSM には未婚で単身世帯で暮らしている人が多いので，ほかの疾患や障害のある人への生活支援で期待されるような，家族による支援は得にくい場合もある。

HIV のような感染症の場合，病名を周囲に開示することは，感染経路を開示したり尋ねられたりする機会ともなりやすく，MSM の場合には，同性愛者であることをも周囲に開示することにつながりやすい。そのため，ほかの感染経路の陽性者に比べて，家族にも HIV 感染を知らせていない人も多い。

社会背景として，同性愛に対する偏見についてもおさえておきたい。現代の日本では同性愛に対する知識や理解が乏しく，偏った見方をする人が多い。学校においては先生や友だちからも，家庭においては家族からも，理解されにくい環境で成長してきた人が多い。このような環境下では，自分自身も同性愛を受け容れられなかったりスティグマを持ちやすいともいわれる。HIV 陽性の MSM の人にはメンタルヘルスが低く薬物使用の経験がある人が少なくないが，背景としてこのような社会環境を考慮しておくべきであろう。

③ 異性間の性的接触による男性 HIV 陽性者

異性間の性的接触で HIV 感染した男性には，配偶者や子がいて，自身の就労で家族の生活を養う世帯主である人も少なくない。日和見感染症の症状が出て初めて HIV 陽性とわかる人が多いのも特徴的で，特にこの数年内に HIV 感染が判明した人では，感染判明時にすでに AIDS 発症していた人が約 4 割に及んでいる（厚生労働省 2015）。このような人では，自身の感染を知らずに何年も過ごしている人が多いので，感染判明時の年齢層も比較的高い。働き盛りの年齢層の人も多く，日和見感染症治療の入院生活から HIV 感染症の療養生活を始めることになり，休職や離職など

就労生活への影響もあり，多様な面で生活再調整が必要になる。

4) 女性の HIV 陽性者

　日本では，HIV 陽性者は MSM と血友病患者とに多いため，女性の陽性者は極めて少ない。日本で1年間に新規報告（2015年）された HIV 陽性者では，女性は日本人のうち 3.4%（48名），外国人のうち 16.9%（22名）に過ぎない（厚生労働省 2015）。

　女性には特有の健康問題との合併症もあり得るし，妊娠時に感染が判明した人では，自身の HIV 治療だけでなく胎児への母子感染予防といった対応も必要で，女性特有の医療や健康管理が必要となる。生活面でも出産や子育てなどの生活変化に対応している人もおり，負担は大きいと思われる。

5) 外国人の HIV 陽性者

　厚生労働省のエイズ発生動向調査（2015）によると，外国人の HIV 陽性者は，1年間に新規報告された陽性者のうち1割弱，これまでの累積報告数では約 17% である。

　外国人については，人種や地域によって独特の体質や疾患もあるし，出身国や宗教によって文化や意識，ライフスタイルの違いも大きく，医療や福祉，生活支援の場面でも留意が必要である。同じ国籍であっても，個々人で日本滞在の目的や，就労状態，婚姻状態，査証の種類など社会生活の背景は多様であり，それぞれの生活状況を理解することは容易ではない。しかし，今後は HIV に限らず，慢性疾患を持つ長期滞在者や移民の増加は必至であり，外国人への保健，医療，福祉，生活支援などの対策が不可欠である。

　特に HIV 陽性の外国人が帰国する場合には，帰国後の医療環境，薬の入手可能性，差別や排斥などの社会状況も把握したうえでの対応が求められる。

2 HIV 陽性者の生活の諸側面

HIV 陽性者は，感染判明後は HIV をコントロールしながら，自身の生活や人生を再構築することになる。薬害エイズ被害者のように幼少期から病とともに生きてきた人もいるが，多くは青年期や成人期以降の感染判明後に生活や人生を再構築していくことになる。ここでは，HIV 陽性者を対象とした全国調査の結果[1]から，感染判明後の生活変化や健康管理，世帯や家計，人間関係，社会活動や就労，メンタルヘルスなど生活の諸側面について概観する。

この調査は，ACC（エイズ治療・研究開発センター）と全国 8 地域のブロック拠点病院，計 9 病院に通院する HIV 陽性者 1786 名を対象に，無記名の質問紙（日本語）を配布し，1100 票を回収（回収率 61.6%）したものである。調査期間は 2013 年 7 月〜 2014 年 1 月。同様の調査を 2003 年と 2008 年にも実施している。

（1）基本的属性――性と年齢

HIV 陽性者の基本的属性として性と年齢をみておこう。性別は，陽性者の大部分は MSM と血友病であるため「男性」が 95.1% を占め，「女性」は 4.7% と少なかった。調査で性別の選択肢に「その他」を設けたところ，該当するとした人も 0.2% とわずかながらいたし，HIV の感染経路に関する質問から集計すると，バイセクシュアルの人が全体の 4% 以上はいると推定された。HIV 陽性者には多様なセクシュアリティの人がいることがわかる。

年齢については，HIV 陽性者には若年層が多いというイメージをもつ人もいるかもしれないが，日和見感染症を発症するまで HIV 感染に気づかず過ごしている人も多いこと，医療の進歩で陽性者の余命が延びたことにより，陽性者の年齢層は 40 歳代前半をピークに 80 歳代まで幅広く分布している（図 1）。平均年齢は 44.6 歳で，最高齢は 84 歳であった。調査方法の違いから単純比較はできないが，65 歳以上の高齢者の占める割合は 10 年前の調査では 0.4%，5 年前の調査では 2.8%，今回調査では

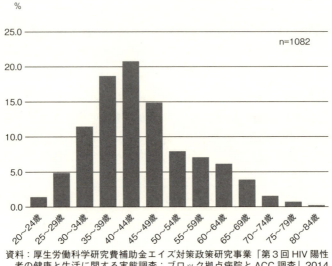

図1 HIV陽性者の年齢分布

資料：厚生労働科学研究費補助金エイズ対策政策研究事業「第3回HIV陽性者の健康と生活に関する実態調査：ブロック拠点病院とACC調査」2014年

6.4％と増加していた。今後も陽性者の高齢化は進むと推定される。

　HIV陽性者のライフスタイルを年齢層別にみておこう。若年層の人の場合，就学期を終えて就職したり職業上のキャリアを積んだりして，社会人としての生活や人生の基礎を築く段階にある。女性では出産や子育てを経験する人もいる。この年齢層の陽性者はHIVのコントロールもしつつ，自身の社会生活の基盤を形成することになる。しかし，全国調査の結果では，若年層のメンタルヘルスは中高年層のそれよりも悪い傾向がみられていたし，非常勤などの不安定雇用にある人も少なくない。精神的にも経済的にも，長い療養生活を支える生活の基盤を作る段階にある若年層への支援は重要である。

　一方，高齢者の生活問題も大きい。高齢化に伴う健康問題としては，HIV感染症と併せて生活習慣病などのケアをする必要が生じることや，要介護状態になった人への介護体制の問題がある。現在は大部分の陽性者がHIV感染症専門の拠点病院に受診しているが，高齢になると多様な診療科を受診したり，居住地域の診療所や病院で生活習慣病と併せて受診す

る機会が増える。さらに要支援・要介護状態になった場合は，地域の高齢者施設や在宅で医療や介護サービスを利用して生活することになる。HIV陽性者の場合は単身世帯が多いため，一人暮らし高齢者としての対応が必要になる。広く地域の保健医療機関や介護サービス機関での対応が急がれるところである。

　また，介護サービス利用の有無にかかわらず高齢者の地域生活への視点も大切である。一般に，仕事を退職した後は地域で生活する時間が長くなる。調査ではHIV陽性の男性は，40～50歳代くらいから就労率が一般男性よりも低くなる傾向がみられており，陽性者の場合，より早く離職する傾向があるのかもしれない。しかし，地域社会におけるHIV/AIDSへの偏見は解消されておらず，地域の中で孤立を招くことも危惧される。高齢陽性者の居場所がある地域環境は大切である。

2) 日常生活での健康管理

　HIV感染症の健康管理の基本は定期的な通院と服薬である。かつては，通院は少なくとも1か月に1回，薬はタイミングを外さないように1日複数回服用することが原則であった。職場や学校で，病名を開示せずに，通院日を確保したり規則正しい服薬をしたりすることは容易ではなく，健康管理は陽性者の就労や社会生活を難しくしている要因の1つでもあった。しかし現在では，服薬は1日1回という人が58％で，かつてと比べると負担は軽減されている。HIV感染症の治療での通院は，月に1回以上という人は26％にすぎず，2～3か月以上に1回という人が74％を占めており，通院頻度は少なくなっている。

　ただしHIV感染症以外の治療も含めたすべての受診回数をみると，1か月に1回以上という人が46％を占め，より頻繁な受診をしている。加齢とともに生活習慣病や歯科疾患などでHIV感染症以外の医療やケアが必要になってくる。高齢化に伴い，多様な医療施設の，多様な診療科を受診する回数が増えるであろう。

○感染判明後年数による違い

　健康管理については，感染判明からの年数別にみておきたい。HIV 陽性者には，感染が判明してからの年数が浅い人もいれば，30 年以上が経過している人もいる。この年数別に健康管理の様子は異なっている。

　調査結果から通院頻度をみると，感染判明からおおむね 1 年内の人では 1 か月に 1 回という人の割合も高いが，2〜3 年経過した人では多くは 2〜3 か月に 1 回の通院で済んでいた。入院も同様に，感染判明から間もない人では日和見感染症の治療などで入院する人がいたが，感染判明から 2〜3 年も経過すると入院する人の割合は低下する。感染判明後にあわてて離職したり周囲に病名を開示したりする人がいるが，治療を開始すると数年内に健康を回復し健康管理の負担は軽減する可能性が高いので，ライフスタイルを変化させる場合には慎重な対応をしたほうがよい。

　自ら HIV 検査を受けた人は HIV の医療の進歩に関する情報を得てから受検している人も多いかもしれないが，日和見感染症の症状が出て感染が判明した人は，感染判明時に古い「エイズ」のイメージや情報しか持っていなかった人も多いと思われる。調査では 46％の人は感染判明時に「自分が感染している可能性はないと思っていた」と回答しており，このような人では進歩した HIV 医療の情報を知らなかった可能性もある。感染判明時には症状があっても，数年内に負担は軽減するという情報は大切である。

3) 世帯と家計

　HIV 陽性者の世帯については，45％は一人暮らしで，55％は誰かと同居していた。全体の 24％の人は父母と，15％の人は配偶者と，12％の人はパートナーと，10％の人は子と同居していた（複数回答）。ただし薬害エイズ被害者では 81％の人は家族と同居していた。

　病気や障害のある人の場合，一般に同居者や家族は重要なサポートとされる。しかし MSM では家族に病名を開示していない人もおり，HIV 感染症を前提とした支援を期待しにくい人も少なくない。MSM であればパートナー，薬害エイズ被害者であれば被害者の互助組織など家族以外に

も各人口集団に特有のネットワークもある。

　世帯の家計について，主な収入源を尋ねたところ，自身の就労収入という人が76％，同居者の就労収入が24％，障害年金は6％，その他の年金や恩給が13％を占めていた（複数回答）。生活保護を受けている人は全体の8.2％であった。陽性者自身が世帯主であり，自身の就労が世帯を支える主要な手段である人は多く，就労は療養生活を支える重要な経済基盤でもある。

（4）就労と職場環境

　就労は，健康を維持しながら長期に生活するための経済的手段としても社会活動の場としても重要である。HIV陽性者の余命が延びたことで，就労の重要性はさらに増している。調査では，陽性者の就労率（休職中を含む）は76.7％，性別は男性は77.5％，女性は60.8％であった。男性の就労率は年齢層が高くなるにつれ一般男性よりも低下していく傾向にあった。

○職場評価
　職場に対する評価をみると，就労している陽性者のうち56.2％の人は現在の職場について「仕事のやりがいや面白さ」を感じるとよく評価しているものの，50.4％の人は「身体的，体力的なきつさ」を，32.8％の人は「通院のしにくさ」を感じるとしており，就労と健康状態・健康管理とのバランスをとって働くことのよさと難しさの両面を感じていることがわかる。

　しかし，より多くの就労者から指摘された問題点は，職場の偏見とプライバシー管理に関する事項である。現在の職場について「知らない間に病名が知られる不安を感じる」人が67.6％，「職場で病名を隠すことの精神的負担を感じる」人が63.2％に及んでいた。この背景には，職場で「HIVへの無理解や偏見を感じる」人が42.3％，「性行動や性的指向に対する偏見を感じる」人が50.8％といったように，HIV/AIDSやセクシュアリティに対する理解が少ない職場環境がある。病や障害があっても働きやすい職

場作りは，HIV感染症に限らず重要なテーマであるが，HIV陽性者の場合に特に難しいのは偏見や無理解への対処とプライバシー保護の問題である。

○離転職

離転職を経験した人は全体の40.5％に及んでいた。離転職の理由（複数回答）は，「精神的な問題」26.7％や「体力的な問題」25.1％もあるが，「よりよい条件の仕事を探すため」29.3％，「仕事よりも健康や生活を重視して」18.5％といった，健康と生活のバランスをとることを考慮した理由も少なくない。また，感染が判明してから1〜2年以内で離転職をした人は約2割に及んでいたが，HIV陽性者であることを前提とした再就職には難しさもあるし，数年で通院や入院による健康管理の負担は軽減するので，離職しなくて済むような対応や支援も必要である。

○今後の就労意向

今後の働き方に対する考えを尋ねた質問では，陽性者全体のうち「とくに制限しないで働いていきたい」とした人が58.4％と最も多く，「健康状態に合わせた制限や調整をして働いていきたい」とした人の34.7％より多かった。この割合は10年前，5年前の調査と比べると，「とくに制限しないで働いていきたい」とした割合が高くなっており，HIV医療の進歩による健康状態の回復で，就労継続の必要性や就労への意向が高まっているものと思われる。

(5) 社会活動と生活意識

HIV陽性者のふだんの生活の様子として，余暇活動や社会活動などについて過去1年間の実施の有無を尋ねた。友人との外食をした人は75％，宿泊を伴う国内旅行は57％，スポーツは35％など，多様な余暇活動をしていることがわかる。技能習得や資格取得の活動も15％の人が実施していた。またHIV陽性者の会やグループ活動は6％，インターネットを通じてのHIV陽性者との交流は16％の人があるとしており，病院以外の場

での陽性者のネットワークも広がっていることがわかる。薬害エイズ被害者の場合は関節の障害や肝炎・肝硬変などにより身体活動の制限がある人もいるが，その他のHIV陽性者の場合は，日和見感染症を発症したり，後遺症がなければ，身体活動に強い制限がかかるということはなく，多様な活動が可能となっている様子がうかがえる。

HIV感染したことによる意識の変化について尋ねた質問では，健康と生活のバランスを意識するようになったという人が68％，日々の生活を大切にするようになったという人が62％など，多くの人がHIV感染症の健康管理をしながら日々の生活を大切にしようとしている様子もうかがえる。

6) 差別経験と差別回避行動

病気や障害があることで，ふだんの生活で制約を受けたり自分で制約していると感じたりすることについて尋ねたところ，「性生活」に制約を感じるという人が81％，「結婚」に65％，「恋人との関係や出会い」に61％など，性行動を伴う人間関係や家族形成に制約を感じている人が多かった。現在の生活については「外出や行動の範囲」に制約を感じる人は23％，「現在の働き方や学校生活」には26％であるが，「将来の働き方や進路・職業選択」に制約を感じるという人は41％おり，将来の生活や人生設計にかかわることへの不安もうかがえる。「家族や親戚との関係」が34％，「友人との関係」が29％と，日々の親密な人間関係において制約感を持っている人も少なくなかった。

HIV陽性者であることで差別された経験があるという人は15％であった。病名を周囲に伝えていない，伝えていても限られた関係の人にのみという人が多いので，直接的な差別経験は限られた関係の人からのものとなるし，日頃差別を回避するような行動をとっている人も多いので，直接的な差別経験は必ずしも多くないと考えられる。

例えば，差別を回避するための自主規制行動として，7割以上の人が「病名を隠すような言い訳を考えた」経験や，「特に病気をもっていないようにふるまった」経験があるとしていた。直接的な差別経験はなくとも，差

別を回避するために日々の人間関係や行動に制約をかけていることがわかる。

(7) 精神健康・メンタルヘルス

　精神健康の悪さは，生活リズムを乱しやすく，日々の健康管理や人間関係，就学や就労などの社会生活にも影響を及ぼしかねない。調査では，HIV陽性者の精神健康度は同年代の一般の平均と比べて顕著に悪く，睡眠上の問題についても，直近1か月間で寝つきが悪い，途中で目が覚める，熟睡できないことなどがあったという人が65％，睡眠薬・安定剤などを使った人も23％いた。これらは特に若年齢層で高い値を示しており，留意する必要がある。

　HIV陽性者の薬物経験率が一般の平均と比べて高いことは問題となっているが，薬物を使用する背景には生活しづらさや生きづらさがあると考えられる。特にMSMのHIV陽性者は薬物を使用している割合が高い。HIV陽性者へのケアという点でも，HIV感染予防という点でも，MSMの生きづらさへの理解や対応は不可欠であろう。

　医療の進歩でHIV陽性者の健康は，身体的な面では改善されたが，精神的な面，社会的な面での課題は残っている。今回の調査結果を5年前や10年前に実施した同調査と比較したところ，身体的な健康状態の改善や健康管理での負担軽減はみられたが，精神健康度や社会的生活の質についてはほとんど変化がなかった。このような状態が改善されずに長期に及ぶことによる問題の悪化が懸念される。HIV陽性者の生活と社会背景へのより深い理解と改善策が必要である。

(注)
1) ACCと全8ブロックのブロック拠点病院，計9病院に通院するHIV陽性者1786名を対象に，無記名質問紙を配布し，1100票を回収（回収率61.6％）した。2013年7月〜2014年1月に実施。同様の調査を2003年と2008年に実施しており，今回が第3回目の全国調査である（若林2012〜2014）。

―――引用・参考文献―――

・厚生労働省エイズ動向委員会（2015）「エイズ発生動向年報」
（http://api-net.jfap.or.jp/status/index.html）
・若林チヒロ（2012〜2014）「HIV 陽性者の健康と生活に関する実態調査」平
成24〜26年度厚生労働科学研究費補助金エイズ対策政策研究事業「地域に
おいて HIV 陽性者等のメンタルヘルスを支援する研究」分担研究（研究代表：
樽井正義）．

第1章

第**3**節　ソーシャルワーク援助のプロセス

　HIV 陽性者が HIV 感染症のコントロールをして安定した社会生活を送
るために，医療機関への受診は不可欠である。ここでは，HIV/AIDS ソー
シャルワークのプロセスを，HIV 陽性者がおかれているさまざまな時期
に沿って支援のポイント（基本的な姿勢，確認すべき点，アセスメントに
おける留意点，介入の視点，技術等）について整理する。

1　受診前

　初めての受診では，HIV 陽性者はさまざまな不安を抱いていることが
多い。どの診療科にかかればよいのか，医療機関に知り合いがいたりしな
いか，感染症のことがスタッフ全員にわかるのではないかなど受診に関す
る不安だけでなく，HIV 感染症に罹患するとどうなるのかといった病状
に関する不安，また入院になったら家族や職場にどのように話せばよいの
かなど，他者との関係に関する不安などが考えられる。

　こうした不安から事前に電話で受診について問い合わせる場合もあれ
ば，HIV 感染症への不安から電話相談や面接を希望する場合もあり，安
心して受診できるように，HIV 陽性または陽性の可能性のある者の今の
状況を理解することが重要である。情報不足による疾病に対する不安や社

81

会生活への不安などを軽減し，適切な受診につながるような支援が必要とされる。

1）自院の診療の流れと近隣のエイズ治療拠点病院の情報の整理

　自院の感染症専門医の診療がいつ行われているか，診察前にはまず採血して1時間程度の待ち時間があるなど，診療の流れについて案内できるように情報を整理しておくことが必要である。また，時間に余裕をもって来院できるのか，あるいは仕事の合間に来院するのかがわかっていると，初診時にソーシャルワーカーとの面接の機会を調整しやすくなり，その後の支援がスムーズである。加えてほかのエイズ治療拠点病院の感染症専門外来の診療状況についても把握しておくと，陽性者の受診しやすい条件に合わせて医療機関の選定ができる。

2）HIV 感染症に関する情報等の整理

　症状について自分がこれからどうなるのか，すぐに入院が必要なのか，見た目にわかるような症状が出て来るのか，どれくらい生きられるのか，など不安を抱いている場合がある。HIV 感染＝死ではないこと，実際に感染前と同じように社会生活を送っている人がいることを伝え，そのために現在の状態を把握してウイルスをコントロールする必要があることを理解できるような支援が必要になる。その際，わかりやすいパンフレットなど手に取って見ることができるものを用意しておくと，本人が後で見て話の内容を確認することもできる。本人の不安の状況によっては，医師と話せるよう受診の調整も検討する。

3）利用できる制度の情報の整理

　治療に関しては，身体障害者手帳取得と自立支援医療を利用すれば月額2万円までの窓口負担で受けられる。ただし，居住地により医療費の償還払いの対象範囲が異なるため，可能な限り調べておくことが必要である。本人の希望で身体障害者手帳を取得しない場合，健康保険だけで治療を継続している人の状況についても説明できるよう，情報を整理しておく。

生活については，介護保険や障害者総合支援法のサービスが利用できること，居住地の申請手続きの窓口についても情報収集しておくことが必要である。

(4) プライバシーの保護

まず，ソーシャルワーカー自身が秘密を守ることを大前提として，本人の承諾のもとに手続きや他機関との連携を行うことを約束する。情報管理に関する当事者の不安をアセスメントし，本人と情報共有の範囲を確認する。

○受診前に情報提供できるよう準備すること
- 自院の受診方法や新規患者が来院した際の流れ，近隣エイズ治療拠点病院の情報
- 疾患や治療に関する基礎知識
- HIV 陽性者が利用できる社会資源
- プライバシーの保護

2　初診時

受診に際して不安を抱えている HIV 陽性者に対し，初診時にソーシャルワーカーが介入できるよう院内の体制を整備しておく必要がある。ソーシャルワーカーへの相談依頼のタイミングや方法については，医療チームの中で日頃から確認し合っておくことが重要である。

初回面接の前には，医療スタッフやカルテ等からあらかじめ情報収集を行い準備する。受診前に面接の機会がある場合には，陽性者が今現在の不安を表出できるようにし，診察時に医師に質問する内容の整理などを必要に応じて手伝うことも重要である。

また，初回面接の際には，次回会う約束とともに，その後の連絡の取り方について確認することを忘れないようにする。同居家族に告知していない場合があるため，プライバシーを守ることができる連絡方法をあらかじ

め陽性者に確認しておく必要がある。

　○初回面接までに医療スタッフに確認しておきたい事項
- 陽性者の疾患に対する理解と受け止め
- 抗HIV薬の開始時期
- 身体障害者手帳の申請が可能な時期
- 身体障害者手帳の等級の見込み

　○初回面接までにカルテ等から確認しておきたい事項
- 健康保険の種別（本人か扶養家族なのかを含む）
- 居住地（地域によって制度の内容や適用開始日が異なるため）

（1）経済的問題に対する支援

　医師から治療について説明された後，ソーシャルワーカーより月々の医療費や負担軽減の方法について面接の中で情報提供する。今後の治療費のおおよその金額として，健康保険で3割負担の場合，約6〜7万円程度の負担が生じること，身体障害者手帳と自立支援医療，さらに重度心身障害者医療費助成制度の利用により医療費の負担軽減（月額0〜2万円）が図れることを情報提供し，理解につなげる。また，各種手続きは陽性者自身が行う場合と，ソーシャルワーカーが代行できる場合について情報提供し，可能な限り陽性者自身が手続きを進められるよう支援していくことが重要である。初回の面接においては，陽性者自身が社会資源を活用することで「何とかなりそうだ」という見通しを持てることが重要となる。

　○経済的問題に関する事項
- 今後の検査や抗HIV治療にかかる医療費の情報提供
- 利用できる社会資源・制度の情報提供
- 社会資源を利用するか否か，本人の考えの確認
- 今後の医療費の支払いや，安定した生活の継続についての確認

(2) プライバシーに対する支援

制度利用にあたり，陽性者自身の情報を開示していくことになるため，行政機関の担当者らには守秘義務があることを確認し，HIV陽性者にとってのメリット・デメリットを検討しながら手続きを進めていく。

まずは保険証の使用に関して，健康保険の種類によって受診のお知らせが届く場合があることを情報提供する。家族に対して，感染症のことは話さないが，定期的に受診していることだけは伝えておくなど，あらかじめ対処法を本人と一緒に考えておくことが必要である。誰と誰に告知してあるのか，どのような状況になったら家族に話すのか，あるいは絶対に話さないのかについて日頃から検討を行い明確にしておくことは重要である。

○プライバシーに関する事項
- 健康保険の種別や世帯構成，告知の有無等を確認し，プライバシー漏洩が起こり得る可能性や対処法についての情報提供
- 病名告知の範囲と漏洩を防ぎたい範囲についての確認と支援の必要性の検討

(3) その他の心理・社会的な課題に対する支援

HIV感染症に対して本人はどのように受け止めているのか，罹患前はHIV感染症という病気についてどのような認識だったのか，罹患後それは変化しているのかなど，本人が話せるように関係を樹立していく。また，日常生活における不安（配偶者やパートナーとの性行動，以前と同様の生活でよいのかなど）についても初回面接時に話せるよう支援していく。

就労中の場合は，通院のために会社を休むことが想定されるため，上司に伝えるかどうかも検討する必要がある。家族やパートナーへの告知について陽性者自身が伝える場合もあるが，関係性の変化に対する不安が大きいことが考えられるため慎重に進めていく。ただし，パートナーに感染の可能性が考えられる場合には告知することにより受検，診断につながることを理解できるよう情報提供することが必要となる。本人の様子に応じて，

ブロック内の派遣カウンセラーと会えることも初回面接で伝え，希望があれば面接の調整を行うことになる。

○その他の心理・社会的な課題に関する事項

• HIV 感染症に対する本人の理解や受け止め
• 日常生活の課題（生活上の制限，性行為や妊娠，出産等）の有無
• 就労等社会生活における課題
• 周囲の人（家族・パートナー・友人等）とのかかわりにおける課題
• 必要に応じて，派遣カウンセラー利用の検討，当事者同士のミーティングや電話相談等を実施している陽性者支援団体の情報提供

3 抗 HIV 薬の内服開始前：生活の中に服薬を取り入れる準備をする

　感染症をコントロールするためには抗 HIV 薬の内服は重要である。抗 HIV 療法を開始するにあたり，既往歴との兼ね合いで抗 HIV 薬の選択が制限される場合もあるが，生活スタイルを考慮したレジメンを医師・薬剤師と検討して決めていくことになる。陽性者の中には勤務時間帯が不規則な仕事に従事していて決まった時刻に服薬することが困難な環境も考えられ，多様な生活スタイルでも服薬を続けられるよう，いつ・どこで服薬できそうか陽性者とともに考えていくことが必要である。

　また，抗 HIV 薬は高価なため費用負担が大きくなるが，身体障害者の認定を受けることで自立支援医療や重度心身障害者医療費助成制度の利用が可能となり，負担軽減ができることを理解してもらう。抗 HIV 療法の開始時期，身体障害者手帳の申請可能時期と等級見込みについて医療チームで情報共有し，陽性者とともに制度利用の予定を確認しながら速やかに治療の開始につなげていくことになる。近年，抗 HIV 薬の院外処方を行っている医療機関も増えているため，治療開始前に自立支援医療の利用について確認し，準備しておく。

○抗 HIV 療法開始前に確認しておきたい事項

- 抗 HIV 薬の処方開始予定日
- 身体障害者手帳の申請が可能な時期
- 身体障害者手帳の等級の見込み
- HIV 陽性者が住む自治体における医療費助成制度（自立支援医療，重度障害者医療）の概要
- 医療費助成制度の適用開始日
- 医療費助成の受給者証ができるまでの会計方法（会計保留等）
- 受給者証ができた後の精算方法や支払った医療費の還付方法
- 処方の手段（院内処方か，院外処方か）
- 抗 HIV 薬を扱っている自立支援医療指定の院外薬局

4　抗 HIV 薬の内服開始直後：変化の確認と対応の検討

　抗 HIV 薬の内服後，下痢や発疹などの副作用が出ることも少なくない。開始時には，医師や薬剤師から副作用について説明を聞き，症状によっては受診するなどの指示を受けていても，これが副作用の症状なのか様子をみていてよいのか，など不安に感じることがあることを理解しておく。このような変化に対して，医療チームでは陽性者の不安に対応できるよう情報共有しておく必要がある。例えば，医師と薬剤師から「下痢などの副作用」があると聞いていたため，下痢症状が長く続いていても受診時に「特に変わりありません」と答えていた例では，定期面接の際，ソーシャルワーカーの質問から状況が明らかになったこともある。このような場合には速やかに医師に報告し，本人と医師が協議のうえ，治療について検討できるように調整することが必要になる。事前に考えていた服薬の状況と異なることはないか，あらためて疑問や質問はないかなど定期面接時などに確認することは，治療を継続するうえで重要な支援となることを理解しておく。

　また，開始前に確認した医療費の負担軽減に対応する手続きの進捗状況を把握する。手続き中の場合，会計の窓口対応が複雑にならないよう，院内の事務部門や院外薬局などとの連絡調整を行っておくことも必要にな

る。手続きが進まない状況がある場合には手続き代行など，環境の整備を図ることも必要となる。

　地方では，居住地の役場に親族や知人が多くいるなど，陽性者にとって制度利用をためらう要因がある場合，働いている間は健康保険のみで対応することを選択する例もある。限度額適用認定証の利用も取り入れつつ，定期的に陽性者の状況を確認して治療の継続を支援することが重要である。

○抗 HIV 療法開始直後に確認しておきたい事項

- 服薬開始後の社会生活の変化
- 服薬ができている要因やストレングス
- 服薬を継続するうえでの課題
- 身体障害者手帳交付や医療費助成制度手続きの進捗状況
- 受給者証受取後の精算方法（会計保留の場合）
- すでに支払った医療費の還付方法

5　中長期フォローアップ

　抗 HIV 薬の内服の状況が安定し，感染症のコントロールができている場合，受診の間隔が 3 か月に一度程度になるなど少しずつ医療スタッフとのかかわりが減少していく傾向がある。そのため，医療チームは日常生活の状況や家族との関係，就労状況や人間関係などに変化が生じたことによる治療環境の変化をキャッチできるよう，定期カンファレンスなどで情報共有し，院内の連携体制を整えておく必要がある。

　例えば，自立支援医療を利用している場合には，1 年に一度更新手続きを行うことになる。市町村ごとに手続きの状況が異なり，指示通り書類を提出していないと，数か月後の受診時に会計窓口で 3 割請求されることもある。このような事態を避けるためにも，可能な限り HIV 陽性者自身が手続きできるよう，更新時期や手続きの方法など，制度活用への支援を行うことも必要である。

（1）転居等

　県外や他市町村に移動する場合には身体障害者手帳の住所変更，自立支援医療や重度心身障害者医療費助成制度の手続きのタイミングなどに不安を感じることがある。必要に応じて転居先市町村での各種手続きについてあらかじめ情報収集し準備できるよう支援する。

（2）人間関係の変化

　家族や近しい人にHIV感染を伝えている場合と伝えていない場合では異なるが，伝えていない場合では自身が隠しごとをしているというつらさを感じることや，逆に思い切って家族に打ち明けたことにより食事や寝室を別にされ家族から孤立してしまったなど，これまでの関係性が変化することがある。伝えることのメリット・デメリットをともに計りながら必要に応じて，医師から感染症について話す機会を設けるなどの調整を行うことが必要となる。

（3）転職

　通院を認めてもらうために職場に病気のことを伝えたほうがよいのか，職場の健康診断ではどのように話せばよいのか，不規則な勤務形態で薬が飲みにくいなど，転職に伴う受療環境の変化や人間関係の不安を生じることがある。転職前にあらかじめ想定される変化を話し合って準備できることが望ましいが，適宜相談できることを伝えておくことが必要である。

（4）退職

　定年など退職に伴う経済的状況の変化により，それまで健康保険だけで治療を継続してきた場合には医療費の自己負担に対応できなくなると考えられ，身体障害者手帳交付，自立支援医療および重度心身障害者医療費助成制度利用の検討が必要となる。本人にとっては，経済的な負担よりも市町村に申請することの精神的な負担が大きい場合があることを考慮しつつ，治療を継続していくために医療費助成制度の利用にむけて移行支援を

行うことが必要である。

　　○環境の変化に伴う不安など
- 転居：転居先での制度利用に関する不安
- 生活をともにする人の変化：告知に関する葛藤
- 転職：新しい労働環境での通院や服薬の継続，人間関係の不安
- 退職：医療費や生活費の不安

　　○その他生活課題の変化に伴うニーズなど
- 今後利用できる制度を知りたい（生命保険への加入等）
- パートナーとの結婚や出産に対する不安や悩み
- ほかの HIV 陽性者の生活や気持ち等を知りたい
- 老後の介護環境に関する心配（HIV 陽性者を受け入れてくれる介護事業所や施設があるか等）

6　要介護状態となった陽性者への支援

　HIV 感染症の治療の進歩により長期療養が可能になったことから，要介護状態の陽性者が地域で暮らしていくことを支援する例も増えている。
　介護サービスの導入にあたり，陽性者や家族と療養について協議し，疾病や障害による ADL の状況を伝え受け入れ可否の打診を行う。事業者に相談していく流れは基本的にはほかの疾患と変わりはないが，陽性者がエイズ治療拠点病院だけでなく，ほかの機関や法制度に基づくサービスに交わる接点において，HIV 感染症という病気に対するさまざまな反応を体験することになる。その際，ソーシャルワーカーは，HIV 陽性者が地域で安心して暮らし続けられるよう以下の点に留意しながら在宅療養環境の整備を進めていくことが必要となる。

（1）陽性者・家族の暮らしの状況の把握，情報共有の範囲の確認

　加齢や心身の状態の変化により介護が必要になった場合，介護保険や障

害者総合支援法に基づく介護サービスの利用を提案し検討することになる。この時，情報の漏洩や感染症に対する他者の反応など陽性者・家族は不安を感じていることが多く，その不安を受けとめつつ医療機関やサービス提供事業者に情報提供する内容についてよく協議し，情報共有の意味をともに考え，その範囲についての意思決定を支える必要がある。入院・外来を問わず介護サービス導入を検討する際には，暮らしの状況や家族が対応できる範囲についてあらかじめ協議しておくことが必要である。

（2）サービス提供事業者の状況のアセスメント，受け入れの支援

　医療機関やサービス提供事業者に支援の相談をする際には，HIV 陽性者への支援であることを伝える。治療方針，感染症のコントロールの状態，拠点病院におけるケアの状況など，できるだけ陽性者の状態がわかるように情報提供していく。

　要介護者への支援経験が豊富な事業所であっても，難病や初めて対応する要介護状態の人への支援を開始する際には，事業所として適切な対応ができるかどうかの検討を経て判断している。ソーシャルワーカーはサービス提供事業者の状況に応じて，病院に招いて勉強会を行うだけでなく事業所に出向いて行う出前研修を提案するなど受け入れを検討しやすいよう支援することになる。

　情報提供する内容は，HIV 感染症の基礎知識，標準予防策，実際に行っているケア，対象となる制度の活用状況などになるが，事業者側で想定される問題に引き寄せて検討していくことが必要となる。参加できないスタッフも情報共有できるよう，勉強会の様子を VTR や資料により提供するなど，より多くのスタッフが安心して受け入れられるように事業所側に協力することが重要である。出前研修では，サービス提供の現場の環境を知り，施設のスタッフが抱く不安や課題について確かめるよい機会でもあり，実際の介護現場でスタッフが安心してサービスを提供できるよう助言することが事業者にとってメリットとなることも考えられる。現在の感染対策の状況を共有しながらサービス提供事業者の状況をアセスメントし受け入れに必要な支援を行うことが重要であり，結果として既存のマニュア

ルの見直しにつながることもある。

3) 医療のバックアップの保障

　介護場面において曝露事故が起こった場合の対応も含め，具体的な医療と介護の連携体制の確認が必要となり，日常的な介護場面での疑問や問い合わせ，サービス提供中の緊急時の連携体制など対応を明確にしておくことが重要である。そのためには医師，看護師，薬剤師，ソーシャルワーカー等の医療チームの確実な連携が基盤になる。日頃から陽性者支援について協働し，院内の連携体制を強化しておくことが重要になる。

　また，陽性者の受け入れを検討することをきっかけに，介護場面における曝露事故対応マニュアルの共有や受け入れ事業所におけるマニュアル作成に協力することも有効である。サービス提供事業者らが感じる疑問や不安を共有し，解決するための方法を形にしていく段階であり，積極的に協力していく。このような共同作業を経験することでHIV陽性者だけでなく難病患者への支援等についても，協力を得やすい関係作りにつながると考えられる。

4) フォローアップミーティングの開催・参加

　実際に受け入れた事業所から受け入れ時期と受け入れ後のスタッフの対応や気持ちの変化を聞く機会を作り，思いもよらないアクシデントへの対応と，その際の医療機関との連携の状況を確認するなどの連携体制のメンテナンスも必要になる。また，長期にわたる支援を通して，スタッフの中にはHIV感染症について情報管理に精神的な負担を訴える場合もある。陽性者・家族と医療機関がかかわる頻度が徐々に減っていく過程で，在宅療養支援チームとの定期的なフォローアップミーティングにソーシャルワーカーも参加し，支援上の問題の早期発見や検討に協力していくことも重要な支援となる。

5) 経験を共有する機会作り

　陽性者への個別の支援だけでなく，陽性者の在宅療養を支える事業所を

新規開拓していくことはエイズ治療拠点病院の重要な役割である。普段の連携の中でHIV陽性者の支援について相談しておくなどHIV感染症について触れる機会を提供していくようにする。また，受け入れ経験についてほかの介護サービス提供事業者と情報共有する機会を行政機関と協力して作っていくことも拠点病院の重要な役割の1つとなる。地域によっては，風評被害をおそれ情報共有の機会を持つことが難しい場合も考えられるので，ソーシャルワーカーを通じて情報提供するなど，地域における経験を共有する工夫を検討することが必要となる。

○要介護状態の陽性者支援に関する事項
- 病状，治療方針，ADLの状況，今のケアの状況などの陽性者の情報の整理
- 陽性者・家族のサービス利用の希望と情報共有の範囲の確認
- サービス提供事業者の受け入れに対する準備状況のアセスメントと介入ポイントの確認
- HIV感染症の基礎知識，標準予防策など勉強会や出前研修会の実施
- 医療のバックアップ体制の確認
- 在宅支援チームとの情報共有と問題の早期発見
- 受け入れ経験の共有

7　ターミナル期の対応

　合併症や障害の状態により，陽性者が自院や療養病床，施設等の入所先で人生の終末期を過ごす例が今後増加することが考えられる。人生の最期の時間をどこでどのように過ごすのか，折をみて本人と話し合っておくことも必要である。

　例えば，がんを発症した陽性者が，エイズ治療拠点病院への通院が困難になり，自宅近くの非拠点病院への通院・入院を希望し，在宅支援サービスを利用して自宅で生活したいという希望であれば，ソーシャルワーカーは非拠点病院における抗HIV薬の処方の可否，通院・入院対応時の医療

費負担について情報提供し，一時的な医療費負担を了承のうえで本人が望む療養の形の実現を手伝うことになる。要請があれば，出前研修を行うなど受け入れやすいよう協力することが必要である。

また，この時期には，意識がなくなったときや死亡時の親族への連絡の範囲，病名の告知についてあらかじめ本人と話し合っておく必要がある。誰にも感染症について告知していないこともあるため，どの範囲の人に話すのか，本人の意思が反映されるように支援することが重要である。

○ターミナル期に確認しておきたい事項
- 本人の希望の確認（療養の場所，過ごし方など），病名告知の範囲の検討と確認
- 家族の希望の確認（療養の場所，支え方など）
- 療養支援機関との連携の体制

HIV/AIDS ソーシャルワークのプロセスにおける支援の原則は，ほかの疾患の場合と同じである。ソーシャルワークの価値や倫理，技術に変わりはなく，疾患や障害についての知識が必要となることにも変わりはない。HIV 感染症に対する不十分な知識や偏見，差別，理解不足がさまざまな場面で支援の障害となっており，多くの人が正しい知識のもと，陽性者の療養支援に対する理解を促す活動を続けていくことが必要になっている。誰もが安心して住み慣れた地域で暮らし続けられる社会の実現のために，ソーシャルワーカーは自組織だけでなく，地域，社会に働きかけていくことが重要である。

═══ 引用・参考文献 ═══

- 田中千枝子（2012）「訪問看護・介護職員向け HIV 感染症対応マニュアル」平成 24 年度厚生科学研究費補助金エイズ対策研究事業「HIV 感染症の医療体制の整備に関する研究」分担研究成果物（研究代表：山本政弘）
- 田中千枝子（2014）「HIV-SW ミニマムスタンダードハンドブック」平成 25 年度厚生科学研究費補助金エイズ対策研究事業「HIV 感染症の医療体制の整備に関する研究」分担研究成果物（研究代表：伊藤俊広）

第**2**章	各テーマの知識・理論と その実際

第2章

第**1**節	HIV 陽性者とスピリチュアリティ

○はじめに――スピリチュアリティへの関心

1998 年の世界保健機関（WHO）執行理事会において "Spiritual well-being" という概念が取り上げられて以来，さまざまな分野で霊性（スピリチュアリティ）についての定義づけがなされている。近年は日本でも，スピリチュアリティという言葉が医療，看護，心理臨床，社会福祉，教育，そしてメディアなどを通し，日常的に耳にする言葉となってきている。

スピリチュアリティという英語はスピリトゥス（spiritus）というラテン語に由来し，このラテン語は，スピロー（spiro）という，呼吸する・生きている，霊感を得る，風が吹くなどの意味を持つ動詞に基づき，呼吸や息，いのち，意識，霊感，風，香り，そして霊や魂を意味する[1]。

人生の旅路を歩む中で危機に際した時に，人は，「人生の意味」「苦しみの意味」「自分という人間」「死とは」など，答えを見つけることが非常に困難な実存的な問いを持ち，自問自答する。苦しい中で息をしようとしている，あるいは生きようとしている人々の問いに私たちはどのようにかかわっていくのであろうか？

ここでは，特に HIV 陽性者とスピリチュアリティに焦点を当て，スピリチュアリティがケアされるとは「息ができるようになること」である，との前提に立って，具体例を提示しながら，援助者としてのかかわる姿勢について考察していきたい。

1 HIV 陽性者が抱えるもの

2013年7月20日から2014年2月25日に行われた HIV 陽性者対象のウェブ調査 "Future Japan" では、約1000名の陽性者が350近い質問項目に回答した。そして調査結果がさまざまな角度から分析され、HIV陽性者に必要な社会作りのための提言がなされている。調査項目の中に「こころの健康」という項目がある。その中で1000名中244名が、本当は医療スタッフに相談したかったけれども相談できなかったことがあると回答している。そのうちの26.6％が生きる意味は何かということや、自分の人生について相談したかったと回答している。

井上洋士（2015）はこのような回答をしている人物像を、メンタルヘルスなどをはじめ、こころの健康度が低い人で、年代別にはどの層も6～8％程度であったが、セクシュアリティではゲイやレズビアン、セクシュアリティを決めたくない人、AIDS を発症した人、スティグマ（HIV/AIDS関連、LGBT関連両方）に関連する経験が多い人であると分析している[2]。

現在、医療の進歩に伴い、HIV 陽性者は病気と共存していくことができるようになった。そこでは当然、人生のライフサイクルで直面するさまざまな課題と向き合わなければならない。恋愛、結婚、性行為、セクシュアリティ、仕事、家族関係、友人関係、老い……何事もなく、服薬しながら日常生活を送っている時には考えないことも、突然起こる人生の荒波の中で、このような課題に向き合わなければならなくなることがある。また、長い服薬生活の中で、服薬の疲れから、何のために薬を飲み続けなければならないのかと思う瞬間があるかもしれない。慢性疾患には慢性疾患の悩みや不安があるがゆえ、ただ長期間病気と共存できるようになったというだけで、問題が解決したことにはならない。

筆者と20年来付き合いのある HIV 陽性者の友人がかつて「完治する病気になったら、どれだけ解放されるか」としみじみと話していた言葉がずっと耳に残っている。一見、病気とうまくつきあっているように見える人でさえ、心の中では、性行為、病気の進行、病気が人にわかることなど、

いろいろな意味で不自由さと不安をかかえ，解放される日を待ち望んでいるのだ。そのことを，友人の言葉から実感した。

2　スピリチュアリティの機能とニーズ

神学者の窪寺俊之（2004：11）は，スピリチュアリティを以下のように定義づけている。

　　人生の危機に直面して「人間らしく」「自分らしく」生きるための「存在の枠組み」「自己同一性」が失われた時，それらのものを自分の外の超越的なものに求めたり，あるいは自分の内面の究極的なものに求める機能のことである。

窪寺（2004：8）はそのうえで，スピリチュアリティの6つの機能をあげている。すなわち，(1)苦しみの緩和，(2)「わたし」の意識化・覚醒化，(3)存在の意味，(4)死後の世界を示す，(5)生命維持の機能，(6)機能そのものとしてのスピリチュアリティ（絶対的・超越的なものへの祈り）である。

HIV に感染し，自分の人生を振り返る HIV 陽性者も多い。その中で，人は自分が今まで生きてきた生き方，これからの生き方などさまざまなことを考える。その際に，自分を超えたものとの関係に意味を見出そうとする人も多い。スピリチュアルケアとは，単に組織化された宗教や宗教的儀式を指すのではなく，人間の根源にかかわる問いと向き合うことでもある。

カトリックの司祭であるウァルデマール・キッペス（1999：72-77）はスピリチュアルなニーズを具体的に2つのカテゴリーに分けて説明している。

1つは哲学的ニーズである。人生の意義や意味，人生の目標，生きること，人間関係，自他の尊厳・尊重・尊敬，人間として本（物）者になり，本（物）者であること，自他を許すこと，苦しみの意味，苦しむこと・痛むこと・悲しむこと，人間として必要とされること，健康と病気，死ぬことおよび死・死への恐怖など，さまざまな実存的な問いをスピリチュアル

ニーズとしてあげている。

またもう1つは宗教的ニーズである。超自然の存在や神，信じること，祈ること，神に謝り，許してもらうこと，希望，罪や罪悪感，バチ，たたり，（罪の）罰からの解放，永遠の生命・死後の世界，天国や地獄についての確信（信仰）などがあげられている。これらの分野では，宗教者との対話や儀式という宗教的ケアが有効である場合が多い。

このようなニーズは，HIV陽性者とのカウンセリングの中でも感じられる。HIV陽性という告知を人生の危機ととらえる人たちもいる。危機は危険の危と機会の機という漢字で構成されている。まさに，危険な時を，自分の人生を振り返る機会ととらえる人たちが，上記のような問いに真摯に向かい合っているのである。

3　作られたイメージとしての同性愛とスティグマ

前述した "Future Japan" の調査結果によると，生きる意味を問う人物像の1つに，HIV/AIDS関連，LGBT関連のスティグマを体験した人があげられる。

以前筆者が自死念慮の強い，ある同性愛のHIV陽性者の人と話していた時，彼は「自分は自殺したいんじゃない。自分みたいな者は，処刑よ。自分はずっと死のパスポートを片手に持って生きてきた」と言いながら，首を切る仕草をした。自殺ではなく，自分を「処刑」する。そこまで言わなければならないほど自らのセクシュアリティを裁き，いつも死のパスポートを片手に持ち生きてきた彼の人生はどのようなものだったのだろうか。

21世紀になって，ゲイ，レズビアンにおけるキリスト教のスピリチュアリティとは，人間らしく，その人らしく生きられることだ，とする流れが出てきている。

　ゲイ／レズビアンたちの初期のスピリチュアリティの表現は，己の信仰を窒息させながら秘密を隠して生きる辛さが中心であった。やがて，

自分に正直であることに伴う障害を乗り越え自由で自分らしい新たな人生に向かう旅が中心となっていった。その旅は「あなたがたを自由にする」と約束されている真理を指している。この神と自己と他者との偽りのなさが、スピリチュアルな諸々の徳（愛，共感，真理，寛容，赦し，忍耐，勇気）を養う土台を形成する。神と自己と他者との正しい関係において生きるためにはそれらが必要なのである（ゴードン・マーセルほか 2006：366-367）。

19 世紀末，医学者，心理学者，生物学者，生理学者は，同性愛を「異常」「変態」「倒錯」とし，治療・研究の対象としていたため，電気ショック療法などでの「治療」が行われていた。アメリカでは，1973 年に精神医学会が「精神障害診断基準」（DSM-2）第 7 版から同性愛を削除するまで，同性愛は病気で治療が必要であるという考え方が存在した。また日本では，1993 年に WHO「国際疾病分類」（ICD）改訂第 10 版で「同性愛はいかなる意味でも治療の対象とはならない」と宣言したことを受け，厚生省が1994 年 12 月にこの規定を公式基準として採用した。そして 1995 年 1 月，日本精神神経医学会もこの規定を尊重する見解を出した。つまりほんの20 年前まで，日本では同性愛は「病気」であり，治療の対象だったのである。

筆者がかかわった人の中にも，同性愛を「治療」するために 10 代の前半に電気ショック療法を受けた体験を持つ人たちが数名いる。この治療を受けた人は，当時自分は「異常性愛者」だと認識していたので，この治療を受けることで人間になれると思った，と話した。このように自分自身を「異常」「病気」と思ってきた人たちは，30 代以上の同性愛者には多い可能性がある。自分自身を窒息させながら秘密を隠して生きるつらさを経験してきたのではないだろうか。また，前述した男性のように「処刑」という言葉を用いて自分を裁きながら生きてきた人もいる。

自分のセクシュアリティについて人に話すことを "Coming out of the Closet"（クロゼットから出ていく）という。言えないことを持ち続けて抑圧された世界に生き，その抑圧に耐えきれなくなりどうにか解放された

図1 「エイズ」に対するイメージ

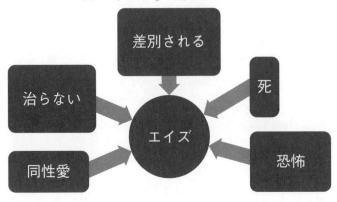

いと思う人は，自らのセクシュアリティを明らかにできずに苦しんでいる人だけではない。セクシュアリティだけでなく，自分自身についてずっと隠していたことを人に話すのは，誰でも勇気のいることである。Ash Beckham はカミングアウトに際して，真実の自分と真実の相手が向き合うことの大切さを述べている[3]。

では，自分のありのままの姿を押し殺して生きてきた人たちが「自分らしさを取り戻す」「息ができるようになる」，すなわちスピリチュアリティの獲得をするための過程に，私たちはどのように臨むべきであろうか？

4 作られたイメージとしての「エイズ」とスティグマ

1990 年代に筆者が参加した，トロント保健局主催の"Train the Trainer"というワークショップでは，HIV/AIDS のイメージについてのワークというセッションが行われた。そこでは，HIV/AIDS にどのようなイメージを持っているか，思いつく言葉を「エイズ」という言葉の周りに書いていく（図1）。1991 年にカナダから帰国後，筆者はさまざまな場所でこのワークを行った。日本では 1980 年代後半に相次いで女性の感染者の存在が大々的に報道され，エイズパニックが起こった。大衆浴場での外国人入浴拒否，ホテルの宿泊拒否，そして医療機関での診療拒否など

が話題となっており，その頃は「感染経路」「ハイリスクグループ」「差別」「偏見」「恐怖」「死」という言葉がワークの中で頻繁にあげられていた。

　では約30年を経てHIV/AIDSのイメージは変化したのであろうか？2010年9月28日から12月7日まで行われたウェブアンケート調査（矢島ほか2011）では，239名のHIV陽性者から有効回答を得た。アンケート調査の質問項目の1つに「HIVのイメージと検査前の説明」という項目があったが，HIVや陽性者に対するイメージへの回答は「死ぬ病気」「治療薬がない病気」として，旧来のままであり，偏ったイメージを持ち合わせたまま検査を受けている受検者が多かった。この傾向は告知された時期や地域にかかわらず広くみられると分析されている。

　また検査を受けた当時，受検者の約6割が，「エイズ」が「死ぬ病気である」というイメージに「大いに／ややそう思っていた」と回答している。一方で医療費助成制度があることに対しては「大いに／ややそう思っていた」人は25％にとどまった。また告知を受けた当時，恋愛・セックスはできなくなると「大いに／やや思っていた」人も約7割を占めており，「誰にも言えない病気，性的に乱れた人がHIV感染する」というイメージを持っていた人が約8〜9割であったとも述べられている。

　HIV/AIDSに対して受検者本人が持っていたイメージがネガティブであればあるほど，そのイメージを変えていくのに時間がかかる。あるHIV陽性者は告知を受けることで，自分自身が「エイズ」に対して持っていたネガティブなイメージを自分に投影し，自身をネガティブにみるようになってしまったという。また，自身が同性愛者であることに葛藤を覚えている人の中には，社会にある「エイズ」＝同性愛というイメージのために，自分の病気を知られたら同性愛者だと疑われるのではないかという不安に襲われる人もいる。

　初期のカウンセリングの際には，本人の持っているHIV/AIDSに対するイメージを聴き，必要な情報を提供しつつ本人の持つ「エイズ」に対するイメージの変化を支えていくことが大切である。

5　社会にあるスティグマと内在化したスティグマからの解放

　スピリチュアリティを語る時，「解放」という言葉は重要な役割を持つ。アメリカ人神父で牧会カウンセリングのスーパーバイザーである Topper（2003：133-5）は，現代のスピリチュアリティ理解の傾向に警鐘をならしている。現代ではスピリチュアリティの問題として個人の魂の救い（Cure of Soul）が強調されることが多いが，個人の生活の霊的健康（Spiritual Health）に影響する社会の環境・システム（制度）など，社会面への関心もスピリチュアリティ理解には不可欠であると述べている。すなわちスピリチュアリティを考えるにあたっては，個人の魂の救い（囚われからの解放）と同時に個人の苦悩の原因となっている社会のシステムや価値観を変えていく運動としての社会正義を追求していくことを考えなければならない。それゆえスピリチュアルケアにかかわる者とは，個人の深い苦悩に寄り添いながら，社会変革への参加を意識的に行っていく者でもある。

　では，ソーシャルワーカーがどのように HIV 陽性者のスピリチュアリティにかかわっていくことができるのだろうか？　３つの役割について考えていきたい。

1）個人の魂の救い（内在化してしまっているスティグマからの解放）

　個人の魂の救いのプロセスは，まずその人自身が自身の苦悩を語ることができ，またその語りを受け止めてくれる存在に出会うことである。Canda（＝ 2014:203）はソーシャルワークにおけるスピリチュアリティを意識した援助について以下のように述べている。

　　全米ソーシャルワーカー協会の倫理綱領には，ソーシャルワーカーは性的指向を含めて，多様性と抑圧について学び，多様性についていかなる差別を間接的にも直接的にも行うことを禁止している。そして，スピリチュアリティ〔その人らしく生きること〕に配慮するソーシャルワーカーは LGBT のクライエントとかかわるとき，人間の本質的な尊厳を

認め，クライエントの価値観や優先事項に従って援助過程の目標に到達するのを助けなければならないのである。（〔　〕内は引用者の付加）

　また自分自身が多様性に対してどうしても受け入れる事ができない場合は，クライエントにかかわることをしてはいけないとも述べている。
　HIV陽性者の中には，いろいろな背景を持った人たちがいる。性感染症でもあるため，性に対してのさまざまな思いを抱えてきた人たちもいる。また，近年は薬物使用の課題を抱えている人たちもいる。一人ひとりが自分の人生に真摯に向き合い話をしていく時，私たちの価値観がどのように影響するのか，認識を深める必要がある。そして，もしもその課題に対して自分自身が否定的な感情がある場合，自分自身がなぜそのような思いになるのかを考えていく必要がある。
　カウンセリングではよく「受容」（Acceptance）という言葉が使われる。受容とは，すべての集中力とエネルギーを，その人が何を言おうとしているのかを理解するために使い，正しくその人が言おうとしていることを返してあげることがカウンセリングにおける受容である（Miller 1985）。そしてその人が仮面やフィルターを使わずにオープンに自分自身のありのままの姿を話せるようにすることが大切である。すなわち裁かずに聴くということである。そのためにも，援助者自身が自分の持っている価値観が話を聴くことを妨げないように，まず自分自身の価値観と真摯に向き合うことが大切である。またさまざまな研修に積極的に参加することで，多様性について知識を深めるだけでなく，自分の価値観が広がり，多様な人たちの心に触れていくことができるのではないだろうか。
　裁かない姿勢と同時に信頼関係の構築に必要な要因として安全な環境を作ることがあげられる。あるHIV陽性者で薬物依存症からの回復の過程にいる人に対して，カウンセラーが「私に何ができますか？」と聞いたところ，「自分がここで話すことを許可なしに誰にも話さないことを約束してください。守秘義務が守られている安心感の中で話せることが大切です」と答えたそうである[4]。人から拒絶されるのではないだろうか，裁かれるのではないだろうか，秘密が人に知られてしまうのではないだろうか，と

いう不安を感じている人が，仮面やフィルターを使わずにオープンに自分自身のありのままの姿を他者に語ることが，新しい自分を発見することにつながるのではないだろうか？

　語ることによって，自分自身の課題が外在化され，自分が囚われていたことから解放されるプロセスについて筆者のかかわった学生が以下のように表現している[5]。

1.　悩み，傷つき，心の異変に気づきそれを解決しようとする。
2.　「すべてが過去とつながっているんだな」と知り，今まで自分の心に何が起こってきたのかを振り返る。
3.　「過去を元に自分でつくったメガネでその世界を見ているんだ，生きているんだ」と知る。
4.　「そのメガネを強く握って離さないのは自分自身なんだ」「すべて自分が決断しているんだ」と知る。
5.　そのメガネを手放す勇気，曇ったメガネを拭き取る勇気，との決着。それは「武装して戦う勇気」ではなく「武装解除して裸になる勇気」。ここに人間の本当の強さ，温かさ，人智を超えた何か，などを知る。
6.　曇って見えなかったものが見え始め，生きている意味を知る。

　このプロセスは本当に苦しかったし，時間がかかりました。そして必ずしもこの「形」どおり進んできたわけではなく，もっと波のように流動してきたものです。何が起こったのか，今でもよくわからなかったりします。しかし一つ確実に言えることは，革命的な何かが私の身に起こったということです。それは私一人の力では決して感じとれなかった何かです。

　これから生きていく中で，いろいろなことがあると思います。まだまだ何かを恐れている気持ちもたくさんあります。「また苦しくなったらどうしよう」「誰かを傷つけてしまったらどうしよう」「生きる意味とかほんまにあるんかな」。今までならそういった「自分の気持ち」を無視して，他人に評価されたり，かっこつけたりすることを優先していましたが，これからは「自分はどう感じているのか」「それを本当にしたい

のか，したくないのか」このように自分の心を最優先して，よりよい選択をして人生を送っていきたいと思います。そしてまた失敗するだろうし，他人を傷つけるだろうし，絶望するかもしれません。それでも，どんなことがあっても，本当にどんなことがあっても「いつでも帰る場所がある」，と思える場所が私にはできたような気がするのです。

　この学生は，自分を理解しようとする人たちとの対話を通して，自分自身を苦しめてきた大きな原因として，自身の過去の体験から曇ったメガネで自分を見て，「だめ」だという烙印を押してきたことに気づき，その曇ったメガネを手放すことができたならどれだけ楽になるかと思うようになった。しかし，そのメガネを手放すことはなかなか難しく，手放す瞬間は誰もやってくれない，自分しかできないという思いになった。そして自分の力で手放そうとするけれど，それはなかなかできず，「手放す勇気」を持てない自分に怒り「もう手は尽くした」と思った時に，「目に見えないもの」に怒りをぶつけていった。その叫びに対しても何の答えもないままに時間が過ぎていったが，知らない間に何かが大きく変わり，すべてのことに意味があるように思えるようになり，このような自分史を書いてきたのである。学生が曇ったメガネを手放せたのは，孤独の中で「武装解除し裸になる勇気」を持てたためであり，たとえ今後の人生でまた曇ったメガネで自分を見る時があろうとも，「帰ることができる場所」と「その方法」を持った今，人生を違う仕方で生きていくことができるようになったのである。
　カナダの病院でチャプレンインターンとして働いていた時に学んだ，スピリチュアルケアを表す図がある（図2）。
　この図は，"ah 〜 ha"という図である。人は"ah 〜 "と言いながら自分自身の心の深みに入っていく。援助者は，苦しみや呻きを吐露する人と対話を重ねながら一緒に歩んでいく。これはまさに前記の学生がいうところの1.から4.のステップである。そして，図で示された一番底の場所は，一人で立たなければならない場所である。そここそ，学生が「武装解除して裸になった」場所であり，曇ったメガネを手放した場所である。キリスト教では，人間の力を超えた神と出会う場所と表現されるだろう。ここは

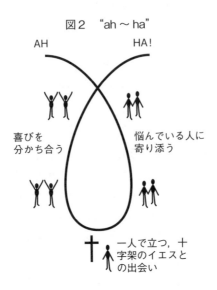

図2 "ah〜ha"

　また，依存症の回復プログラムの1つである12ステップでいうところのハイヤーパワー，すなわち自分を超えた不思議な力と出会う場所である。そこでは，新しい発見があったり，新しい自分と出会ったりする。

　ギリシャ語で「メタノイア」という言葉がある。メタノイアは日本語聖書では「悔い改め」と訳されているが，「メタ」は英語でafter（〜の後で）であり，「ノイア」は「ヌース」から派生した語で「マインド」である（甲南教会）。すなわち，メタノイアとは，「視点を変える」「考えを変える」ことである。視点を変えるには，今まで持っていた自分を苦しめていた自分に対する見方を手放す必要性がある。私は「アナと雪の女王」の歌 "Let It Go" を思い出す。"Let it go" は「ありのままに」と訳されているが，本来の意味は，「手放す」「あきらめる」である。人間は，囚われを「手放す」ことができた時，ありのままの自分を体験し，自由になれるのではないだろうか。メタノイアを体験するためには，手放す勇気が必要なのである。囚われから解放された人は，過去の痛みや苦しみを背負った自分を違ったように感じ，体験に意味を見出し，その気づきをまた語ってくれる。これが，学生が体験したところの最後のステップである。社会にある価値観や烙印（スティグマ）の内在化を通して，自身の内で曇ったメガネとして

機能してしまうスティグマ（felt stigma）を手放すには，その人の存在をそのまま受け止め，話を聞いてくれる「誰か」の存在が大切である。

　呼吸することをイメージしてみよう。肺にあるものを出した時，その空いた部分に新しい空気が入ってくる。新しい空気を入れるには，中にあるものを出す必要がある。「息ができるようになる」ために「吐ける」ことを支えることがソーシャルワーカーの役割の1つ目である。

2）コミュニティ作りとコミュニティとのつながり

　スピリチュアリティを意識したソーシャルワーカーの第2の役割として，生きづらさを抱えている人たちが自分の人生を語ることのできるコミュニティを作ったり，またそのような場につなげたりすることがあげられる。

　以下の文章は，HIV陽性者であり，精神疾患を持つ女性が，女性HIV陽性者の集まりにつながり，交流を深める中で感じたことを書いてきてくれたものである[6]。

　ありのままのなにも飾っていない，なにも取り柄のない私に，心の奥底から私の存在を認めてくれて愛してくれる人や，自分の素をさらけ出せる仲間が見つかって，それは私を充足させ，深い幸福感をもたらせてくれる。そのような人に出会っていない人はきっと世の中にはたくさんいて，人と深いところでつながる喜びを実感できることは，自己肯定につながる。私は30年かかってそういう人に出会えて，でもそういう人はきっと誰にでもいるはずで，そういう喜びをみんなが味わうことができれば，世界はもっと幸せになり，色鮮やかなものになる。今の私は色彩を与えられた。ここまでくる道のりはすごく苦しくて，私はなにに苦しんでいたのか，その本質的な裏側やそれに秘められたメッセージを受け取るときがきたのかもしれない。……HIVは生きていられる喜びをリアルに実感できること。恥ずかしさ，後ろめたさ，差別，やりきれない痛みを知り，それを乗り越えること。弱みをさらけ出してもなお，私の価値を認め，それを私に教えてくれた仲間と出逢えたこと。統合失調

症は，精神的，社会的に弱者の苦しみを知ること。神様にいただいた生まれながらに持った，ピュアで力強い魂をさらに鋭敏化して磨き上げる訓練で，霊的成長を助ける試練。二つの病気になったのはきっと，今までの常識に捕らわれたり，凝り固まったりしていた自分を越えて，解放された自分に出逢うため。私は神様とかスピリチュアルとかよくわからないけど，それでも感じるのは魂みたいなものが輝き出す手助けをしてくれたこと。人生に深みを出してくれたこと。リアルを生きていられること。一見マイナスだと思えることにも，そこに隠された意味を見つけられるようになったこと。苦しみから自分を守る術を身につけ，そこから本来持っているニュートラルな自分につながれたこと。そして，この経験をまだ見ぬ誰かとシェアできる機会に恵まれたこと。

　人は共同体の中で生きていく。その共同体の中で「自分らしく」生きられることにより自分の人生で起こっていることの意味を考え，仲間との対話を通して「息ができるように」（スピリチュアリティ）なっていく。共同体の中での「居場所」を見出せる機会を作ることも大切な役割である。

③ 社会構造の変革

　ソーシャルワーカーの3つ目の役割として，個人の苦悩に出会う中で，その個人の苦しみを生み出している社会構造，価値観に対して変革を求め，声をあげ行動していく預言者的な働きがある。内在化されたスティグマから解放され，自分が存在できる場ができたとしても，社会の価値観や構造が変わらない限りその価値観で苦しむ人の存在がなくなることはない。最前線で苦しむ人たちの呻きを聴く立場にいる者にとって，社会変革を意識した言動を行っていくことは，その人たちの呻きに対する応答なのである。
　社会にあるさまざまな偏見やスティグマを生む構造に対する変革を意識しながら，個人の魂の救い，すなわち自分自身で自分を苦しめている自己概念からの解放を目指した支援の両輪が動くことが，その人が「息ができるように」なる道につながるのではないだろうか。
　キリスト教福祉の第一線で活躍している社会福祉法人イエス団常務理事

の平田義は,キリスト教福祉を支える三本柱として,ミッション（使命感),パッション（熱意),トランスフォーメーション（社会変革）をあげて活動している。HIV 陽性者とスピリチュアリティの分野でも一人ひとりの現実に出会い（パッション),その人がこの社会で息ができるような仕掛けを作り（ミッション),その仕掛けが個人のみに留まらず社会を変えていく運動（トランスフォーメーション）になっていくことを目指していきたい。

（注）
1）スピリチュアリティの定義は,梶原（2014）に整理されている。
2）榎本てる子（2014 〜 2017)「HIV 陽性者の地方コミュニティーでの受入れに関する研究」平成 26 〜 29 年度厚生労働科学研究費補助金エイズ対策政策研究事業「HIV 感染症の合併症とその課題を克服する研究」分担研究（研究代表：白阪琢磨)．第 4 回研究会（2015 年 12 月 19 日開催）においての発表内容から抜粋。発表者は井上洋士,細川陸也。Futures Japan の詳しい結果に関しては,以下を参照。(http://futures-japan.jp/about/)
3）TED でのプレゼンテーションより (https://www.ted.com/talks/ash_beckham_we_re_all_hiding_something_let_s_find_the_courage_to_open_up)
4）本人の許可を得て掲載。
5）本人の許可を得て掲載。
6）本人の許可を得て掲載。

═引用・参考文献═

・Canda, Edward R. & Furman, Leola D.（2010）*Spiritual Diversity in Social Work Practice: The Herat of Healing*, Oxford University Press, New York, NY.（= 2014, 木原活信・中川吉晴・藤井美和訳『ソーシャルワークにおけるスピリチュアリティとは何か──人間の根源性にもとづく援助の核心』ミネルヴァ書房.）
・ゴードン・マーセルほか（2006), 青山学院大学総合研究所訳『キリスト教のスピリチュアリティ―その二千年の歴史』新教出版社, 366-367.
・梶原直美（2014)「『スピリチュアル』の意味──聖書テキストの考察による一試論」『川崎医療福祉学会誌』川崎医療福祉大学, Vol.24, No1, 11-20.
・甲南教会ホームページ「『悔い改め』『メタノイア』の理解に向けて」(http://www.konan-church.jp/modules/xwords/entry.php?entryID=25)

109

- 窪寺俊之（2004）『スピリチュアルケア学序説』第1版，三輪書店．
- Miller, William & Jackson, Kathaleen A.（1985）*Practical Psychology for Pastors*, Prentice-hall Inc.
- Topper, Charles（2003）*Spirituality in Pastoral counseling and the community Helping Professions*, The Haworth Pastoral Press, 133-135.
- ウァルデマール・キッペス（1999）『スピリチュアルケア―病む人とその家族・友人および医療スタッフのための心のケア』サンパウロ，72-77．
- 矢島嵩・高久陽介・長野耕介・長谷川博史・生島嗣編（2011）『239人のHIV陽性者が体験した検査と告知』特定非営利活動法人ぷれいす，日本HIV陽性者ネットワーク・ジャパンプラス，11-16．

第2章

第2節　ソーシャルワークと性の多様性

1　ソーシャルワークと多様性の尊重

　日本のソーシャルワーク領域で，ソーシャルワークとは何かを示す場面で実際に用いられ，広く定着してきた定義に以下がある。この定義は，2000年の国際ソーシャルワーカー連盟（International Federation of Social Workers; IFSW）の総会にて採択されたものである。

　ソーシャルワーク専門職は，人間の福利（ウェルビーイング）の増進を目指して，社会の変革を進め，人間関係における問題解決を図り，人々のエンパワメントと解放を促していく。ソーシャルワークは，人間の行動と社会システムに関する理論を利用して，人々がその環境と相互に影響し合う接点に介入する。人権と社会正義の原理は，ソーシャルワークの拠り所とする基盤である。

　そして，この定義は，2014年にIFSWによって改められ，新たに以下のグローバル定義が採択された。

ソーシャルワークは，社会変革と社会開発，社会的結束，および人々のエンパワメントと解放を促進する，実践に基づいた専門職であり学問である。社会正義，人権，集団的責任，および多様性尊重の諸原理は，ソーシャルワークの中核をなす。ソーシャルワークの理論，社会科学，人文学，および地域・民族固有の知を基盤として，ソーシャルワークは，生活課題に取り組みウェルビーイングを高めるよう，人々やさまざまな構造に働きかける。この定義は，各国および世界の各地域で展開してよい。(IFSW 2014)

　従前の定義と比較し，このグローバル定義においてその重要性が認識され新たに盛り込まれた概念として「社会開発」「社会的結束」「集団的責任」などがあげられるが，その中の1つに「多様性尊重」がある。この「多様性尊重」といった場合に，多様性にはどのような視点が考えられるのか。その視点をソーシャルワーク専門職団体が示す倫理綱領を参考に見てみたい。以下は，日本社会福祉士会の倫理綱領[1] の「価値と原則」から関連箇所を抜粋したものである。はじめに示す「価値と原則」は，前文に続き，この倫理綱領での最も重要な基盤として提示されており，その「価値と原則」の最初に掲げられているのが，以下の「人間の尊厳」に関する記述である。

　Ⅰ（人間の尊厳）社会福祉士は，すべての人間を，出自，人種，性別，
　　年齢，身体的精神的状況，宗教的文化的背景，社会的地位，経済状況
　　等の違いにかかわらず，かけがえのない存在として尊重する。(日本
　　社会福祉士会 2005)

　ここでは，出身の国や地域や民族などの多様性，年齢の多様性，病気や障害などの有無やその状況の多様性，宗教的・文化的な多様性，社会的・経済的状況の多様性への視点が明示されている。そして，本節がテーマとしている性の多様性に関しては，性別があげられている。しかし，人間の性を構成する要素は性別だけではない。例えば，自分の性愛の対象が男女

のどちらに向かうのかに関する性的指向も実際には多様である。男性なら性愛の対象が女性に，女性なら男性にという異性愛はその性的指向の1つの形にすぎず，男性から男性に，女性から女性に向かう同性愛などもある。また，ここであげられている性別に関しても，出生時にその人の生物学的・身体的特徴をもとに法的・社会的に割り当てられた性別と本人が自分の性別を自分でどう認識するかの性自認を分けて考える必要があり，この2つが必ず合致するとは限らない。一人の人の中でこの2つの組み合わせも実は多様である。性については性別だけの言及に留まっていること，ジェンダー視点から男女平等への尊重という観点で性別に言及している点は評価できるものの，性別にも男女という二元論的な狭い枠組みだけでとらえきれない多様性があり，その点を反映できていない点，また性指向への言及もない点で，この「価値と原則」の記述が性の多様性の観点からは到底満足できる内容ではないことを指摘したい。

　ただし，倫理綱領の「倫理基準」の中の「Ⅰ．利用者に対する倫理責任」では，「価値と原則」の記述と異なり，性別に加え性的指向が記述されている。

11.（性的差別，虐待の禁止）社会福祉士は，利用者に対して，性別，性的指向等の違いから派生する差別やセクシュアル・ハラスメント，虐待をしない。（日本社会福祉士会 2005）

　ここでは，性別，性指向による差別，ハラスメント，虐待を明確に禁止している。しかし，「価値と原則」での記述と同様に，ここでも法的・社会的に割り当てられた性別と本人の性自認の多様性に関する記述は見当たらない。

　また，その他にも倫理綱領の行動規範の「利用者に対する倫理責任」においても性的差別，虐待に関する項目はあるが，その項目の中でも性の多様性に関する明確な言及はない。この倫理綱領全体で，性の多様性に関する記述は一部にはあるもののそれは限られた要素に限局されており，その多様性を十分に反映した内容には至っていないと言わざるを得ない。

一方，米国におけるソーシャルワーク専門職の最も大きな職能団体である全米ソーシャルワーカー協会（National Association of Social workers; NASW）が定める Code of Ethics（倫理綱領）[2] をみると，「クライエントに対するソーシャルワーカーの倫理的な責任」の項目の中で以下が記述されている。

1.05 Cultural Competence and Social Diversity
（なお，(a)と(b)は著者が省略した）
(c) Social workers should obtain education about and seek to understand the nature of social diversity and oppression with respect to race, ethnicity, national origin, color, <u>sex, sexual orientation, gender identity or expression</u>, age, marital status, political belief, religion, immigration status, and mental or physical disability. (NASW 2008)

ここでは，ソーシャルワーカーが社会的な多様性と抑圧の特質に関して尊重を持って理解しなければならないこと，そして，その多様性の内容に，民族性や人種，肌の色の違いに次ぎ，上記の本文で著者が下線を付した箇所で性別を，そして性的指向と性自認・ジェンダー表現が明確にあげられている。

ここでは，日本のソーシャルワークにおける性の多様性に関する認識を考える糸口として日本社会福祉士会の倫理綱領と NASW の Code of Ethics（倫理綱領）を提示した。綱領レベルでなく日本のソーシャルワークの実践レベルで，例えば，子ども家庭，障害，高齢，医療，公的扶助，地域，司法，学校などの領域において，性の多様性を持って生きる人々がその多様性ゆえに直面せざるを得なくなった問題について今まで十分に支援がなされてきたのだろうか。その答えは残念ながら否と言わざるを得ない。「実際に出会わなかった」という声があるかもしれない。しかし，性の多様性を持って生きる人々の中から一例として同性愛者を取り上げると，同性愛者の人口に占める比率を示すデータには，例えば7.6%（電通

ダイバーシティ・ラボ 2015）というものがあり，出会わなかったのではなく，気づかなかったあるいは気づけなかったというほうが正確だろう。「見えない・見ない存在」だったのである。

　HIV 陽性者への支援が医療ソーシャルワーカーを中心に実践現場で展開しだした時，日本の HIV 陽性者の 8 割近くが男性同性愛者であったため，そこで初めて多くのワーカーは性の多様性を生きる人々，そのうちの同性愛者に「見える存在」として出会い，その生きにくさに直面することとなった。日本のソーシャルワークにとって，HIV 陽性者への支援は「多様性尊重」の原則の中でも性の多様性について明確に意識し，その支援を現実的に考える貴重な突破口だったといっても過言ではないだろう。また，今後もこの実践は性の多様性について体験的に学ぶ貴重な機会であり続けるだろう。ソーシャルワーカーにとって，性の多様性についてトライ＆エラーで学ぶことができる場としての HIV 陽性者への支援実践は，確かに意義深いことである。しかし，支援を求める HIV 陽性者にとっては，自分への支援がトライ＆エラーの対象であることより，ソーシャルワーカーが性の多様性を生きる際の生きにくさを十分に理解し，できるだけ自分のニーズにあった質の高い支援を行ってほしいと望むだろう。

　HIV 感染症は，性行為によって感染する疾患である。そのため，われわれは HIV 陽性者の支援にかかわるとき，疾患の病態に向き合って対処するだけでなく，HIV 陽性者の行う性行為，その性行為の背後に働く性意識，性行為の相手との関係性，日本において HIV 陽性者の多くを占める同性愛への社会的差別・偏見の問題など幅広く性というテーマにかかわることを決して避けては通れない。しかし，今まで日本のソーシャルワークでは性に関連した問題は可視化されてはこなかった。そのためにソーシャルワーカーが性について学ぶ機会もごく限られてきた。

　そこで，本節では，ソーシャルワーカーが HIV 陽性者への支援を行う際，性の多様性を尊重し，当事者にとって有効な実践を行うために必要と思われる性に関する基本的知識，態度，考え方を学ぶ機会を提供したいと考える。ここでは具体的な支援内容や支援方法には踏み込まない。この点に関しては他の章を参考にされたい。HIV 陽性者の性に関する諸問題に向き

合う際に，その向き合い方の軸となり得る基本的な態度，考え方，そして
それを支える基本的知識の提供を本節の目的としたい。

2 性（セクシュアリティ）とは

　性の多様性について考える前に，まず人間にとっての性（セクシュアリ
ティ）[3]（以下，性と略記する）の定義から確認していきたい。パンアメ
リカン保健機関（Pan American Health Organization; PAHO），世界
保健機関（World Health Organization; WHO），世界性の健康学会
(World Association of Sexual Health; WAS) による定義を紹介する。

　　人間であることの中核的な特質の１つであり，セックス，ジェンダー，
　セクシュアルおよびジェンダーアイデンティティ，性指向，エロティシ
　ズム，情動上の愛着または愛情，および生殖を含む。セクシュアリティ
　は，思考，幻想，欲望，信念，態度，価値，活動，習慣，役割，関係性
　などにおいて経験され，あるいは表現される。セクシュアリティは生物
　学的，心理学的，社会・経済的，文化的，倫理的，宗教的あるいはスピ
　リチュアルな諸要素の相互作用がもたらす結果である。セクシュアリ
　ティはこれらの側面のすべてを含みうるが，これらの特性のすべてが経
　験され，表現される必要はない。我々のセクシュアリティは，我々のあ
　りようや，我々が感じ，考え，行うことにおいて経験され，表現される。
　(PAHO/WHO/WAS 2000)

　この定義をみると人間の性自体が身体的，心理的，社会的などの幅広い
多様な構成要素から成り立っていることがわかる。ここに示された性の構
成要素を針間（2014）は，①身体的性別 / セックス，②心理的性別 / 性
同一性，③社会的性役割，④性指向，⑤性嗜好，⑥性的反応，⑦生殖の７
つに分類している。
　針間の７つの分類枠組を用いて構成要素を概説する。身体的性別 / セッ
クスとは性染色体，内性器，外性器，性ホルモンなどによって示される生

115

物学的・身体的な性別を指すが，心理的性別／性同一性とは，その身体を持つ本人が自分の性別をどのように認識しているかの性自認を指す。はじめに示した定義の表現では「セクシュアルおよびジェンダーアイデンティティ」がこれにあたる。また，人はその性自認に基づき，社会生活上での役割を果たし，社会に向かって自分を表現していく。これが社会的性役割であり，ジェンダーロールとも呼ばれる。同じく上記の定義では「ジェンダー」という言葉がこれにあたるだろう。性指向あるいは性的指向とは前述したように自分の性愛の対象が男女のどちらに向かうのかを示す。この性指向は時に性嗜好と誤記されることがある。しかし，性嗜好とは性的な興奮を得るためにどのような刺激（行為，対象物，対象者など）を求めるかを指しており，性指向が関係性に関連することと比較すれば性嗜好はより性的な興奮や愛着に限局した要素である。前述した定義の記述では「エロティシズム，情動上の愛着または愛情」がこれにあたるだろう。性的反応はさまざまな性行為を行うときの人の身体的・心理的な反応を示す。性行為から得られる身体的・心理的な快感もここに含まれ，性においてはさまざまな感覚も重要な要素である。最後に，生殖とは人が次世代継承につながる子どもを産めるかどうかにかかわる生殖能力とそれとは別にいつどのように産むかどうかの意思決定をも含む要素である。

　HIV陽性者が直面する生きにくさに対する支援を行う際，ここまで説明してきたような多様な構成要素があることを明確に認識しておくことの重要性をあらためてここで指摘しておきたい。クライエントを対象にその性を考える際，われわれがまず行わねばならないことは，クライエント自身はどの構成要素で自分の生きにくさが起こっていると考え，何にどう対応し，解決したいと考えているのかを知っていくことである。それと同時に，ワーカーが性を考える際，自分自身は構成要素のうちのどの要素に焦点づける傾向があり，そのためどの要素が焦点外となり認識からこぼれ落ちる傾向があるのかを自覚していることが重要である。そのうえで，クライエントとワーカーとの間で，焦点づけている構成要素にずれが生じていないかを確認することが可能となる。性には多様な構成要素があるわけだが，その構成要素の全体像について知るあるいは学ぶ機会が両者ともに少

ないためにこのようなずれは容易に起こってしまう。このずれはクライエントにとってただ単にコミュニケーションに齟齬を起こして，望む適切な支援が受けられないことを意味するのみならず，他者からの無理解や自分の存在の社会からの無視や排斥として経験される可能性がある。NASWの倫理綱領にある「クライエントに対するソーシャルワーカーの倫理的な責任」において "Social workers should obtain education about and seek to understand the nature of social diversity and oppression" (NASW 2008)（ソーシャルワーカーは社会における多様性とその抑圧の特質について教育を受ける機会を獲得するべきであり，またその理解を追求するべきである[4]。）と説かれている理由の1つがここにあると考える。

　さらに指摘せねばならないことは，この性の構成要素の各々にも多様性があることである。例えば，身体的性別では，その性別を判断する身体的な特徴が一人の人の中で常に男性・女性に明確に二分されるとは限らず，実際にはその両方の身体的な特徴をさまざまな割合で併せ持つ人がおり，典型的な男女の身体的性別の間にさまざまなグラデーションの身体的性別が存在している。また，性指向では，異性愛のみならず，実際には同性愛，両性愛，無性愛が存在している。当たり前のことではあるが，ワーカーが異性愛者におけるパートナーシップや性関係，性行動などから発想していると同性愛あるいは両性愛者である HIV 陽性者の生きる現実をとらえられない。このずれを認識できるよう，各構成要素に現れる多様性についても，ワーカーは知り，理解する必要がある。

　長い間われわれの社会は，性の構成要素に関して1つのあり方を正常と考え，それ以外を異常あるいは逸脱とするあるいは1つのあり方を多数派としてそれ以外を少数派として周辺化するという態度で対応し続け，性の構成要素の多様性を受け入れない方向で進んできた。しかし，近年世界でも日本でも社会は性の多様性を受け入れる方向に少しづつ舵を切り出している。次に，この方向転回の諸相を性の多様性を示す概念の変遷をたどりながらみていく。

3　性の多様性を示す概念—性的少数者，LGBT，SOGI—

（1）性的少数者あるいは性的マイノリティ

　性的少数者あるいは性的マイノリティとは，その社会においてその性のあり方によって社会的に差別や抑圧を受け，機会，待遇，資源配分などにおいて構造的な不利益を受けている人々を指す。当事者個人による原因によってではなく，社会構造によって生じる差別，抑圧，不利益を受ける存在という考え方は社会正義や人権を普遍的な原理とするソーシャルワークにとって理解しやすい考え方であろう。性的少数者の対極には，性的多数者が想定されているわけだが，多数派とはただ単に人数が多数であることを意味するのではなく，機会，待遇，資源配分での優位さゆえに，権力をもつこととなり，さらに，それは性的多数者の性のあり方を社会の「正常・通常」と規定させ，それ以外の性のあり方を「異常・逸脱」とする言説を優位に流通させていくことを可能にする。

　日本でのHIV陽性者に多い同性愛者についても，あらためてここに述べるまでもないことだが，精神疾患として分類されてきた過去の歴史的経緯がある。性の多様性の観点からみると，少数者・多数者という枠組みは，社会的な差別，抑圧，不利益を理解するためには有効であるが，それは少数者を「正常・通常」の対極としての「異常・逸脱」と位置づけ，そのレッテルを貼ること，あるいは「異常・逸脱」とのレッテルを貼らないまでもこの二者の価値に序列を付けることに寄与していく。性的少数者という概念は，性的多数者という概念を許容させ，その結果，それぞれのあり方を本来平等に認める性の多様性の考えを後退させるリスクを内包している。また，性的少数者の中にもさまざまな存在があり，性的少数者と一括りで語り，理解しようとすることがそれぞれの存在を不可視化させ，その結果それぞれの存在の尊重を阻むことになるのではないかとの意見もある。上記のような意見があるため，日本においてもまた世界においても近頃性的少数者や性的マイノリティという表現は次第に使われなくなってきている。

②LGBT

　上述した性的少数者や性的マイノリティという概念に取って代わって急速に一般に広がり，定着してきている概念がLGBTである。LGBTとは多様な性を生きる人々の4つのグループを表す英語の頭文字をつなげた言葉である。以下4つの頭文字の意味を簡略に示す。

① 　L：Lesbian　性的指向における同性愛のうちで，女性であって性愛の対象が同性の女性に向く者を指す。女性同性愛者のこと。

② 　G：Gay　性的指向における同性愛のうちで，男性であって性愛の対象が同性の男性に向く者を指す。男性同性愛者のこと。

③ 　B：Bisexual　性的指向において，性愛の対象が同性と異性の両方に向く者を指す。両性愛者のこと。

④ 　T：Transgender　出生時にその人の身体的特徴などを元に法的・社会的に割り当てられた性別とその本人が持つ自己の性別意識（性自認と呼ぶ）が異なる者を指す。

　この概念は，性的少数者や性的マイノリティという概念に比べて，当事者の個別の性のあり方が可視化される表現であり，当事者をそれぞれのグループとしてとらえてイメージしやすい特徴がある。再度指摘すれば，この概念は少数者・多数者という枠組みから自由な言葉であり，ここには少数者・多数者という枠組みが内包してきた両者間の価値の序列が入り込まない利点がある。また，この概念はもともと4つのグループ間でも立場は平等であって，そこにも序列はないとの考え方で出発した。

　この概念の歴史を概観しよう。この概念は1980年代にアメリカで誕生し，1990年代頃よりLGBT当事者の権利の実現を求める運動が活発化する中アメリカで盛んに用いられるようになった（牧村 2015）。日本では，2015年6月，アメリカ合衆国の最高裁判所が同性婚を合憲と認めたことによりアメリカの全土で同性愛者の権利が認められたことの報道を受け，また，同年11月に東京都の渋谷区が同性カップルを結婚に相当する関係と認める「同性パートナーシップ条例」を成立させたこと等の社会的な動きの中で，2015年度後半以降認知が急速に一般社会に広がってきており，

2017 年に入ってもその勢いは続いている。

　さて，この概念は，当事者の個別の性のあり方が可視化される表現であると前述したが，LGBT 以外にも性の多様性を生きる人々のグループがいる。LGBT という概念では，それらのグループが可視化されないという批判から，それらのグループの頭文字を加える概念も用いられている。それは，たとえば，LGBTI である（藤井ほか 2007）。I とは，Intersexual の頭文字で，内性器，外性器，性ホルモンなどの身体的・生物学的特徴が「男性」と「女性」の特性をあわせ持ち，典型的な「男性」と「女性」に当てはまらない状態にある人を指す。また，LGBTQ という概念もある。Q とは Questioning の頭文字で，本人が自分の性別を自分でどう認識するかの性自認や自分の性愛の対象がどちらに向かうのかに関する性的指向が定まっていない人を指す。これらを両方加え，LGBTIQ という言葉も時に用いられている。

　性の多様性を生きる各グループを表現する言葉を用いる方向性は確かに多様な性のあり方を可視化してくれる。しかし，一方でそのことはそれらのグループに当てはまらない人々やグループを排除する表現となっていることが指摘されだした（牧村 2015）。また，この概念のもともとの考え方では，4 つのグループ間でも立場は平等であって，そこにも序列はないとの考え方で出発したと前述したが，LGBT の各グループ間で，社会的認知，おかれている社会的立場や社会に対する権利擁護運動の現状などで格差があり，それを背景に序列が生じており，平等ではないとの批判が，そしてそのためにお互いがお互いの立場を結局はわかり合えないとの対立が当事者のなかで起こってきており，LGBT という概念を用いていくことへの疑問が欧米でそして日本で出現している（青山 2003，青山 2015，マサキ 2015）。

3) SOGI

　LGBT に代わり，性の多様性を生きる多くの人を排除しない，そして各グループを分断しない概念として，国際的に新たに用いられ始めているのが SOGI という概念である。SOGI とは，性的指向：Sexual Orientation

と性自認：Gender Identity の各単語の頭文字をつなげた言葉[5] である。この概念を用いることの利点は，まず，LGBT は各グループを可視化するが，そのグループに当てはまらない人々やグループの排除を引き起こす一方で，SOGI は性的指向と性自認という人の性を形作っている要素に焦点を当てており，さまざまなグループを排除せず包含する概念であることがあげられる。LGBT には当てはまらない性の多様性を持つ人々も性的指向と性自認という要素を用いることで，自分の状態を説明することができ，グループが示すカテゴリーに違和感を持ちながら，無理にグループに自分を当てはめようとする，あるいは当てはまらないことによってグループからの疎外感を感じる必要がなくなってくる。

　もう一つ LGBT という概念への批判として，LGBT はそれ以外の人を非 LGBT と位置づけ，非 LGBT の人々は自分たちはこの問題の外にいると認識し，外から LGBT の人々を対象化して終わる，つまりこの問題を自分たちの社会全体の問題としてとらえさせないことに加担してしまっているとの批判がある。その批判を踏まえると，SOGI の概念のもう一つの利点は，SOGI という概念がすべての人に当てはまる点である。すべての人とは，例えば性的多数派と呼ばれる異性愛の人も，異性愛というグループとしてカテゴリー化されるのではなく，「自分の性指向は異性愛で，性自認は男性」とか「自分の性指向は異性愛で，性自認は女性」というように自分を認識し，表現することがSOGI の概念によって可能となる。このことによって，誰もが当事者となり，いままで性的多数者と性的少数者，LGBT とそれ以外の人，つまり「当事者」と「非当事者」とに二分化されてきた分断状況が解決していくことに寄与すると考えられる。

　ちなみに，NASW の倫理綱領では "sexual orientation, gender identity or expression" という表現が用いられており，SOGI の概念を導入していることがわかる。

　ここでは，性の多様性を生きる人々に関する概念の検討を通して，性の多様性に関する基本的知識を紹介するとともに，性の多様性を生きる人々の間で，また「当事者」と「非当事者」の間での社会的・政治的状況も説明した。その社会的・政治的状況は，支援者であるソーシャルワーカーと

当事者である HIV 陽性者との関係にも当然影響を及ぼしている。その影響を受けている支援関係であることを意識しつつ支援を行いたい。

4 多様な性を生きる人と性の権利

　グローバル定義において，社会正義や多様性尊重などと並んでソーシャルワークにおける中核的な原理とされているのが人権である。最後に性をめぐる権利について見ていきたい。WAS は，1999 年の総会において「性の権利宣言」を採択し，2008 年に「WAS 宣言：ミレニアムにおける性の健康」において再確認し，2014 年にその改訂を行った。この宣言は，性の権利とは人権の一部であると明言している。

　最新の改訂版では，以下の 16 の権利が謳われている（WAS 2014）。

1. 平等と差別されない権利
2. 生命，自由，および身体の安全を守る権利
3. 自律性と身体保全に関する権利
4. 拷問，および残酷な，非人道的な又は品位を傷つける取り扱いまたは刑罰から自由でいる権利
5. あらゆる暴力や強制・強要から自由でいる権利
6. プライバシーの権利
7. 楽しめて満足できかつ安全な性的経験をする可能性のある，性の検討を含む，のぞみうる最高の性の健康を享受する権利
8. 科学の進歩と応用の恩恵を享受する権利
9. 情報への権利
10. 教育を受ける権利，包括的な性教育を受ける権利
11. 平等かつ十分に自由な同意に基づいた婚姻関係又はその他に類する形態を始め，築き，解消する権利
12. 子どもを持つか持たないか，子どもの人数や出産間隔を決定し，それを実現するための情報と手段を有する権利
13. 思想，意見，表現の自由に関する権利

14. 結社と平和的な集会の自由に関する権利
15. 公的・政治的な集会の自由に関する権利
16. 正義，善後策および救済を求める権利

　どの権利もソーシャルワーカーが実践家として支援にあたる際に認識し，その実現に向けて取り組むべき権利である。しかし，特に HIV 感染症の医療との関連で HIV 感染者への支援を行うソーシャルワーカーにとって，以下の権利は特に重要であると考え，ここで強調しておきたい。
　1つ目は，「2. 生命，自由，および身体の安全を守る権利」である。この権利の中核的内容は，生命，自由，身体の安全がセクシュアリティの多様性を理由に脅かされ，制限を受け，取り上げられることがあってはならないというものである。しかし，具体的な内容として，性指向，性的な行動や実践，性自認やそれに基づく社会的なジェンダー表現，生殖に関連する健康に関して何らかのサービスを受けようとする際，そのサービスへのアクセスや提供が妨げられたり，制限を受けてはならないことも指摘されている（WAS 2014）。健康へのサービス，具体的には医療やそれに関連する対人支援サービス全般で，多様な性のあり方を受け入れ，そこで必要とされているサービスを提供することがこの権利を保障するのである。
　次いで，2つ目は「7. 楽しめて満足できかつ安全な性的経験をする可能性のある，性の検討を含む，のぞみうる最高の性の健康を享受する権利」である。この権利は，誰もが，もちろん HIV 感染者を含め，安全でそして楽しめて満足できる性的経験を持つことを可能にするような性に関する健康とウェルビーイングを享受する権利を持つことを指している。さらに，そのために，質の高い医療サービスが利用できる形で存在し，また利用者が納得いくものとなっている必要性が説かれている（WAS 2014）。HIV 陽性者は，HIV 感染症に罹患する以前もそして罹患した後も，性的な存在であり性的経験を持つ可能性があり，それを可能にするためあるいはその状態での健康を守りつづけるために，医療サービスや対人支援サービスが利用できることがこの権利を具現化するのである。
　最後に，本節はソーシャルワーカーが HIV 陽性者への支援を行う際，

性の多様性を尊重し当事者にとって有効な実践を行うために必要と思われる性に関する基本的知識，態度，考え方について学ぶ機会を提供することを目的として展開してきた。しかし，ここで提供できた知識，態度，考え方は基本的なものに限られた。ソーシャルワーカーには，今後も HIV 陽性者の性に関する諸問題に向き合うために，さらに詳細で突っ込んだ性に関する情報や知識を学び続けてほしい。

(注)
1）この日本社会福祉士会の倫理綱領は 1995 年に採択され，2005 年に改訂されたものである。
2）この NASW の Code of Ethics は 1996 年に採択され，2008 年に改訂されたものである。
3）本節では，国際的に用いられているセクシュアリティ（sexuality）の日本語訳を性と考え，同等の意味を持つ言葉として用いる。
4）この日本語訳は英文を元に筆者が訳出したものである。
5）SOGI のほかに，SOGIE という表記が用いられることもある。これは，Sexual Orientation と Gender Identity and Expression の各単語の頭文字をつなげた言葉である。Gender Identity and Expression とは，性自認とその性自認に基づき自分の性別を周囲や社会に向かって表現することを指す。

══ 引用・参考文献 ══

・青山薫（2003）「親密『権』へのご招待―違いを認める社会空間を作り出す過程，あるいは訓練」斎藤純一編『親密圏のポリティックス』ナカニシヤ出版，130-154.
・青山薫（2015）「「『バイセクシュアル』である」と，いうこと」再考」特集 LGBT―日本と世界のリアル『現代思想』Vol.43-16, 126-135.
・電通ダイバーシティ・ラボ（2015）News Release「電通ダイバーシティ・ラボが「LGBT 調査 2015」を実施」（http://www.dentsu.co.jp　2017 年 7 月 10 日閲覧）.
・藤井ひろみ・桂木祥子・はたちさこ・筒井真樹子（2007）『医療・看護スタッフのための LGBTI サポートブック』メディカ出版.
・針間克己（2014）「第一章　セクシュアリティの概念」（針間克己・平田利明編）『セクシュアル・マイノリティへの心理的支援』岩崎学術出版，15-25.

- IFSW（2014）"Global Definition of Social Works", Version in Japanese 『ソーシャルワーク専門職のグローバル定義』(http://cdn.ifsw.org/assets/ifsw_64633-3.pdf　2017年7月20日閲覧).
- 牧村朝子（2015）「拝啓　LGBTという概念さんへ」特集LGBT―日本と世界のリアル『現代思想』Vol.43-16, 72-74.
- マサキチトセ（2015）「排除と忘却に支えられたグロテスクな世間体政治としての米国主流「LGBT運動」と同性婚推進運動の欺瞞」特集LGBT―日本と世界のリアル『現代思想』Vol.43-16, 75-85.
- NASW（2008）"Code of Ethics of the National Association of Social Workers"（https://www.socialworkers.org/pubs/code/code.asp　2017年7月25日閲覧).
- 日本社会福祉士会（2005）『社会福祉士の倫理綱領』(https://www.jacsw.or.jp/01_csw/05_rinrikoryo/　2017年7月10日閲覧).
- PAHO/WHO/WAS（2000）*Promotion of Sexual Health :Recommendations for Action.*（= 2015, 松本清一・宮原忍監『セクシュアル・ヘルスの推進：行動のための提言』日本性教育協会.）
- WAS（2014）"Declaration of Sexual Rights", Version in Japanese『性の権利宣言』.

第2章

第3節　メンタルヘルス

はじめに

　本節では，HIV/AIDS領域におけるメンタルヘルスについて考えてみる。なお，ここではメンタルヘルスという言葉を使用するが，狭義の精神障害の問題のみならず，こころの健康状態といった広い意味で使用し，詳細な定義は割愛させていただくことを先にお断りしておきたい。

　さて，メンタルヘルスの状態や問題を同定することは意外と難しい。メンタルヘルスの状態は，対象者の行動や思考などの内省，身体的な訴え・状態，人間関係の状態などによって間接的にとらえることしかできない。しかも，当の本人がこころの健康状態を良好に保っていても，かかわりが密な第三者の身体や社会的状況・メンタルヘルスの状態が悪化したりする

と，たちまち影響を受ける。メンタルヘルスの問題は，個人内のみならず，個人間や対社会との関係にも影響を及ぼし，影響を受ける。さらに，抑うつ状態といったメンタルヘルス上の問題を呈するHIV陽性者がいたとする。抑うつ状態はメンタルヘルス上の問題だが，抑うつ状態をめぐりさまざまな問題が関与しており，浮上してくる。思いつくままあげてみても，体調など内科的問題や神経心理学的問題（認知機能や脳の状態），精神科的問題，心理的問題（ストレスや気がかりなこと，パーソナリティの傾向など），薬物使用（物質関連障害）や飲酒・自傷他害などの行為の問題，睡眠や食事・性活動・住居環境などの日常生活上の問題，生育歴など家族や住んでいる地域との関連，セクシュアル・マイノリティといった生き方や社会情勢との関連，経済的や社会的地位などの社会的問題，プライバシー保護における課題やスピリチュアルな問題（人生の問題）などがある。そのどれもが抑うつ状態のきっかけになることもあれば，抑うつ状態の結果引き起こされることもあり，メンタルヘルスの問題は複合的・システム論的問題である。

　本節では，HIV陽性者のほとんどがゲイ・バイセクシュアル男性であることを考慮し，ゲイ・バイセクシュアル男性がどのようにとらえられてきたかという変遷を通じ，HIV感染のみならず，セクシュアル・マイノリティであることと社会との関連でメンタルヘルスを考えていく。そして，次にHIV陽性者のメンタルヘルス上の問題がどのような形で現れるかを述べる。最後に，個人に対しての援助に加え，その個人の属する集団や社会との関係や，集団そのものへの援助を考えるときに，臨床心理学とソーシャルワークとの差異や協働の可能性を考えていく。日高ら（2005）によると，ゲイ・バイセクシュアル男性の62.1％がカウンセリングに関心を持っている一方で，実際にカウンセリングにアクセスできる資源などを有している人は17.4％にすぎない。本節がメンタルヘルスの問題の対処や予防についての一助となり，臨床心理士やカウンセラーと当事者との架け橋になれば幸いである。　　　　　　　　　　　　　　　　（仲倉高広）

1　ゲイ・バイセクシュアルの変遷

Futures Japan（井上ほか 2015）が 2013 年から 2014 年にかけて行った調査でも，あらゆる感染経路のなかで同性間での感染割合が最も高く，とりわけ男性同性間では 88.3％という結果が出ている。

HIV 感染者の感染経路をみてみると，異性間での感染に比べて同性間，とりわけ男性同性間での感染が約 3 倍も高いということが日高ら（2005）の研究により明らかになっている。男性同性間における新規 HIV 感染者の割合はこの調査以降も年々増加傾向にあり，これらの結果からもわかるように，男性同性間における HIV 感染の拡大が深刻であると同時に，男性同性愛者と HIV を切り離して考えることは難しいといえるだろう。男性同性愛者の HIV 感染者増加の背景には，日高ら（2005）にもあるように，彼らの抱える生きづらさや抑うつ感も関係していると考えられ，ここでは，男性同性間の HIV 感染の問題を考えるにあたり，同性愛者をめぐる認識の変遷を振り返り，そこからみえてくる現在の彼らが抱える苦悩や葛藤をとらえ，そして彼らに対する支援について考えていきたいと思う。

1）精神医学，心理学における同性愛のとらえ方の変遷

同性愛は，長い間，精神医学や心理学において病気であるととらえられ，治療の対象となっていた。

Freud（1905）は，同性愛を性倒錯として考えた。つまり，異性間での性愛が正常なものであり，同性間での性愛は正常から逸脱したものであると考えていたのである[1]。Jung は男性の同性愛は母親との関係があまりに密着しているために，正常な発達に障害が生じた結果であると考えた（Andrew 1985）。

このように同性愛が歴史的に「異常」なものとしてとらえられてきた中，アメリカ精神医学会も DSM-Ⅰ（1952）において，性障害は「人格障害」の中の社会病質的人格障害の一部と位置づけた。しかしながら，同性愛者団体からの抗議を受け，DSM-Ⅱ（1968）では，同性愛は「人格障害およびある種の非精神病的精神障害」の中で人格障害と同列に 'sexual deviation'（性的逸脱）として扱われ，病理としての同性愛はなくなった。DSM-Ⅲ（1980）では，パラフィリアと言葉が変わり，同性愛の項も，自我異質性同性愛の概念のみが残った。「自我異質性」とは，「同性愛である自分を悩むこと」であり，これは同性愛者が自分の性的指向について苦悩・葛藤する状況をとらえて加えられた用語である。さらにDSM-Ⅲ-R（1987）では索引以外には同性愛がみられなくなり，DSM-Ⅳ（1994）では索引からも姿を消した。これにより疾病分類としての同性愛は完全になくなった。世界保健機関（WHO）も1992年に公表したICD-10において「同性愛はいかなる意味においても治療の対象とはならない」と宣言した。このような流れの中で，日本においても1994年に厚生省がICDを公式基準とし，日本精神神経学会がICD-10を尊重する見解を発表したことで，同性愛は治療の対象ではなくなった。

2) 依然として存在するセクシュアル・マイノリティに対する差別や偏見

　上述のように，精神医学上，同性愛は公には精神疾患ではなくなった。しかしながら，同性愛者に対する偏見や差別は依然として根深く残っており，世界には宗教上の理由から同性愛者を処刑する国も現存している。日高ら（2005）の研究によるとゲイ・バイセクシュアルの人で過去にいじめ被害にあった人の割合は高く，このようないじめ被害の背景には，学校で同性愛について「一切習っていない」が全体の78.5%であるという結果に表れているように，学校における適切な情報提供がなされていないということが考えられるだろう。

　このようないじめや偏見・差別などに起因した同性愛者の自殺未遂割合も異性愛者と比べるとかなり高くなっている。日高ら（2005）によれば男性においては性的指向が自殺未遂経験に関連する決定要因であることが明らかになり，異性愛でない人の自殺未遂率は異性愛者の約6倍であることが示された。

　また，異性愛者を装うことで生じる心理的葛藤による苦しみを感じている人の割合も高く，常に周囲の目を気にしながら生きなければならない苦悩がうかがえる。

以上のことからもわかるように，医学における見解が変化したからといって，世間の彼らに対する差別や偏見が解消されるわけではなく，彼らは依然として生きづらさを抱えているといえる。

その生きづらさは，日高ら（2005）の継続的な調査により，明らかになっている一方で，同性愛者はその生きづらさを相談できる相手がいなかったり，相談機関につながったとしても，話した相手の理解ない発言によって傷ついたり，相手が信頼できる相手かどうかがわからないなどの理由で，自分の性的指向について話せないという人も多い。つまり，生きづらさを抱えながら過ごす苦悩がある一方で，それを相談することによって傷つくのではないか，理解してもらえないのではないかという不安によって相談できず苦悩するという，一種のダブルバインド状態にあるともいえるのではなかろうか。

こういった現状を鑑みれば，社会に対する情報提供と正しい理解を求めていくことと同時に，われわれ支援する側が同性愛者の抱えている生きづらさや不安を同性愛者の視点から理解していくことが必要不可欠であるといえる。こうした姿勢は，支援する側が同性愛者の感じている生きづらさや不安を受け止めるための器として機能していくためにも重要といえるだろう。今後も，日高らが現在も継続的に行っている調査の結果などを活用しつつ，たえず，彼らの思いを理解することに努め，彼らのニーズにあった支援を積極的に，かつ柔軟に行っていくことが大切になると考えられる。

（山崎基嗣）

2　HIV 陽性者のおかれたメンタルヘルスの状況

（1）基本は同じ

HIV 陽性者特有のメンタルヘルス上の問題があるという前に，まず多くの慢性疾患をもつ者が体験するようなメンタルヘルス上の問題が HIV 陽性者にもあり得，基本的にはほかの疾患の場合と状況は同じである。

2) 援助要請行動がとりにくい

ただ，セクシュアリティや性感染症・HIV/AIDS に対する HIV 陽性者自身や社会の抱くイメージが悪かったり，血液製剤による感染者の原疾患が遺伝疾患ということもあり，家族が受けるバッシングを避けるためだったり，周りから性的に遊んだ人と思われるのではないかとおそれたりするために，病気を打ち明け難いことがある。つまり，他者からの援助を求める行動を起こすことが難しく，その点に配慮が必要であろう。また，上記と関連するが，病気を告げられ，心理的なインパクトを受けつつも，一方で他者に感づかれないようふだんどおりの社会的生活を維持しなければならないことから心理的に板挟みになることが多く，支援者に援助を求めることが簡単にできないこともあろう。

3)「関係に生ずる苦悩」

さらに，「関係に生ずる苦悩」（仲倉 2012）というように，自己免疫システムや,家族や性的人間関係や社会的な関係,そして感染を知る前と知った後などの自己内の関係に HIV 感染症は苦悩を生み出すといえる。そしてその苦悩は，「どこかで踏み外した」などライフコースから外れた感覚や「今からどうなっていくのか」などの見通しのつかなさ,「罪深い」といった自己評価の低下，「誰にも言えない」という孤立感など，「快楽でもあり苦悩でもある」といったセクシュアリティの苦悩，「消していきたい」と自らの過去（自分史）を否定する言動だったりする（Dilley ら＝ 1994,仲倉ほか 2011）。HIV 陽性者のメンタルヘルスのケアを考える時，疾患単位を越えて，生きづらさとしかいいようのないような苦悩をもケアの対象として察知できる感度が望まれる。

4) 社会への働きかけを含む全人的ケア

「関係に生ずる苦悩」である以上，HIV 陽性者のメンタルヘルスの維持・向上を図ろうとする場合，本人の精神状態や心理状態への支援のみでは不十分であろう。体調も含め，身体へのケアや社会的関係へのケアが大切に

なってくる。しかも，社会的な理解不足による問題も含まれ，社会的関係を通したメンタルヘルスのケアはおのずと社会の側への働きかけが含まれている点にあらためて留意したい。

　メンタルヘルス上の問題といえども精神科医療のみならず，さまざまな専門職による協働が必要になる。そして，それぞれの人が協力し合うなか，ソーシャルワーカーは社会と個人の間に重点をおき，臨床心理士やカウンセラーは外的事象と内的事象の間に重点をおいたかかわりを行う。

⑤ 個別性

　HIV 陽性者の中には，セクシュアル・マイノリティ，特に同性愛男性や男性と性行為をする男性，血液製剤で感染をした者，外国人や女性といったさまざまな立場の人がいることも配慮が必要である。特に個別性を大事にした介入は，性別や性的指向といった大きなくくりでとらえるだけでなく，自傷他害のない範囲であるならば個別的な性のありように敬意を払う姿勢が基本になければならない。

　外傷的な出来事は，個人と社会とをつなぐ絆を破壊する。「そもそも他者との関係において形成されたものであり，再形成も他者との関係において形成されなければならない」と Herman（＝ 1996：205）が述べているように，援助者の姿勢や援助者との関係が回復へ向けて出発点になるであろう。

⑥ 同性愛男性のライフイベント

　HIV 陽性者の多くが男性と性行為を行っている男性であることから，HIV 感染症によるメンタルヘルスの問題と同性愛男性というセクシュアリティのために抱えることとなったメンタルヘルスの問題が混在していると考えられる。ゲイ・バイセクシュアル男性は言葉によるいじめを受けた経験が 5 〜 60％あり（日高 2006），64.1％が希死念慮を経験しており，15.1％が自殺未遂を経験している。13.1 歳から「ゲイであることをなんとなく自覚した」経験を持ち，その時から異性愛中心の社会のなかで自己の位置づけをどうするのかといった苦悩が始まっていると思われる。そし

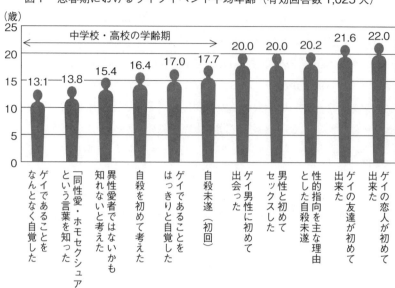

図1 思春期におけるライフイベント平均年齢（有効回答数 1,025 人）

て,「性的指向に関連した葛藤を引き起こすようなライフイベントを中学校・高校の学齢期に集中して経験している」と報告している（図1）（日高ら 2005）。そのようなライフコースを歩んできている可能性があることに加えて，HIV 感染による難問発生状況に追い打ちをかけている場合もある。

井上（2015）によると，HIV 陽性者で医療機関でのメンタルヘルス相談の経験がある者は 41.7％で，実際に受診した経験者は 24.9％である。また，安尾ら（2011）によると，睡眠，抑うつ，不安，興奮，アルコールや薬物使用などの精神症状および物質関連障害のスクリーニング検査により HIV 陽性者の5割以上が問題ありと判定されたという。

7）自死・自殺

さまざまなメンタルヘルス上の問題は存在するが，医療にかかる前や隙間をぬって生じる問題に自死や自傷がある。HIV 陽性者と自殺との関連

では，Catalan ら（2011）による論文のレビューと分析によると，検死した HIV 陽性者のうち，9.4％は自殺していた。また，故意に自己を傷つけるものは 19.7％，希死念慮は 26.9％，自殺企図は 22.2％，薬物使用と関連する希死念慮は 6.5％であった。Kinyanda1 ら（2012）による，ウガンダでの HIV 陽性者の自殺の発生率および HIV 感染症と自殺の関連との調査では，自殺のリスクの中等度の発生率は 7.8％で，生涯自殺未遂は 3.9％であった。女性であること，食糧不安，増大する負のライフイベント，高ストレススコア，負の対処スタイル，精神科受診歴，心理社会的な機能障害，心的外傷後ストレス障害，全般性不安障害と大うつ病性障害の診断が，自殺のリスク中程度と関連していた。

日本の HIV 陽性者では，自傷得点は，HIV 陽性者より一般群が高く，自殺得点は HIV 陽性者のほうが高く，HIV 陽性者で「消えたい」と考えている者は 29.7％あり，自殺を計画したことがある者が 4.5％，行為に移したことがある者が 8.8％であった（仲倉ら 2013）。HIV 感染症は死に至る病ではなくなったが，自死・自殺といった問題は今もなお気を配らなければならない問題である。

（8）神経心理学的問題と精神保健上の問題

近年，交通事故後の高次脳機能障害など，神経心理学的問題は徐々に知られるようになってきた。HIV 医療においても，2007 年に HIV 関連神経認知障害（HIV associated neurocognitive disorder：HAND）の概念が整理され，障害の程度に応じ HAD（HIV-associated dementia），軽度神経認知障害（mild neurocognitive disorder：MND），無症候性神経認知障害（asymptomatic neurocognitive impairment：ANI）に分類する "Frascati Criteria" が提唱された（Antinori 2007）。このことは ART により HIV 感染症が治療できるようになった医療に，大きな衝撃を与えた。しかし，HAND という言葉は，上記のようにある神経心理学的状態をいくつかの領域で標準を外れる結果を示した場合に評される症候群である。その原因はさまざまに存在する。そのため，急性感染症状態や未治療での場合もあれば，ART を長らく実施している場合や飲酒など

のほかの要因によっても同じような状態になるということは注意が必要である。慎重に神経心理学的問題を把握し，適切な対処が望まれる。よって，本節ではHANDを含む認知機能の問題を神経心理学的問題と表記する。

アメリカでは，Heatonら（2010）の調査で，52％の神経心理学的障害があり，物質関連障害など混合する問題があるグループでは83％と発生する割合が高いことが報告されている。日本では，HIV陽性者の10.7％が，Japanese Version of the HIV Dementia Scale（JHDS）で神経心理学的障害ありと判定されていた（仲倉ら2006）。

さまざまな神経心理学的検査法を用い，日本のHIV陽性者における神経心理学的障害の状態を把握する必要があるが，HIV陽性者にみられる神経心理学的障害は，皮質性認知症を主に査定するMini-Mental State Examination（MMSE）よりも皮質下性認知症を考慮した神経心理学的検査が望ましい（仲倉ら2011）。しかし，日本では現在のところ，HIV陽性者の神経心理学的障害の判定を行える妥当性が検証された神経心理学的検査は存在しない。それぞれの施設で臨床心理士が工夫し神経心理学的検査を行っているのが現状である。現在，MoCA-J（Montreal Cognitive Assessment日本語版）による研究が進められているのみである。

さらに，HIV感染者における神経心理学的問題と，精神状態やアルコールの多量飲酒，物質乱用などとの関連を検討する必要がある。神経心理学的検査と精神保健上の問題や物質関連障害との関連を調査した結果，JHDSで判定される神経心理学的問題を，抗うつ剤使用や意欲の低下の持続など観察できる項目によって判断することは難しく（仲倉ら2015），精神運動の緩慢さや，運動速度の緩慢などの観察に加え，さまざまな神経心理学的検査を行うことが肝要であろう。

また，HIV陽性者自身による記憶や注意力の低下などの訴えは神経心理学的検査の結果とは一致せず，むしろ抑うつ状態との関連が示唆された（van Grorp 1991，仲倉 2012）。自発的な物忘れや注意・集中力の低下，行動の緩慢さは，神経心理学的問題に加え，抑うつ状態などの精神医学的問題や心理学的問題としても理解し，マネジメントする視点が必要だろう。

9）その他の諸問題

　物質使用に関して，患者群では，ラッシュを一番使用しており，受診後も 25％使用し続け，過去 1 年以内に使用したことのある者のうち半数近くが受診中である過去 1 か月以内に使用していた。覚せい剤やリキッド，パウダー，ハーブなども受診中であろう期間にも使用する HIV 陽性者がいた（仲倉ら 2014，井上 2015，若林 2014）。さらに，物質使用者は，未使用者に比べ，自傷，感情統制のつかなさが高く，HIV 感染症の治療に加え，精神医学的治療や心理学的援助，社会的支援が必要であろうと考えられる（仲倉 2015）。　　　　　　　　　　　　　　　　　　（仲倉高広）

3　メンタルヘルス上の問題へのアプローチと連携

　こころの不調を訴えている人全般に対して，心理的アプローチにより対人援助職としてどのようなかかわりを持つことができるであろうか。そして社会福祉的なソーシャルワークを用いた支援の中で，心理的なかかわりがどのように役立ち得るのか。以上の点について考えたい。

　はじめに，社会福祉という支援の枠組みの中で，心理士の役割というものはどのように感じられているだろうか。医療の中では心理アセスメントや心理面接を行う人とイメージされていると想像されるが，一般の市民にはもしかすると心理士といえば人の心理を見透かすような魔術的な，実際何をしているのかよくわからない存在というイメージが付きまとっているかもしれない。「心理」という言葉には少し人を魅惑するような部分があり，何でもわかってしまうような雰囲気を醸し出してしまうこともあるだろう。しかし当然のことながら，相手のこころを読み支援者の思うとおりに考え方を変えるということが心理士の役割ではない。ただできることは，個別性を重視しそれぞれの人に対する理解を深めようと努め，仮説を立てることである。しかしこのことは心理士だけの特権ではないだろう。マニュアル化されたものだけではどうしても太刀打ちできないものがあることは，対人援助に携わる人は重々実感しているはずである。

わが国では心理的なかかわりとしてカール・ロジャースが提唱した「ク
ライエント中心療法」（Rogers 1951）が参照されやすい。傾聴・共感・
受容という技法を用いながらクライエントを中心に据えその個別性を尊重
するアプローチである。しかし対人援助職である限り，技術的な洗練の程
度はともかくとして，このようなカウンセリングマインドはさまざまな分
野に広がっており，ソーシャルワークにおいてもクライエントの言葉に耳
を傾けるということは相当意識されていると考えられる。また，精神保健
福祉士というメンタルヘルスに関する福祉の資格が成立していることを鑑
みると，クライエントに寄り添うということだけでは心理的アプローチの
特徴は語り得ないであろう。

　では，心理士が行い得る心理的アプローチに特有な部分はどのようなも
のであろうか。以下にその特徴をあげていくこととする。

　1点目には心的現実に対する理解であると考えられる。心的現実とは，
外的な客観的な事実がどうであれ，その当事者自身がどのように感じてい
るのかということである。つまり個々人がどのように世界をとらえている
かは違うという考え方である。もちろん外的現実を無視してしまえば日常
生活において不都合が生じることが目に見えているため，心的現実に寄り
添いさえすれば，すべてがうまくいくということではない。しかしひとま
ず心的現実という当人の体験世界に寄り添うという視点を持つことを重要
視するのである。そのために（外的現実との齟齬が出ないように），心理
アセスメントや心理面接という時間や場所が限られた枠組みや場を設定す
ることが心理士は多くなる。そしてさらにそういった心的現実を扱う際に
意識的な部分だけではなく，無意識の作用を考慮に入れる。本人が体験し
ている世界は言語化し意識化されたものだけではなく，無意識という精神
力動的な領域についても考慮することになる。無意識へのアプローチは，
夢であったりロールシャッハ・テストや描画法などの投影法と呼ばれる心
理アセスメントであったり，オリエンテーションによって異なってくる。

　そして2点目には，そういった心的現実への寄り添いなどを含めたかか
わりが，あなたと私の関係の中で生じているということ，つまり支援者と
当事者の間の関係性をも理解の枠組みの中へ入れるということである。一

般的・匿名的な出来事ではなく，"今ここ"での，"あなたと私"の間で起きた一回性の出来事としてとらえていくことである。「大変ですね」という言葉がけが当事者と支援者の間柄や話の文脈やその時の二人がいる雰囲気の違いによって，意味合いが異なってくるのは想像に難くないだろう。もちろん心理士は，クライエントに安心してもらい，自由に連想を広げながら語ってもらえる雰囲気を作ることにも心を砕くが，より良好な関係を結ぶこと自体が心理士に特有な技術ではないといってもよいかもしれない。

　そういったことはほかの対人援助職も意識していると思われる。むしろ心理士に特徴的だと思われることは，当事者との関係を「関係性」として理解の枠組みに入れ込むことだと考えられる。例えばクライエントが客観的・現実的には理解しがたい怒りを心理士に向けて来ることがあるかもしれない。その時に，心理士に対して怒りを向けてくるのは，どのような"今ここ"での関係性なのかということを踏まえて，その怒りを扱っていく。過去の父との関係の中で感じていた怒りを現在の心理士との関係性の中で再体験しているかもしれないし，カウンセリングの中で怒りを表現しても心理士は受け止めてくれると感じることができる関係性だったから表出した怒りかもしれない。解釈は違えども，関係性を手掛かりとしてクライエントの思いに迫っていくということが心理士の特徴としてあげられる。

　では，実際的には支援の仕方においてどのような違いが生じてくるのであろうか。心理士であるからといって「心的現実」を守り通すことだけに執着する，逆にソーシャルワーカーだからといって環境調整のみを行うということではない。あくまでそれぞれの専門職としての物事の見方やアプローチが異なるだけである。当事者の「心的現実」を守りつつ現実との齟齬が出ないようにしていくという点では同じことを行っていくべきである。ソーシャルワークの視点からいえば，しっかりと当事者の福祉的ニーズをつかみ，それに合わせた対応をとっていくということであると考えられる。心理士は関係性や無意識を用いることによって，ソーシャルワーカーは環境調整によってそれを達成しようという傾向があくまで強いというだけである。結果としては心的現実が現実により即した形で収まっていくこ

とが共通のゴールとしてあると思われる。少なくともチームとして連携するためにゴールは統一されているべきであると考えられる。

　ケースワーク，特にケアプランなどの作成においては，当事者の「ああしたい，こうしたい」というデマンドをそのまま受け取るのではなく，福祉的ニーズを見出すということがいわれるが，心理的なアプローチにおいても同様であり，ただ単に心的現実に寄り添うことが目標となってしまっては現実的な破綻につながる可能性がある。自戒の意味を込めて述べると，心理的なアプローチに拘泥すると本人の望むものにしか焦点が当たらないことが往々にしてある。同様に，環境調整にのみ終始すると，本人が望んでいないものを提供することになってしまう。医療的な視点，社会的な視点，心理的な視点のバランスが重要になってくるのである。

　実際には地域や福祉的な領域の中での心理士の役割は，基本的に日常業務では他職種とそこまで違いがあるべきだとは思わない。平常時の日常に入りこむ支援の際には，心理士とほかの専門職との差異はそれほど生じないと考えられる。ただし，ケースとして行き詰った際に，心理的な視点を持っておき活用できるということは，チームとして当事者を支える際に非常に有効なことだと考えられる。この点はメンタルヘルスという視点だけでなくとも，あらゆる対人支援に関して起こることだと考えられる。

（荒木郁緒）

仮想事例　―臨床心理士とソーシャルワーカーの連携を中心に―

　Aさん，17歳，高校在学。年上の男性と初めての性交渉の後，高熱を機に受診。急性肝炎とHIV感染症と判明し，総合病院に転院。

　成績は優秀で，同学年に友人はいるものの，もともと対人緊張が高く，カラーペンを全色持ち歩くなどこだわりが強い，知らない人がいる電車に乗れないなど，徒歩・自転車での移動範囲が生活圏となっていた。実父と継母と同居し，実母とは死別していた。実兄は独立し遠方に住んでいた。対人緊張やこだわりがあるためか，継母との関係は悪く，Aさんは，下校時間になるまで学校で過ごし，その後はショッピングモールやゲームセンターが閉まるまで過ごして帰宅する生活であった。リストカットを何度と

なく繰り返していた。

　入院中は，父が着替えの交換や病状説明に来院していたが，継母の面会はなかった。感染症の告知は本人に行われ，本人の同意のもと，父・継母・兄に加え，本人の希望により，Ａさんが一番頼りにしているクラス担任にも伝えられた。

　退院するにあたり，医師・看護師・ソーシャルワーカー・臨床心理士でカンファレンスが行われた。病状は安定しているが，過度の緊張と，半年で高校を卒業し所属するところを失うこと，自傷などの問題がテーマとなった。

　臨床心理士からは，①セクシュアリティをわかったうえで信頼できる人間関係がないこと，②精神科的問題であるにもかかわらず，Ａさんは自分が悪いといった自己評価（自尊心）が低いこと，③思いを言葉にする前に，パニックや自傷といった行為になること，④初めての性体験が傷つき体験になっており，今後の性体験や大切な人との人間関係を築きにくい可能性があることを課題として提示した。各専門職からもそれぞれに意見を交換した後，共通の目標として，本人に対しては，①精神科的医療の利用への支援，②卒業後の社会的な所属への支援，③心理的な支援を，その他に，④家族の病状理解や家族関係の改善，⑤学校との連携を設定した。

　ソーシャルワーカーは，臨床心理士のアセスメントを踏まえて，緊張感やこだわりそのものを尊重し，配慮しつつ，まずは自身とＡさんとの関係を築くことに専心した。居場所のなさへ共感的理解を示すとともに，将来的に居心地のよい居場所へと展望を持てるような支援プランを立てた。援助中，疑問に思ったり，新たな情報を得た場合には，臨床心理士と共有し，双方からＡさんへの理解を深め，それぞれの仕事としての達成感も共有しながら援助を進めていった。

　具体的居場所としては，NPO のイベントや就労支援の施設（若年コミュニケーション能力要支援者就職プログラムなど）に同行し，ありのままの自分でも受け止めてくれることを体験できる機会を提供した。精神科的介入に加え，本人の特性を踏まえた職業訓練機関にもつなげていった。

　また個別面接を通し，継母はＡさんのとる態度が継母自身を拒否してい

ると認識し，継母とＡさんの関係を悪くしていたことがわかった。Ａさん
も継母のＡさんを刺激しないようにする態度がＡさん自身を拒んでいる態
度と認識しており，両者とも，徐々にＡさんの緊張・こだわりが父の再婚
相手である義母を拒否しているわけではないとわかった。本人も交え家族
同席の面談を行い，心理的こだわりと生きづらさについて共有する機会を
設けることによって，関係は改善した。それと時期を同じくして，Ａさん
の自傷行為は治まった。

　以上のように，臨床心理士は自傷や対人緊張・こだわりといった精神科
的問題に加え，本人の知的側面や，情緒的側面，基本的信頼感や自己評価
（自尊心），自我同一性といった自己観の側面，対人関係などから心理的問
題をとらえ，介入プランを考える。それに対し，ソーシャルワーカーは心
理的な課題を踏まえつつ，家族との関係や学校・コミュニティとの関係，
社会資源との関係などから，本人のニーズや自立への可能性をアセスメン
トし，時には自身が媒介となり，本人と対象との関係の改善や構築などの
介入プランを立てる。そして本人と取り巻く環境と両者の関係に働きかけ，
本人やその周りの人たちがよりよい社会生活を営めるよう目指す。また仲
間集団との関係が不足しており，本人のニーズがあると判断すれば新たな
資源を創り出したりもする。

　HIV 感染症とメンタルヘルスを考えるとき，HIV 感染症がきっかけで
精神的苦痛や問題が生じるように思われることもあるだろう。しかし，本
仮想事例のように，HIV 感染が起こり得るリスクの高い性行為や性的関
係が持たれているとき，すでにメンタルヘルス上の問題を抱えている場合
も少なくない。したがって，HIV 感染症によって生じるメンタルヘルス
上の問題というより，HIV 感染症によってあぶり出されるメンタルヘル
ス上の問題という認識を持つことが大切である。

　このように，メンタルヘルスの問題に対し，臨床心理士とソーシャルワー
カーはそれぞれの強みを活かし協働できる。こころは，身体の状況や内省，
行為などに現れるように，メンタルヘルスの問題は身体や精神・行為に現
れ，その介入も身体的・精神的・社会的アプローチが成り立つ。臨床心理
学的なアプローチだけでなく，精神医学的アプローチや社会福祉学的なア

プローチ，看護学など多面的なアプローチが肝要である。（仲倉高広）

（注）
1）ただし，Freud（1905）は幼児性欲の倒錯行動は普通に存在し，正常な素質の一部と
みなしていた。そして，思春期における同性愛傾向は，やがて成熟した異性愛へと変化
していく移行期においては重要であるとされている（渡辺 2002）。

==引用・参考文献==

・Antinori, A.G., Arendt, G., Becker, J.T., Brew, B.J., Byrd, D.A., Cherner, M., et al. (2007) *Updated research nosology for HIV-associated neurocognitive disorders*. Neurology ; 69 : 1789-99.
・Andrew, S. (1985) *Jung and the post-Jungians*., Routledge & Keganpaul. (= 1990，村本詔司・村本邦子訳『ユングとポスト・ユンギアン』創元社，393-394.)
・Catalan, J., Harding, R., Sibley, E., Clucas, C., Croome, N. & Sherr, L. (2011) *HIV infection and mental health: Suicidal behaviour - Systematic review*. Psychology, Health & Medicine, Vol.16, Issue 5, 588-611.
・Dilley, J. W., Pies, C., Helquist, M. Edi. (1993) *Face to Face : A Guide to AIDS Counseling, Updated versio*, AIDS Health Project. (= 1994，矢永由里子訳『AHP エイズ・カウンセリング・ガイド』HBJ 出版局，28-29.)
・Freud, S. (1905) *Three Essays on the Theory of Sexuality*. (= 2009，渡邉俊之訳『フロイト著作集6』岩波書店.)
・Heaton, R. K. (2010) HIV-associated neurocognitive disorders persist in the era of potent antiretroviral therapy : CHARTER Study., NEUROLOGY, 75, 2087.
・Henry, G. W. (1955) *Masculinity and femininity*. (= 1974，大原健士郎訳『性の精神病理　性科学双書3』岩崎学術出版社.)
・Herman, J. L. (1992) *Trauma and Recovery*, Basic Books, a Division of Harper-Collins Publishers, Inc., New York. (= 1996，中井久夫訳『心的外傷と回復』みすず書房.)
・日高庸晴・木村博和・市川誠一（2005）「ゲイ・バイセクシュアル男性の健康レポート2」厚生労働省科学研究費補助金エイズ対策研究事業「男性同性間の HIV 感染対策とその評価に関する研究」成果報告書.
・日高庸晴（2006）「ゲイ男性の抱える苦悩　第2回　生育歴と自殺未遂」『保

健師ジャーナル』62，660-663.

- Hidaka, Y., Operario, D., Takenaka, M., Omori, S., Ichikawa, S., Shirasaka, T. (2008) *Attempted suicide and associated risk factors among youth in urban Japan*. Social Psychiatry and Psychiatric Epidemiology, 43, 752-757. (日高庸晴・Don Operario・岳中美江・大森佐知子・市川誠一・白阪琢磨 (2008)「わが国における都会の若者の自殺未遂経験割合とその関連要因に関する研究—大阪の繁華街での街頭調査の結果から—」.)
- Hopkins, J. H. (1970) *Lesbian Signs on the Rorschach*. Brit. J. Proj. Psychol. & Pres. Stud., 15, 7-14. (熱田一信・酒井恭子訳「ロールシャッハ・テストにおけるレズビアン指標」ロールシャッハ研究, 16, 245-255.)
- 井上洋士・戸ヶ里泰典・阿部桜子・細川陸也・板垣貴志・鈴木達郎・片倉直子・山内麻江 (2015)「HIV Futures Japan プロジェクト　全国の HIV 陽性者を対象とした『HIV 陽性者のためのウェブ調査』調査結果サマリー（概要）WEB 版」.
- Jung, C.G. (= 1999, 林道義訳『元型論＜増補改訂版＞』紀伊国屋書店, pp.111-112.)
- Kinyanda, E., Hoskins, S., Nakku, J., Nawaz, S. and Patel, V. (2012) *The prevalence and characteristics of suicidality in HIV/AIDS as seen in an African population in Entebbe district*, Uganda, BMC Psychiatry, 12:63.
- 小山静子・赤枝香奈子・今田絵里香編 (2014)『セクシュアリティの戦後史』京都大学学術出版社.
- 仲倉高広・安尾利彦・尾谷ゆか・織田幸子・下司有加・白阪琢磨 (2006), 大阪医療センターにおける HIV 感染症患者の対人関係, メンタルヘルスと認知機能に関する調査：第 3 報, 日本エイズ学会, 日本エイズ学会誌 Vol.8, No.4, 130.
- 仲倉高広ら (2011)「HIV 陽性者の心理学的問題の現状と課題に関する研究」平成 22 年度厚生労働省科学研究費補助金エイズ対策研究事業「HIV 感染症及びその合併症の課題を克服する研究」平成 22 年度研究報告書, 132, 分担研究（研究代表：白阪琢磨）.
- 仲倉高広・下司有加・織田幸子・岡本学・富成伸次郎・白阪琢磨 (2011)「がんを併発した HIV 陽性患者の心理療法について」第 25 回日本エイズ学会学術集会大会抄録集.
- 仲倉高広 (2012)「HIV 医療とカウンセリング」『病院のなかの臨床心理（暫定版）HIV 医療における心理臨床ポケットガイド』平成 24 年度厚生労働科学研究費補助金エイズ対策研究事業「HIV 感染症とその合併症の課題を克服する研究」分担研究（研究代表：白阪琢磨）成果物, 4.
- 仲倉高広ら (2013)「HIV 陽性者の心理学的問題の把握とその対処に関する研究 HIV 陽性者の心理学的問題の把握とその対処に関する研究」, 平成 24 年

度厚生労働科学研究費補助金エイズ対策研究事業「HIV 感染症及びその合併症の課題を克服する研究」分担研究（研究代表：白阪琢磨）報告書.

・仲倉高広・宮本哲雄・鍛治まどか・下司有加・白阪琢磨（2014），関西と東海の HIV 陽性者における受診前，受診後の物質使用状況の把握，日本エイズ学会，日本エイズ学会誌 Vol.16，No.4，542.

・仲倉高広ら（2015）「HIV 陽性者の心理学的問題の現状と課題に関する研究」平成 26 年度厚生労働省科学研究費補助金エイズ対策研究事業「HIV 感染症及びその合併症の課題を克服する研究」平成 26 年度研究報告書，76，分担研究（研究代表：白阪琢磨）.

・小此木啓吾編集代表，北山修編集幹事，牛島定信・狩野力八郎・衣笠隆幸・藤山直樹・松木邦裕・妙木浩之編（2002）『精神分析事典』岩崎学術出版社，366-369.

・REACH online 2003-2014

・Rogers, Carl. (1951) *Client-Centered Therapy.* Cambridge Massachusetts. The Riverside Press. (＝ 2005，保坂亨・諸富祥彦・末武康弘共訳『クライアント中心療法（ロジャーズ主要著作集）』岩崎学術出版社.)

・TOYAMA, K.K.「セクシャルマイノリティの歴史の概説」(http://www.kktoyama.jp/kktoyama/sexuality/history.html　2015 年 5 月 15 日)

・氏原寛・亀口憲治・成田善弘・東山紘久・山中康裕共編（2004）『心理臨床大事典　改訂版』培風館，910-911.

・海野弘（2005）『ホモセクシャルの世界史』文藝春秋.

・van Grorp, W.G., Satz, P., Hinkin, C., Selnes, O., Miller, E.N., McArthur, J., Cohen, B., Paz, D. (1991) *Metacognition in HIV-1 seropositivo asymptomatic individuals:self-ratings versus objective neuropsychological performance.* J clin Exp Neuropsychol, 13, 812-819.

・若林チヒロ（2014）「HIV 陽性者の健康と生活に関する実態調査」A 調査【ブロック拠点病院と ACC 調査】報告書，平成 26 年度厚生労働科学研究費補助金エイズ対策研究事業「地域において HIV 陽性者等のメンタルヘルスを支援する研究」分担研究（研究代表：樽井正義）.

・渡辺恒夫（2004）「同性愛」氏原寛・亀口憲治・成田善弘・東山紘久・山中康裕（共編）『心理臨床大事典　改訂版』培風館，910-911.

・West, D.J. (1968) *Homosexuality*, Aldine. (＝ 1977　村上仁・高橋孝子訳『同性愛』人文書院，10.)

・Wikipedia「同性愛」(http://ja.wikipedia.org/wiki/%E5%90%8C%E6%80%A7%E6%84%9B　2015 年 5 月 15 日)

・Wikipedia「日本における同性愛」(http://ja.wikipedia.org/wiki/%E6%97%A5%E6%9C%AC%E3%81%AB%E3%81%8A%E3%81%91%E3%82%8B%E5%90%8C%E6%80%A7%E6%84%9B　2015 年 5 月 15 日)

・安尾利彦・仲倉高広・森田眞子・大谷ありさ・藤本恵里・倉谷昂志・宮本哲雄・
西川歩美・下司有加・治川知子・東政美・今井敏幸・廣常秀人・白阪琢磨（2011）
「HIV 感染症患者の初診時におけるメンタルヘルス」『日本エイズ学会誌』
13：444.

第2章

第**4**節　薬物依存

　2012 年の厚生労働省によるエイズ予防指針の見直し作業において，従
来の「個別施策層」（若者・外国人・男性同性愛者・性風俗にかかる人々）
に加え，新たに「薬物乱用者」が加えられた。

　2015 年に報告された新規 HIV 感染者の感染経路のうち「静注薬物使用」
の割合は 0.2％と極めて低いが（厚生労働省 2015），地域で HIV/AIDS
関連の支援活動をしている関係者の間では，HIV 陽性者の非合法薬物の
使用を理由とする逮捕事例や，薬物使用による体調不良により受診する事
例が増加しているとの実感が共有されている。独立行政法人国立病院機構
大阪医療センター感染症内科を受診した患者の 71％に非合法薬物の使用
経験が認められたという報告もある（山本ほか 2007，織田ほか 2007）。

　また，2013 年から 2014 年にかけて行われた HIV 陽性者対象の調査
Futures Japan（2013，2014）によると，これまでに何らかの薬物を使
用したことがある人は 74.4％であった。

　このような HIV 陽性者を取り巻く薬物環境に対して，薬物依存からの
「回復」という観点でのソーシャルワーカーのかかわり方について考察を
深めていきたい。

144

1 薬物依存にかかわる基本的知識

1）薬物依存とは

　薬物依存とは，依存性の薬物の使用を繰り返すうちに，その薬物の使用をやめようとしても容易にやめることができない状態を指す。診断は，『精神疾患の診断・統計マニュアル第5版』(DSM-5) によると，「物質関連障害および嗜癖性障害群」の中の，「物質使用障害」に該当する。DSM-5では，従来の物質依存・物質乱用という区別がなくなり，物質使用障害として一本化された。また，『国際疾病分類』(ICD-10) での依存症症候群の診断基準は表1に示すとおりであり，通常過去1年間のある期間，6項目のうち3つ以上がともに存在した場合，診断が成立する。

　DSM-5によると依存性物質は，アルコール，カフェイン，大麻，幻覚剤等，吸入剤，オピオイド，鎮静薬・睡眠薬・抗不安薬，精神刺激薬，タバコ，その他の10に分類されている。また，近年日本で使用拡大が問題となった危険ドラッグとは，覚せい剤や大麻に化学構造を似せて作られた

表1　ICD-10　依存症症候群の診断基準

(a)　物質を摂取したいという強い欲望あるいは強迫感
(b)　物質の使用の開始，終了，あるいは使用量に関して，その物質摂取行動を統制することが困難
(c)　物質使用を中止もしくは減量したときの生理学的離脱状態。その物質に特徴的な離脱症候群の出現や，離脱症状を軽減するか避ける意図で同じ物質を使用することが証拠となる
(d)　はじめは少量で得られたその精神査証物質の効果を得るために，使用量を増やさなければならないような耐性の証拠
(e)　精神作用物質使用のために，それにかわる楽しみや興味を次第に無視するようになり，その物質を摂取せざるを得ない時間や，その効果からの回復に要する時間が延長する
(f)　明らかに有害な結果が起きているにも関わらず，いぜんとして物質を使用する。例えば，過度の飲酒による肝臓障害，ある期間物質を大量使用した結果としての抑うつ気分状態，薬物に関連した認知機能の障害などの害。使用者がその害の性質と大きさに実際気づいていることを確定するよう努力しなければならない

物質などが添加された薬物で，現在は「指定薬物」として県の薬事監視員が監視，指導を行っている。

（2）日本における薬物依存の現状

　厚生労働省の平成23年度の患者調査によると，日本には医療機関を受診している薬物依存患者数は約3万5000人いるとされている。一方で，厚生労働科学研究における「成人の飲酒実態と関連問題の予防に関する研究，2002-2004」では，地域住民を対象とした標本調査を行っており，医療機関を受診していない患者を含めると，薬物依存患者は約10万人と推計されている。松本ら（2014）によって行われた全国の精神科医療施設における薬物関連精神疾患実態調査によると，対象症例1579例のうち，過去1年以内に薬物使用のあった1019例において，主に使用した薬物として最も多かったのは覚せい剤（42.2%）であり，次いで危険ドラッグ（23.7%），処方薬（13.1%），有機溶剤（5.7%），大麻（2.4%）であった。使用し続けた理由として，「刺激を求めて・好奇心や興味から」という割合が最も多く（32.0%），次いで，「ストレス解消」（23.2%），「不安軽減」（20.6%）と続き，刺激希求・快楽希求・ストレス解消の目的が多いということがわかった。

（3）薬物依存症に関する主な社会資源

① リハビリ施設
  ・ダルク（DARC:Drug Addiction Rehabilitation Center）：依存症の当事者が主体となって30年以上にわたり回復支援活動を続けている民間支援団体のリハビリ施設。
  ・マック（MAC:Multiple Addiction Center）：薬物依存症者以外の依存症者も支援対象とする支援団体。
② 自助グループ
  ・NA（Narcotics Anonymous）：薬物依存症者本人による自助グループ。
③ 行政機関

・精神保健福祉センター：市民を対象とした，精神保健福祉相談や広報普及活動，薬物依存症者や家族対象の個別相談，セミナーなどを開催。

④ 医療機関

・薬物依存症の専門治療機関は全国に数か所ある。国立研究開発法人国立精神・神経医療研究センター病院では薬物依存症に対する専門的治療プログラムの開発を行っている。

松本ら（2014）によって行われた全国の精神科医療施設における薬物関連精神疾患実態調査によると，**表2**で示されるように，社会資源を活用しているものは限られていることがわかる。その背景には，薬物依存症の治療を行う医療機関が僅少で，治療体制が不十分であること，回復施設や自助グループの存在に地域差があり，地域の受け皿が不十分であることなどがあげられる。

4）法整備

日本における依存性薬物に関する法律は主に，「麻薬及び向精神薬取締法」「大麻取締法」「あへん法」「覚せい剤取締法」の薬物四法に加え，「毒物及び劇物取締法」「医療品，医療機器等の品質，有効性及び安全性の確保等に関する法律」（旧・薬事法）がある。

危険ドラッグは，主には麻薬及び向精神薬取締法により規制されているが，日々新しいドラッグが出現する状況には迅速に対応できないとして，薬事法において指定薬物の制度が制定された。また，一部の都道府県は危

表2　全対象者の社会資源や福祉制度の利用状況（N＝1579）

利用したことがある・利用中の社会資源や福祉制度	％
医療機関・精神保健福祉センターの依存症治療プログラム	37.6
自助グループ（断酒会・AA・NA など）	34.5
民間リハビリ施設（DARC・MAC など）	25.5
更生保護機関（保護観察所・保護司・厚生保護施設など）	21.3
自立支援医療による精神科通院費補助制度	52.2
精神障害者手帳	27.3
精神障害者年金	5.8
生活保護	45.5

平成26年度「全国の精神科医療施設における薬物関連精神疾患の実態調査」より抜粋

険ドラッグに対して，薬物乱用防止条例を制定することができるが，条例
を設けている都道府県は9都道府県にとどまっている現状がある。

⑤) 最近の動向

また，2016年6月より薬物使用者に対する「刑の一部執行猶予制度」
が施行されたが，同制度が始まったものの，現在はその転帰がどうなって
いるのか，どこが受け皿となるのかについてはっきりとしておらず喫緊の
システム構築が必要とされている。現在はそのための調査研究などが進め
られているという状況である（松本 2014, 近藤 2017 など）。

2　薬物依存とHIVの関連

日本では，HIV/AIDS患者に占める注射器感染の割合は低く，2015年
のエイズ発生動向年報によると（厚生労働省 2015），新規HIV感染者の
感染経路別内訳をみると静注薬物使用は0.2%である。それに比して，性
行為による感染は異性間の性的接触19.5%，同性間の性的接触68.7%と
多い。「HIV陽性者の健康と生活に関する実態調査」（若林 2014）による
と，HIV陽性者のうち55.1%の人がこれまでに何らかの薬物・ドラッグ
を使用した経験があるということがわかっている。また，使用した薬の
種類（この1年以内に使った＋過去に使ったことがある）による使用経験
率は，ラッシュ[1]が51.2%，勃起薬・ED薬[2]が32.3%，ゴメオ[3]が
25.6%，危険ドラッグが17.3%，覚せい剤が11.1%であった。さらに，
薬物を使用する時について，性行為をする際に使用すると答えた者が
83.9%もあり（図1），薬物を使用することでコンドームの使用など，感
染への対処がおろそかになり，感染リスクが高まると考えられている。

また，薬物使用とHIV感染の関連について，同性間での性行為も1つ
の背景要因とした研究も進められている。「薬物使用者を対象にした聞き
取り調査－HIVと薬物使用との関連要因をさぐる－」（生島 2015）では，
ゲイ男性やMSM[4]の場合,性的な場面で薬物が使われていることが多く,
薬物のアクセスが容易なハッテン場[5]といった環境要因やその場におけ

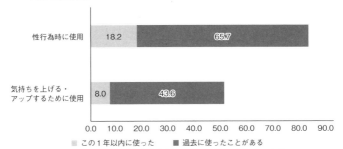

図1 どのような時に薬物を使用するか（薬物使用経験のあるHIV陽性者）

資料：「地域におけるHIV陽性者等支援のためのウェブサイト」(http:www.chiiki-shien.jp/)「身近な人から薬物使用について相談されたら」より一部抜粋・改変

る性的な関係性が，薬物と性行為の関連性を強めていると指摘している。また，薬物使用の背景にはセクシュアリティによる社会的な疎外感や自己肯定感の低さ，虐待やいじめなどのトラウマなどがあることを示唆している。さらに，「NGO等におけるHIV陽性者および薬物使用者への支援に関する研究」（樽井 2015）の報告によると，一部のゲイ男性やMSMにとって，薬物は性的な興奮と快感を高めるセックスドラッグであり，出会いの場であるバーやハッテン場は同時にドラッグを入手する場でもあった。薬物使用とコンドーム使用の関係性については表3にあるとおり，集団心理や環境の要因や性行為の特徴の要因などがあることも指摘されている。

3　薬物依存症の支援にかかわる視点

○信頼関係の構築

薬物依存症の支援にかかわる際に何よりも大切なことは，ほかの多くの精神疾患と同様に，いかに良好な治療関係を構築するかであろう。依存症の根底には，元来，対人関係に障害がある人が多いといわれている。実際，薬物依存症患者の多くに「自己評価が低い」「人を信じられない」「本音を言えない」「見捨てられ不安が強い」「孤独」「自分を大切にできない」などの特徴がみられる（成瀬 2016：97-9）とある。そのうえ，薬物使用が

表3 薬物使用とコンドーム使用との関係性

薬物による意思や意識の変化	薬物使用による酩酊や判断力の低下	・理性がすっとんでしまう ・薬で気が大きくなる
	快楽追及	・気持ちよければいい ・ゴムは萎える
	他者依存的態度	・何も断れなくなる ・なされるがまま
他者の圧力や環境	集団心理	・その場の雰囲気からはじかれたくない ・誰もコンドームを使ってくれない
	環境	・当時のハッテン場はナマが主体だった
	他者不信	・使ってくれない人が多い ・コンドームを使おうと言っても無駄
薬物を用いた性行為の特徴	リスキーな行為内容	・(セックスの時間が) ロングになる ・シャワーを浴びない
	複数との性行為	・複数に入りやすい ・誰がいるのかもわからない ・すごい数
	他の感染リスク	・血液に触れる

資料：樽井正義（2015）『地域において HIV 陽性者等のメンタルヘルスを支援する研究』平成 26 年度総括・分担研究報告書「薬物使用者を対象にした聞き取り調査—HIV と薬物使用との関連要因をさぐる—」より一部抜粋・改変

原因で人間関係に破綻をきたし，人との関係に極端な恐怖や猜疑心を抱いている人も多く存在している。薬物依存症患者である彼らを「尊厳あるひとりの人間」としてきちんと向き合うことができるかが支援者に問われる。一般的に私たちは薬物依存症者に対してネガティブな感情を持っていることが多いため，それらに気づき，その気持ちを整理したり修正したりしていくことが必要である。また，何度も再使用を繰り返す薬物依存症者に対しては，「だめな人間である」というようなレッテルを支援者が貼ってしまうことがあるため，「再使用は回復のプロセスである」という依存症の正確な理解を持たなければならない。さまざまな場面において傷つきを感じてきた彼らにとって，人と関係性を構築していく（信頼していく）ことは，また裏切られるのではないかというおそれを伴うものである。したがって，依存症の本人にとって，人と信頼関係を構築することは容易ではない

が，信頼関係を構築することができれば，その後の治療には非常に効果的に働くと推測される。

○支援者側の薬物依存症に対する知識不足

「平成26年度地域においてHIV陽性者等のメンタルヘルスを支援する研究」（樽井 2015）によると，HIV/AIDSの医療機関に勤める支援者の半数がHIV陽性で通院している患者の薬物問題に遭遇しており，それらの問題に対応すべきであると考えている一方で，実際にはできていない。その最大の理由は薬物依存症への知識不足と考えられる。このことは，支援者が薬物という切り口では，患者の話を聞くことや受け止めることが難しいということを表している。薬物の問題に触れるということは，彼らの人生，そして生きづらさに触れることであり，彼らが最も苦しいと感じている側面と向き合わなければならない。しかし，それらに向き合うからこそ築き上げられた信頼関係や，良好な治療関係によって，本人たちの自己否定していた苦しい人生に一筋の光が差すのではないだろうか。

一方で患者にとっては，自身の薬物問題を吐露したいと思っていても，支援者から表面的な対応をされたり，戸惑いが示されたり，怒られたりする経験があるならば，再度相談しようとは思わないだろう。そうすると，医療の場ではありのままを語ることはせずに患者は支援者が求める断片的な情報だけを提供するようになる。したがって，HIV陽性であること，セクシュアリティのこと，薬物問題はすべてつながっているにもかかわらず，医療者は切り取られた部分しか知ることができなくなる。

○動機付けを中心とした支援

本人は薬をやめたい気持ちと使いたい気持ちとの両価的な気持ちを同時に持っているため，薬をやめない人を，「やめる気持ちがない人」としてみるのではなく，「迷っている人・両価的状態にあって決められない人」とみることによって，面接で動機づけをすることが可能になる。また，行動療法的技法の1つである随伴性マネジメントが，治療の脱落を防止し，動機づけを維持するために効果的である。随伴性マネジメントとは，例え

ば治療に来るたびに，ハンコやシールなどの報酬を与えることで，本人自身が継続を視覚的に確認することができ，それが動機づけの一助となる。また，断薬を継続する中で節目ごとに表彰し，仲間同士で色紙を書いて渡し合うなども効果があると考えられる。さらに，手帳やカレンダーに薬物を使用しなかった日にシールを貼るなどして，薬物のない1日を積み重ねている人もいる（成瀬 2016：84-6）。

　支援者は，本人が治療から脱落しないように配慮することが重要である。薬物依存は断薬をしていくという方法しかないが，治療の最初からそれを絶対的な目標として掲げてしまうと，最初の時点で治療に乗れない可能性がある。したがって，薬物を使用しながらでよいので，本人が治療の場につながり続けられることを重視する，ハームリダクション[6]の考え方を持ってかかわることが重要である。治療が継続することで，本人と治療者との関係性が構築・強化されていく過程で，本人が今まで認められなかった考え方や価値観を受け入れられるようになっていくと考えられる。

○生活の場としてのコミュニティとの連携

　日本社会においては，依存症治療プログラムを提供している医療機関は少なく，薬物依存症からの回復にはダルクやマックなどの回復施設や，自助グループ（NA）が不可欠な存在となっている。医療機関の役割はさまざまあるが，筆者は①治療の動機づけ／疾病教育・情報提供，②解毒と精神病状態の治療，③リハビリ施設や自助グループへのつなぎの3点が特に大切であると考えている（成瀬 2016：39-40）。薬物依存症からの回復は病院では完結せず，地域の中でこそ進められる。そのため，自助グループであるNA，リハビリ施設であるダルクへのつなぎはきわめて重要である（成瀬 2016：43）。そのために，まずはNAやダルクを知ることから始めなければならない。したがって，支援者が自助グループのミーティングに参加することによって，その自助グループの必要性やその有効性を確かめることが求められる。

　これらの施設や自助グループをクライアントにできるだけ早い段階で紹介し，つなげていくことも支援者の役割であるが，自発的に参加すること

ができるクライアントは少ないため，一緒に足を運ぶことがよい。また，否認が非常に強い時期はミーティングに参加しても，「自分は刑務所に行っていない」など，自分自身とほかのメンバーとの違いを探しがちだ。この時期には自分がミーティングに参加する必要性を見出せず，自発的で継続的な参加が困難である。ただし，その時は一度限りの参加で終わったとしても，ミーティングを経験したことで，次に本人が助けを希求した際の選択肢が1つ増えることとなる。後々の継手となる可能性を付与しておく意味でも，一度でもミーティングにつなげてみることが重要である。

一方で，ダルクやNAのプログラムは12のステップと呼ばれる原理を共通の基盤にしている。12のステップとは，アメリカのアルコール依存者の自助グループAlcoholics Anonymous (AA)で作られたものであり，依存症の回復にはスピリチュアルな成長が必要であるという考えに基づいている。スピリチュアルな成長は生涯続くという考え方のもとに，メンバーは生涯を通して12のステップを実践し，回復を目指していく。ここにおける回復とは，ただ薬物をやめているということだけではなく，薬物を使っていた頃の生き方から変化をすることで，薬を手放すことができるようになることを意味している。筆者がかかわりを持つある薬物依存症の仲間は「魂に傷がたくさんついていて，それを研磨する作業がスピリチュアルな回復だ」と述べている。

○生きづらさの理解

薬物依存からの回復には自分に正直になること，そしてミーティングの場で正直に話すことが求められる。しかし，セクシュアルマイノリティであり，HIV陽性である人は薬物の自助グループの場でそれらを話すことを躊躇する場合が多い。話をしたところで仲間と気持ちを分かち合い，理解してもらうことが難しいだろうと考えるからである。米国の調査でも，MSMでかつ薬物使用経験者のうち，薬物依存回復施設での治療率はわずか10パーセントであった（Kuwaharaほか2008）。また，回復プログラムに参加した場合も自己のセクシュアリティを隠す傾向が認められていることがわかっており，自身の持つセクシュアリティが正直に話すことの

妨げになっている要因の1つであることが考えられる。

　また，依存症は同時に生きづらさの病気であるといえるが，セクシュアル・マイノリティ（ここでは主にゲイ男性）の人にとっては，自分がセクシュアル・マイノリティであるために自分自身を否定しながら生きていくことこそが生きづらさである。彼らの中には幼少期から自分自身に違和感を覚え，そして自分は「フツウではない」と考え，「フツウ」を目指して必死に演じてきた人たちがいる。その中で周囲から心ない言葉を投げられることや，差別されるような経験をしてきた人も少なくない。さらに，一番理解してほしいと望む家族，とりわけ親からも蔑まれる人もいる。このようにして自尊心を失い，自己肯定感を持てない中で生きてきたといえる。その人生の延長線上に HIV 感染があり，薬物使用があると考えられる。

　ある薬物依存症の仲間はミーティングへ行く目的を，「共感や共感から生まれる安心を求めに行く」と教えてくれた。自分のストーリーを切り取らずに安心して話ができる場で自分自身を語り，他者から共感を得ることで，肯定され愛されるという経験を積み重ねられる。その経験を通して自分自身を信じることや，少しずつ自分自身を肯定していくことが可能になるのではないだろうか。

4　「新たな居場所・ミーティングの創造　Salon de Bazaar」

　筆者は，2015 年 4 月からバザールカフェという場所でサロンドバザール（通称サロン）というグループミーティングを週 1 回開催している。そこに参加する人たちはゲイ男性で HIV 陽性かつ薬物の課題がある人たちである。ソーシャルワーカーである筆者と当事者であり薬物の自助グループに通っている仲間の 2 人で運営を始めた。現在参加している仲間はもともと京都で出会っていた仲間と，大阪で行われている同様のグループや医療機関のソーシャルワーカーやカウンセラーからの紹介でサロンにつながっている。

　バザールカフェは生きづらさを抱えている人々が集まり，一般的就労が困難な人々に雇用の機会を提供することをコンセプトにした一般に開かれ

たカフェである。それに加えて，最近はよりいっそう「居場所」としての
ニーズが大きい。人を希求している一方で人とかかわることが怖くて不安
な人たちが，それでも「変わりたい」と思い一歩踏み出しバザールカフェ
に来ている。働き手として，ボランティアとして，お客さんとして，それ
ぞれの形でバザールカフェにかかわりその中で人と交わることをしながら
自分の居場所にしていくのである。バザールカフェは援助者と被援助者が
互いに支え合って成り立っている場所である。また，人が変われるという
ことを教えてくれる場所であるともいえる。

　筆者はバザールカフェで薬物依存症の仲間と出会い，ゲイ男性・HIV
陽性・薬物の課題を持つ仲間がこれら3つのことを安心して話す場所がほ
しいというニーズから彼らの居場所作りを始めた。

1）サロンのミーティングのメリット

　サロンにおけるミーティングのメリットとは，セクシュアリティ・
HIV・薬物これらの3つのことを自由に話せることによって，自分に正直
になることが可能となり，それによって今まで支配されていた3つの課題
からその奥にある自分の依存の本質，すなわち自分の生き方について考え
る機会につながっていることである。ある薬物依存症の仲間の発言である
が，「薬物依存症者が薬物を使うということは単なる症状の1つに過ぎな
い。その症状の中核をなす部分は『否認』と『自己中心性』だ」と言って
いた。例えば，それらに気づいていく過程の中で，3つのうち1つでも言
うことができなければ自己に向き合うということは困難である。セクシュ
アリティやHIVや薬物で苦しんでいるということを隠さず話すことがで
きて，その苦しさや悲しみを共感してもらえたならその先に自分自身の生
き方や課題に向かい合えるのではないだろうか。ミーティングの中で毎回
これら3つのことが話題にのぼるわけではない。しかし，話しても大丈夫
ということが担保されていることが重要である。

2）ミーティングの運営方法

　サロンでは，ミーティングを始める前にバザールカフェが提供するラン

チをともにしている。その理由は2つある。1つ目は，参加者の中には，さまざまな理由から食事をきちんと取ることができない者もいるので，週1回でも美味しいごはんを食べてもらおうと考えたからである。2つ目は，仲間と食事をする時間や空間を共有しながら少しずつ自己開示につながる安心やきっかけを作るためである。また，食事中は他愛のない会話をすることで緊張がほぐれミーティングに入りやすい側面も大いにある。

　サロンを始めてから最初の1年はミーティングを実際に行い，もともとかかわりのあった仲間に参加してもらいながら，どのようなミーティングにしていきたいか，何を大切にしたいか等を参加者とともに考えてきた。このミーティングの特徴は，参加者とともにミーティングのあり方や居場所の条件などを話し合い，決定のプロセスに当事者が参加していることである。その結果，当事者が一番必要としているものとして「安心できる場，安全な場」「守られているという感覚が得られる場」「独りではないと思える場」などがあがった。「自分のストーリーを語る」ことが生きづらさからの解放にとって大きな転機になるが，それは安心でき安全な場で初めて可能になる。次に，どんな人に一番に来てもらいたいか，ということについては，やはり「一番苦しい時，孤独な時に来られる場所にしたい」という思いで皆一致していた。身体的にも精神的にも苦しい薬物の使用直後に安心して来て自分の思いを正直に話すことができる場所は回復にとって重要な意味を持つ。したがって，サロンは使用直後でも来られる場所にすることを共有した。ただし，使用直後の仲間が来た場合は，一般客の目に触れないように配慮をして，普段はカフェスペースでとっている昼食はミーティングルームでとるようにしている。また，仲間が薬物を使用した時，サロンでは「待っている」ことを伝え，来た時にはハグをして迎えている。

　サロン開始から3年目に入り，現在は少しずつ新しい仲間も加わり，エンカウンターミーティングという形でミーティングを行っている。そこでは，薬物の自助グループが行っている「言いっぱなし，聞きっぱなし」のミーティングではなく，仲間の発言に対して自分の思ったことや感じたことを伝えたり，仲間に質問をしたりすることもできる。仲間の誰かが最近の近況を話しだし，そこからほかの仲間がさまざまな発言をしてミーティ

ングが進んでいく。内容は多岐にわたる。性行為と薬物がセットだった仲間も少なくないため，その話が大半を占めることもあるが，結局は自分の生き方やアイデンティティの部分や生きづらさなどに終着しているように著者は感じている。

現在では，サロンはできる限り毎週開催するようにしている。サロンを始めて１年くらいたった頃，ほかの仕事をしながら毎週のミーティング開催に少し疲れていたこともあり，隔週の開催の案があがった。その時に参加者から「しんどい時に１週間だったら何とか頑張れるかもしれない。でも２週間後は遠すぎて頑張れないかもしれない」と言われたことがある。その際に筆者は「薬物やアルコールの自助グループは毎週開催されている」ということに気づいた。そして，ミーティングが命綱で何とか生きている仲間がいることを考えて，毎週開催を決心した。ミーティングに参加している仲間にとって毎週の開催は非常に大きな意味を持つということを知った。

3) 支援者の役割

以下の３点がサロンでの援助者の役割と考える。

①自己開示

ミーティングの中で気をつけていることは，「私は私の話をする」ということである。治療共同体 Amity [7] の実践の中に多くの示唆がある。その代表的なものを紹介する。

○援助者自身の語り

治療共同体の特徴的な要素の１つに「共有された基準と価値」があり，その中の１つに「指示や命令ではなく実践を」というものがある。これは援助者が当事者に何かを指導する際に，単に言葉で指示するのではなく，援助者自ら体現することを示している。グループの中で，援助者が当事者に「正直になることが大切」と説くのではなく，援助者自らが正直に自身の経験や感情を話し，正直になることの重要性を示してみせる。

そうすることで当事者が自分自身も話してもよいと実感できるうえ，援助者と被援助者という構図から生まれる反発を防ぐこともできる。また，たとえ何らかの依存症や病気などの当事者でなくとも自身の生きづらさを語ることは可能である。援助者が自ら語ることで，関係の構築にも寄与できると考える。

②ファシリテート

　ミーティングでは基本的には仲間が話をしながら進めていくが，時に代弁したり場を整理したりするファシリテーターとしての役割が支援者にはある。ミーティングの中で語られたことを継続的に憶え留め，仲間の発言がどのように変化しているのかをとらえ，仲間が吐露して感情のさらに深い部分を引き出すための発言をすることが求められる。

　また，従来の援助関係においては，当事者が何らかの課題を抱えた際には，支援者がそれに向き合い支援することが求められる。反して，治療共同体の実践の中では「支援者からの慰めではなく当事者との関係を」という理念がある。この理念では，当事者が何らかの問題を抱えた際には，当事者同士で支援し合うことを重視している。支援者は，その当事者の相互支援の土壌を形成することが求められる（引土 2015）。これもミーティングの中で支援者が言葉で指示するのではなく，支援者自ら体現することで当事者に伝えていく。そして，当事者が仲間に体現することで伝えていくことができた時には，それを称賛することが必要である。そのようにして当事者を支援者にしていく土壌作りの役割も私たち援助者にはあると考える。

③参加者のケア

　現在のサロンには継続して数人の仲間が参加している。その中には薬物使用をなかなかやめられない仲間もいれば，やめていても精神的に安定しない仲間もいる。支援者のもう１つの役割はこのミーティングの中でどのようなことが語られているかを聴き，語り手が今どのような状況にいるのかを考え，その都度必要なかかわりをすることである。つらい最中にある

仲間にはミーティング外で連絡もとり，面談も行う。その中で，今までも何度も仲間とぶつかり，時には筆者も巻き込まれ，筆者自身が仲間に暴言を吐いてしまったこともある。そうして一時的に関係が悪化しても，また顔を合わせてハグをするところから始めることができた。幾度か繰り返す中で，今までは人間関係が壊れたらそのままにしてきた人も，壊れたものは修復したり再構築したりできるのだと感じてもらいたいと筆者は考えている。

4) 今後の課題

①グランドルールの整備

　サロンをより安全で安心できる場所にするためには，ルールを作っていく必要がある。グランドルールも参加者の中で話し合ってきたが，プライバシーに関しての配慮が最も重要である。まずは，ミーティングの中で話される内容に関しては，その場においていくことが求められる。

　次に，仲間同士の付き合い方に関して，サロンは仲間を得る場所でもあるため，個人の責任のもとでお互いに連絡を交換したりすることは自由であるが，その中で一緒に薬を使用しないよう留意しなければならない。一緒に薬を使うことはサロンを崩壊させることであるという認識を共有する必要がある。

②医療と地域の連携

　先述したとおり，医療と地域の連携については，日々の生活の中で当事者がつながることができる場所が地域にあるということが重要である。また，地域でそのような場所を提供している者と医療関係者が信頼関係を作ることによって初めてそのリソースは当事者が安全に使えるものになるといえる。そのためには，まずは医療関係者が地域に出ることでリソースを知ることが重要である。そして，地域のリソースにつなげていくことは当事者に出会う機会の多い医療関係者の役割であろう。

③情報の発信の仕方

　サロンを必要な人にどのように周知していくかは課題である。自助グループにつながったことのない仲間の多くは「薬を勧められたらどうしよう」「使っていることが外に漏れるのではないか」と考えるため，人が集まるところに不安を感じている。それらの不安に対してサロンという場所が安全であることをどのように伝えられるかが重要であり，かつ，いかにしてその安全を担保できるかを考え続けなければならない。同時に会場を提供してくれている人々に対して，使用直後の仲間を受け入れることを理解してもらい，サロン参加者の安全と会場の安全を同時に守ることが重要な課題である。

　現在は，サロンのリーフレットを主に医療関係者に配り，それを手渡してもらうようにお願いをしている。

　最後に，筆者たちはサロンを３つの「社会的課題」を抱えた仲間の居場所になればという願いで立ち上げた。それは，既存のセーフティーネットからこぼれ落ちそうな人，あるいはこぼれ落ちてしまっている人の孤立を防ぐことであり，社会的マイノリティーの人々を包摂するためである。社会の中で必要とされるリソースがなければ創造していくという役割もソーシャルワーカーは求められている。今回筆者たちがサロンを創っていくにあたって大切にしたことは，仲間と一緒に創造していくということであり，この共同作業の中から本当に必要だと思えるものをともに考え，構築していけると確信している。

（注）
1）ラッシュ：アメリカ発祥のセックスドラッグで，日本のゲイコミュニティの間でも広く使用されていたが，日本では 2006 年に指定薬物として販売・使用・所持が禁止された。
2）勃起薬・ED 薬：日本国内で認可されている ED 治療薬に，バイアグラ，レビトラ，シアリスがある。
3）ゴメオ：5-MeO-DIPT（ゴメオディプト）には感覚が敏感になったり多幸感が得られたり性的興奮を刺激する作用がある。日本では 2005 年に「麻薬及び向精神薬取締法」による規制の対象となった。
4）MSM：Men who have Sex with Men「男性間での性的接触がある人」

5）ハッテン場：ゲイ男性のその場限りのセックスを目的とした人も含む，出会いの場。
6）ハームリダクション：個人・社会にとっての被害に着目した考え方であり，具体的には，
'薬物使用に関連するいかなる被害（HARM）をも減らすこと（REDUCTION）を目的
とする政策およびプログラム'である。
7）治療共同体 Amity：Amity とは「友情・友愛」を意味する言葉であり，米国・アリゾ
ナ州を拠点とする，犯罪者やあらゆる依存症者の社会復帰を支援する非営利団体。

═══ 引用・参考文献 ═══

・Futures Japan（2013, 2014）「第一回 Futures Japan HIV 陽性者のためのウェ
ブ調査」（http://survey.futures-japan.jp/research/）
・引土絵未（2015）「教育講演：治療共同体の実践から学ぶ－治療共同体 Amity
を中心に－」『日本アルコール関連問題学会雑誌』17（1），9-14.
・生島嗣（2015）「薬物使用者を対象にした聞き取り調査－HIV と薬物使用との
関連要因をさぐる－」平成26年度厚生労働科学研究費補助金エイズ対策研究
事業「地域において HIV 陽性者等のメンタルヘルスを支援する研究」総括・
分担研究報告書（研究代表：樽井正義）.
・厚生労働省「平成27年エイズ発生動向」（http://api-net.jfap.or.jp/
status/2015/15nenpo/h27gaiyo.pdf）
・近藤あゆみ（2017）「他機関連携による薬物依存者地域支援の好事例に関
する研究」平成29年度厚生労働科学研究費補助金障害者政策総合研究事業「刑
の一部執行猶予制度下における薬物依存者の地域支援に関する政策研究」分
担研究報告書（研究代表：松本俊彦）.
・Kuwahara, T., Nakakura, T., Oda, S., Mori, M., Uehira, T., Okamoto, G.,
Yoshino, M., Sasakawa, A., Yajima, K., Umemoto, A., Takada, K., Makie,
T., Yamamoto, Y. (2008) *Problems in three Japanese drug users with
Human Immunodeficiency Virus infection*. The Journal of Medical
Investigation, 55. 156-60.
・松本俊彦（2014）「保護観察の対象となった薬物依存症者のコホート調査シ
ステムの開発とその転帰に関する研究」平成26年度厚生労働科学研究費補助
金障害者政策総合研究事業「刑の一部執行猶予制度下における薬物依存者の
地域支援に関する政策研究」報告書（研究代表：松本俊彦）.
・成瀬暢也（2016）『薬物依存症の回復支援ハンドブック──援助者，家族，当
事者への手引き』金剛出版.
・織田幸子・山本善彦・仲倉高広・安尾利彦・岡本学・龍香織・治川知子・安
尾有加・矢倉裕輝・吉野宗宏・桒原健・牧江俊雄・上平朝子・白阪琢磨（2007）

「HIV 感染者の薬物使用の問題：実態調査を踏まえて」『日本エイズ学会誌』
9(4), 21-154.
・樽井正義（2015）「NGO 等における HIV 陽性者および薬物使用者への支援に
関する研究」平成 26 年度厚生労働科学研究費補助金エイズ対策研究事業「地
域において HIV 陽性者等のメンタルヘルスを支援する研究」総括・分担研究
報告書（研究代表：樽井正義）.
・若林チヒロ（2014）「第 3 回 HIV 陽性者の健康と生活に関する実態調査」A
調査【ブロック拠点病院と ACC 調査】報告書，平成 26 年度厚生労働科学研
究費補助金エイズ対策研究事業「地域において HIV 陽性者等のメンタルヘル
スを支援する研究」分担研究（研究代表：樽井正義）.
・山本善彦・織田幸子・仲倉高広・楽原健・岡本学・安尾利彦・吉野宗宏・矢
倉裕輝・龍香織・治川知子・下司有加・谷口智宏・矢嶋敬史郎・笹川淳・富
成伸次郎・渡辺大・牧江俊雄・上平朝子・白阪琢磨（2007）「HIV 感染者に
おける薬物使用の実態調査」『日本エイズ学会誌』9(4)，21-153.

第 2 章

第 5 節　パートナー・家族への支援

はじめに

　自分が HIV 陽性だと知った人たちは，どの程度，その事実を周囲に知
らせているのだろうか。HIV 陽性者の居住形態，パートナー，配偶者，
親と同居しているかどうかでも，悩みが変わる。

　ぷれいす東京の研究グループが行った HIV 陽性者を対象とした全国調
査[1]によると，回答者の 45.4％が一人暮らしだったが，同居者がいる人
たちもいた。24.0％が父母，14.6％が夫・妻と，12.1％がパートナーと
同居していた（図 1）。

　同居者にどの程度，HIV 陽性であることを告げているかは，パートナー
が最も高く 89.8％，次いで妻・夫 83.1％となっていた。HIV 感染症が性
感染症であるため，性的なコミュニケーションを伴う関係性では，より高
い割合でカミングアウトが行われていた。次いで両親であった。ただし，
HIV 陽性者が，親と同居しているかどうかでも，カミングアウトの状況

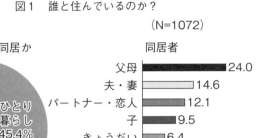
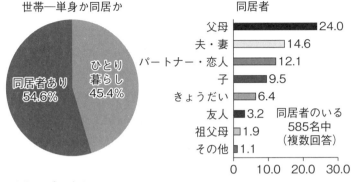
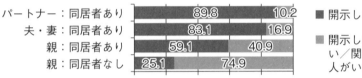

には大きな差があった。同居している親には59.1％がHIV陽性であることを伝えていたが，別居している場合には25.1％とより低い傾向であった。

　HIV陽性者が家族にどの程度，自分の感染について告げているかは，かなり個々で状況に違いがある。家族だからといって，知っているという前提に立つことは避けなければならない。相談・支援に際しては本人の意向を踏まえつつ，プライバシーの扱いにも注意を払うことが重要である。

　また，どのような状況でHIV感染を知るかでも，周囲の人間関係への説明の必然性が大きく違う。厚生労働省エイズ動向委員会の報告によると，2015年の1年間に報告されたHIV感染者数は1006人，AIDS患者数は428人であり，両者を合わせた新規報告者数は1434人であった。新たに自分の感染に気づくHIV陽性者の約3割はAIDS患者として，体調不良や何らかの症状を呈した状態のなかで，多くの場合には医療従事者から感

染を知らされている。筆者ら研究グループが実施した調査[1]でも，入院時に感染がわかった人は全体の22.6%で，その半数はAIDS発症の既往歴（自己申告）があった。

　周囲の人たちにとっては，入院というタイミングで，自分の大切な人の感染を知らされ（カミングアウト），本人が助かるかどうかで悩むことになる。近年の治療技術の進歩は著しく，その症状の多くは改善する。しかし，診断が遅れたことで治療に限界がある場合や，治療が難しい症状である際には，本人も周囲の人たちも厳しい現実に向き合うことになる。

　多くの場合には，入院で体調を回復することになるが，治療状況が厳しい場合には医療側からHIV陽性者本人に，家族へのカミングアウトを促すことがある。そうした際には周囲の人たちの病状理解への支援が重要である。

　カミングアウトの際には，どの情報を伝えて，何を伝えないのかを確認することが重要である。HIV感染症による日和見感染症の症状名なのか，原因であるHIV感染症も含むのか，感染経路まで伝えるのかどうか等。入院している現状をどのように説明するのかにも大きな幅がある。こうした点について，医療従事者とHIV陽性者との間で，パートナー，家族，時に職場にどの範囲まで，どのような内容で伝えるのかを事前に確認することが重要である。

　入院の場面でなかったとしても，HIV感染と感染経路をどのように大切な人間関係に伝えるのかは，個人差が大きい。もちろん，伝えないという選択をするHIV陽性者もいるし，HIV感染を伝える場合でも，「海外で感染した」「感染経路は不明だ」と感染経路は明言しない人も多い。もちろん，事実を伝えてほしいという個人も存在する。

1　感染経路について

　前述の調査結果によると，国内のHIV陽性者は男性が多くを占め（図2），年齢は20歳から84歳と幅が広い。感染経路は男性同性間の性行為が多くを占めている（図3）。しかし，感染経路とセクシュアリティが必

図2 基本属性

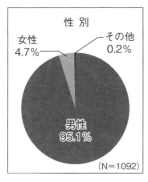

国籍：日本人が98.3%

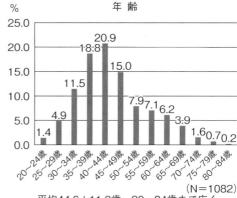

平均44.6±11.3歳，20〜84歳まで広く。
60歳以上が12.6%，65歳以上は6.4%。

ずしも一致しないので，注意が必要である。男性同士の行為で感染したからといって，男性同性愛者というわけではない。バイセクシュアルの場合もあれば，性的な快感を求めているうちに，男性同性間の行為をするに至るという人も存在する。

2　カミングアウトのタイミング

　パートナー・配偶者に自らのHIV感染を知らせるカミングアウトについては，法的な義務は国内には存在しない。カップル間での性行為が長らく存在せず，感染の元になった機会はパートナー以外であるという場合には，伝えたくないという人もいる。調査によると，相手の健康問題という側面もあるので，8〜9割のHIV陽性者は伝えている実態がある。性的に活発な男性同性間のカップルの場合，ともに陽性だからといって，相互の間での感染だとは断定できない場合があるので，注意が必要である。

　また，カミングアウトに際しては，HIV陽性者本人の状況，パートナー間の元々の関係性，聞く側の知識レベルなどの準備性，心理的な安定などが関連してくる。例えば，本人が陽性を知って混乱している状態にある場合，パニック状態で伝え聞いた場合には，聞いた側も一緒に混乱すること

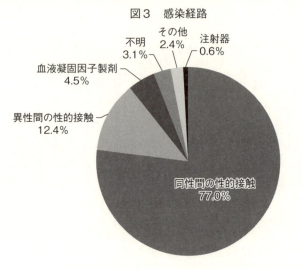

図3 感染経路
(N=1092)
再集計）厚生労働省のサーベイランスの分類により再集計

にもなる。より安全にカミングアウトをすることを優先するのであれば，身体の免疫状態が把握でき，今後の治療方針が決まったのちにカミングアウトするほうが，聞く側は理解しやすい。しかし，伝えることが遅れることで信頼関係が揺らぐ場合もあるので，相手に伝えないことも含めて，それぞれの可能性について考えてもらい，自己決定を促す必要がある。

パートナー，配偶者である場合，両者の間に性的なコミュニケーションがどの時点であったのかによっては，パートナー，配偶者が保健所等でHIV検査を受けられるまでに，待ち時間が生じる可能性がある。もちろん，何度か検査を受けてもらいつつ過ごすということもできる。

3 家族へのカミングアウト

「家族はやはり最後になってしまうのですよね」と相談で来所したあるHIV陽性者は話していた。その思いの背景にあるのは，家族に拒絶されたら行き場がなくなってしまう，それは避けたいという不安とおそれだ。家族とのもともとの関係性にもよるが，多くのHIV陽性者は親へのカミ

ングアウトには慎重になる。さらに母親への告知に比べると，父親への告知は，より慎重になることが多いようだ。時に父母が高齢である場合，聞いた側の負担を想像して，伝えることを差し控える人が多いように感じる。

　中には，男性同性愛者であることを以前から伝えていて，家族から「エイズだけは気をつけて」と言われていた，理解のある家族であるがゆえに，かえって病気については話せない，伝えづらいという人もいる。

4　パートナーへのカミングアウト

　「彼氏に伝えるのが怖い。相手を感染させてしまっていたら本当に申し訳ない」

　HIV 感染症は性感染症であるため，感染を知った直後に，自分の体調などを心配することよりも，誰かに迷惑をかけていたらと思い悩む人は多い。

　HIV 陽性者の周囲で暮らす人たちは，話をする場がないことも多い。もちろん，HIV 診療を行う医療機関が家族のケアをしている場合も多くあるだろう。しかし，患者を中心としたかかわりを持つ病院でなく，利害関係のない第三者的な場でのほうが自由に語れるという家族やパートナーもいる。また，ほかの家族やパートナーはどうしているのだろうという，同じ立場のピアな語りを聞いてみたいという人もいる。

　本人が伝えていなくても，パートナー・配偶者，家族が知ってしまう場合があり，相談を受ける場合もある。手帳の所持，薬をみて，役所からの郵便などきっかけはさまざまだ。そうした際には，本人に質問する方向の人と，見守りつつも伝えてくれるまで待つ人と，両方の対処方法がある。

　これまでに，無理心中の未遂事件となった，HIV 陽性者と母親の事例が複数ある。HIV 陽性者の病状が深刻になってしまった場合，家族のうちの誰か，特に母親，夫，妻，パートナーに大きな負担がかかってしまう場合がある。疾病の説明が難しいため，SOS を出せないでいることもある。支える人の支援を広げていくことも，医療者，福祉関係者，行政，地域の支援者にとっては大切なことなのである。

5 NPOにおけるパートナー，家族からの相談内容とサービスの提供—ぷれいす東京の活動より—

　ぷれいす東京は，啓発・予防，直接支援，研究・研修の３つの柱で活動するNPOである。直接支援では，フリーダイヤルによる電話相談，対面による相談などの提供を行っている。また，参加型のプログラムとして同じ立場の人同士が安全に交流できる場作りも行っている。

　HIV陽性者とその周囲の人への相談サービスについては，2009年４月以降，厚生労働省の委託事業として，HIV陽性者とそのパートナー，家族のための専用の相談電話「ポジティブライン」0120-02-8341（月〜土：13：00〜19：00）と，プライバシーに配慮した個室で行う「対面相談サービス」（月〜土：12：00〜19：00）を提供している。相談は原則匿名で行っている。対応は，HIV/AIDSに関する電話相談や直接的なケアを担当してきた相談員（社会福祉士／医師）を中心に行っている。2015年度から，感染不安の電話相談員としての経験などを積んだ複数のHIV陽性者スタッフで，陽性者による陽性者ための相談事業をスタートさせた（ぷれいす東京 2015）。

　○相談実績：2015年４月１日〜2016年３月31日
・電話：1251件
・対面相談：732件
・メール／FAX／書簡：824件

　○相談者別の実績
・HIV陽性者：1750件（男性：1697，女性：53）
・パートナー／配偶者：65件（男：51，女：14）
・家族：50件（男：15，女：35）

（1）電話／対面相談によせられた内容項目

　HIV陽性者からの相談内容は，相談記録をもとに以下の項目に分類した（複数回答）。周囲の人の相談はその内容でまとめている。

- ・検査や告知に関する相談：45
- ・告知直後の漠然とした不安：143
- ・対人関係に関する相談：464
- ・生活に関する相談：823
- ・制度に関する相談：301
- ・心理や精神に関する相談：939
- ・病気や病態の変化や服薬：289
- ・医療体制や受診に関する相談：204
- ・医療機関以外の支援体制・リソースへのアクセス：20
- ・連絡等のコミュニケーション：631

2) 周囲の人からの相談内容

2015年度には257件の相談が周囲の人たちから寄せられた。その背景や内容を以下に紹介する。

○相談者

- ・パートナー／配偶者：65件
- ・家族：50件
  （母親：28，きょうだい：9，父親：4，いとこ：4，家族：3，親族：1，養父：1）
- ・その他／不明：39件
  （友人／知人：13，元パートナー：3，判定保留者のパートナー／夫：2，判定保留で後に陰性：2，性的関係のあった人：1，不明：5，感染不安とおぼしき人：13）

○相談内容

- ・対人関係に関する相談：99
- ・通知を受けた直後の漠然とした相談：32
- ・連絡等のコミュニケーション：27
- ・生活に関する相談：22
- ・心理や精神に関する相談：22
- ・病気や病態の変化や服薬：15
- ・検査や告知に関する相談：13
- ・制度に関する相談：13
- ・医療体制や受診に関する相談：7
- ・その他：4
- ・支援機関・リソースへのアクセス：3

パートナー／配偶者からの相談は，男性からの相談が51件と多かったが，女性からも14件寄せられていた。女性では配偶者からの相談が多かっ

たが，パートナーからの相談も数件寄せられていた。出会ったばかりの男性からHIV陽性であることをカミングアウトされての相談，結婚予定の相手からHIV陽性の通知を受けた経験など，周囲に話せる場がなく，インターネットで調べて電話をしたという。男性からの相談は，ゲイ男性からが多いが，女性パートナーから陽性だと知らされたという異性愛男性からの相談もあり，多様な立場への対応が必要だと思われた。

　妻からの相談の中には，夫が自分以外の相手と性行為をして，病気をもらってきた事実そのものが許せないでいるという相談や，HIV陽性の夫が今でも男性との性行為を続けていることを知り，受け入れがたいという声も寄せられていた。

　男性同士のカップルでも同様に，さまざまな相談が寄せられていた。付き合ってしばらくしてからカミングアウトされた。付き合い始めるにあたり，2人でブライダルチェックのHIV検査を受けたら相手だけが陽性だった。長く付き合っている彼氏の感染がわかったが自分は陰性で彼氏が自分以外の性行為の相手から感染していたことは受け入れがたい。また，出会った相手に最初からHIV感染を知らされてはいたが，薬物使用があることも判明し，それだけはやめてほしいのだが，という相談も寄せられた。

　さらに，セイファーセックスの具体的な行為に関する相談や，外国人パートナーの来日に際しての相談，陽性の夫との体外受精による子づくりについてなど，2人の関係性を継続するための相談も寄せられていた。

　家族からの相談の多くは関東地方からだったが，その他全国各地に及んでいた。相談では「息子の感染がわかった」「娘が陽性だった」「夫のきょうだいが陽性だった」「家族の中では自分だけが知っている」「離れて暮らす陽性の息子が心配」など，家族の感染を知ったとまどいが多く語られていた。さらには，「洗濯は一緒ではだめなのでしょうか」「尿にHIVはいますか」といった基本的，具体的な相談も寄せられていた。

　家族やパートナーからの相談の中には，「子どもが引きこもっている」「子どもの感染にまつわる法的なトラブルが発生している」「子どもが逮捕された」「パートナーの調子が悪くなってしまった」「陽性の彼氏が脳症になってしまった」など，より困難な状況で連絡してくる人もおり，陽性者の周

囲には支援を必要としている人たちが多数存在することを認識し，それぞれの立場を尊重しつつ，対応していくことが重要だと考えられた。

HIV陽性者からは自分のHIV陽性が判明した後，周囲のこれまでの人間関係がどう変化してしまうのかを不安に思う相談が多く寄せられた。その事実を周囲の誰に伝えるのか，思い悩む相談者が多い。それを含めて，対人関係の相談の対象となった相手としては，パートナー／配偶者が最も多かった。次いで家族，周囲の人，友人など身近な人から，過去の人間関係や，地域でかかわりを持つ人などさまざまであった。

相談では，感染の事実を伝えたほうがよいという思いと，伝えた結果生じうる事態に対する不安や恐怖，その両方が語られることが多い。また，中には言わないでいることに罪悪感を感じてしまう人もいる。通知後の反応は，これまでの人間関係や，性的なコミュニケーションの有無などによっても異なってくる。しかし，周囲にはなかなか話せない内容だからこそ，第三者的な相談資源を活用して，事前のシミュレーションをする相談者は多く存在する。

こうした相談は，感染初期のみならずさまざまな時期で起こりうる。職場におけるHIV感染症に関する情報の取り扱い方や，障害者枠での就労に関する相談が最近増えている。その他，性的な関係性，人への依存，薬物使用，国籍や滞在資格などの問題がからんだ相談も寄せられていた。

6　NPOによるパートナー，家族のためのミーティング

HIV診療を提供する病院は，患者であるHIV陽性者本人が中心になる場所なので，パートナー／配偶者，家族は，本人の治療という文脈では，キーパーソンになり得たとしても，自分自身のしんどさや混乱，不安を吐き出すことができないことが多い。

そこで，ぷれいす東京ではHIV陽性者やそのパートナー，家族が安心して話し合ったり，情報交換をしたり，交流ができる場である「ネスト・プログラム」の中で，パートナー，母親のためのグループ・ミーティングを行っている。参加する際には，事前に事務所にて専任相談員が当事者確

認をし，守秘義務などのルールに同意を得て，利用登録を行っている。また，プログラムの冒頭で，相談員やピア・スタッフの進行のもと，毎回，グランドルールの確認を行っている。2012年度からは，プログラム参加者の中からも，ボランティア・スタッフとしてプログラム運営に参加することができるHIV陽性者やパートナーたちの研修「ネスト・スタッフ研修」をスタートした。

○ 2015年度ピア・ミーティング，カップル交流会の参加実績（のべ）
・陰性パートナー・ミーティング：6回開催・39人
・母親を中心とした「もめんの会」：4回開催・10人
・カップル交流会（陽性者と陰性者，陽性者同士のカップルが対象）：2回開催，35人

　母親の会も，パートナーの会も，それぞれ，呼びかけ人となる人を得て，スタートした。過去の相談，来訪者のうち連絡が取れる人に声をかけて，集まってもらい，継続的なニーズがあるものについては定例化している。
　参加は1回だけという人も大勢いるが，定期的に参加を続け，新たな参加者を支える側に回るというメンバーもいる。このような人たちが場を温め続けてくれることで，このミーティングは成り立っている。新たな参加者が，不安な気持ちで参加した際には，メンバーたちは適度な距離感を保ちつつも，「自分も同じ気持ちだったよ」と暖かく包み込んでくれている。

（1）陰性パートナーの会

　陰性パートナー・ミーティングは隔月に開催している。毎回5人前後が参加している。そこには，新しく来た人もいれば，ずっと参加し続けている人もいる。この場を必要としている人たちが集まってくるが，時には遠方からの参加者もいる。参加者に共通しているのは，自分の大切な人がHIV陽性であること，吐き出せない感情が蓄積されていること。以前は希望が寄せられるたびに個別に調整し，数人に集まってもらっていたが，今は定期プログラムとして開催している。

カップル交流会は，陰性パートナー・ミーティング参加者からの「カップルで参加できる場がほしい」との声で開始した。陽性者と陰性者，陽性者同士のカップルで参加可能なイベントであり，カップルが持ち回りで世話人として企画・運営に主体的にかかわっている。参加するカップルも，セクシュアリティ，陽性者と陰性のパートナー，陽性者同士など多様である。

②）母親を中心にしたミーティング（もめんの会）

親が抱える心理的な悩みは，子どもの性別，子どもの健康状態によっても大きな違いがある。HIV 診療にまだまだ限界があった時代には，ターミナルケアや，障害が固定して介護者としてかなりの負担をかかえている家族だけは別にミーティングを開催していた。しかし，現在では，通常のミーティングを3か月に一度，定期的に開催している。

周囲の人たちのミーティングで共通して聞こえてくる語りは，「最初は本人を支えることにパワーを注いできた。けれども，時間の経過とともに，本人は治療の成果で体調を回復して，これまでの生活を取り戻している。病院では医師などと語ることもできる。しかし，自分はいまだにネガティブな心理状態の中に取り残されているように感じていて，悩みを抱えながらも，気持ちを吐き出せる場がなくてつらい。この行き場のない思いを誰に向ければいいのか，ただただストレスが募る」というものだ。

母親たちのミーティングでは，自分が生んだ息子や娘の気持ちを知らないでいたこと，子どもが自分自身を大切にできなかったことへの罪悪感，教育の至らなさについて自分を責める語りが多いような印象がある。

「自分は息子のことを責めようなんて思わないのです。だって，息子のそういった状況に，気づいてあげられなかった。そんな自分が申し訳なく思うのです。だから，苦しいけれども，子どもを受け止めながら，一緒に考えていきたい」という気持ちだ。

母親の会の場合，子どもがどのように恋人を得るのか，結婚や子づくりをどうするのかは最大の関心事だ。子どもがゲイである場合には，親として抱いていた将来のイメージが変わってしまったこと。子どもがほかの子

どもと違う性的指向を持つことへのとまどいなどが語られたことがある。一方で，息子の彼氏と仲良くしている母親からの声もあるので，本当に親子によりさまざまだ。うちの子どもは一生一人で生きていくのかもと考えていた母親も，ほかのメンバーの，恋人ができた，結婚した，子どもができたという報告を聞くことで，将来のイメージ転換にもつながっているようだ。

夫がいる場合，夫の子どもへの寄り添い方が足りないと感じる母親も多くいる。特に，夫の拒否的な態度が，子どもにつらい思いをさせたと感じた場合には，自分と父親との受け止め方の違いに関する感情を吐き出す場にもなっている。そこで本音を語り合い，自分だけでなく同じ気持ちでいる仲間を得て，安心できているようだ。

子どもやパートナー／配偶者が「HIV陽性である」「セクシュアル・マイノリティである」という事実と向き合いながら，前を向いて暮らそうとしている人々が集まっている。彼ら，彼女らの様子をみていると，HIV感染は不幸なことではあるけれども，そこからみえたこと，得たものも多々あるようだ。最近もあるお母さんがこんなことを話していた，「子どもも成長したけれども，最も変わったのは，母親である自分だと思う」と。

7　支援者として，注意すべき点

最後に，これまでの経験で失敗を起こしやすい場面について記しておく。

①価値の多様性，事例の個別性について─────────────

セックスや薬物使用などの依存，セクシュアリティなど，支援者個人の価値と違う支援対象と向き合うことがあるため，自らのバイアスに自覚的である必要がある。

②利益相反について─────────────

男女カップルの離婚に関する相談では，双方の当事者，家族から相談が寄せられることがある。争う双方の相談を同一の支援者が聞くべきではな

い。筆者も離婚で争う家同士の論争のなかの正当性を主張する材料として，「○○氏（筆者の名前）がこういった」と利用された苦い経験がある。

③共依存関係にある，母子，パートナーからの相談

　共依存関係にある，パートナー間，親子からの相談対応の場面では，複数の機関や，複数の支援者とともにかかわるほうがよい。

（注）
1）若林（2013）による調査。A調査…ACCと全国8地域のブロック拠点病院計9病院に通院するHIV陽性者1786名を対象に無記名調査票を配布，1100票回収（回収率61.6%）。2013年7月〜12月実施。

━━ 引用・参考文献 ━━

・ぷれいす東京「2015年度年間活動報告書」(http://www.ptokyo.org)
・若林チヒロ（2013）「HIV陽性者の健康と生活に関する実態調査」平成24〜26年度厚生労働科学研究費補助金エイズ対策政策研究事業「地域においてHIV陽性者等のメンタルヘルスを支援する研究」分担研究（研究代表者：樽井正義）.

第2章

第6節　就労支援

はじめに

　HIV陽性者が就労の問題に直面する時期は，いくつかある。最も大きく影響するのは，HIV陽性だと本人が認識した時期だろう。2013年〜2014年に国内のエイズ・ブロック拠点病院などで実施された，外来患者を対象にした調査（若林 2014）（N＝1100）によると，HIV陽性と判明するきっかけは，以下のようになっている（図1）。

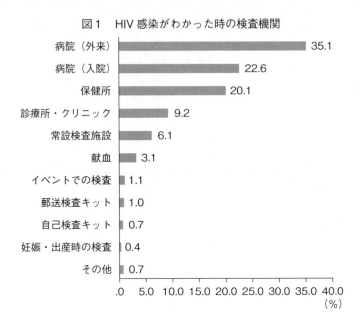

図1　HIV感染がわかった時の検査機関

　自発的に検査にいき，陽性と判明した人は，保健所（20.1％），常設検査施設（6.1％）となっており，診療所・クリニック（9.2％）の一部が自発的なものだとしても，合計で3割前後となっている。その一方で，病院（外来）が35.1％ともっとも多く，次いで病院（入院）が22.6％となっており，合わせて全体の6割弱を占めていた。

　AIDS発症とは，HIV感染により，数年から10年ほどの時間をかけて，免疫機能が破壊され，普段ではなんともない病原体により症状が出ることを指し，この状態をAIDS（発症）と診断される。

　さらに，このAIDS発症の経験とHIV陽性と判明した場所を合わせて分析すると（図2），入院での判明者のうち51.2％はAIDS発症の経験を持ち，外来での判明者のうち，35.8％はAIDS発症の経験があった。診療所，常設検査施設，保健所はいずれも10％以下であった。多くのHIV陽性者は，なんらかの体調不良や症状が出現する中で，HIV検査が導入されて，自らの感染に気づいていた。

　早期に発見し，治療を開始することで，よりよい健康管理につながるこ

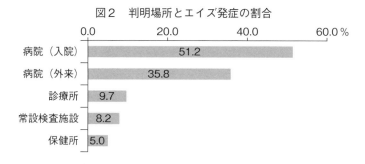

とができることを考えると，労働者の健康管理の一環としてのHIV検査には，大きな課題が残されているといえる。AIDS発症でHIV感染に気づいたとしても，その多くは病状が回復する。もちろん，診断が遅れると，障害が残ったり，今でも死に至ることがあるので，早期診断，早期治療が重要なのはいうまでもない。

1　職場でのカミングアウト

職場ではHIV感染を周囲に伝えずにいる人が多い。HIV感染が判明した際に，必ずしも職場に伝える義務はない。しかし，入院や体調不良を伴った状況である場合には，何も説明しないままでは済まされない場面もある。平日の午前中に通院する理由をどのように説明するか，入院でスタートした場合には病状の説明，場合によっては診断書の提出，復職時に産業医の面談などが求められることもある。

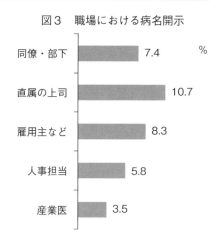

1）離職・転職について

　就労状況は，HIV 陽性と判明した直後の収入を伴う就労状況を質問した結果，15.8％が非就労の状態であった。調査実施時には 23.3％が非就労とやや就労状況が悪化していた。特に 40 代〜 50 代以上の年齢が高めな層で，就労状況が悪化していた。

　HIV 陽性と判明した後，離職・転職をしたのは，全体の 40.5％だった。転職者のあげるその理由は，「よりよい条件の仕事を探す」：29.3％，「精神的な問題」：26.7％，「体力的な問題」：25.1％，「仕事より健康や生活を重視」：18.5％，「健康管理上の理由」：13.8％などであった。

　HIV 陽性と判明した直後の時期には，職場に個人の健康情報が漏洩することをおそれて，転職をすることで問題解決を図ろうと焦ってしまう場合がある。しかし，この調査結果をみる限り，冷静に行動するように，支援者は陽性者を促す必要がありそうだ。ぷれいす東京では，プライバシーへの不安について，実態を踏まえて検討しつつ，「転職するならば，次が決まってから」というアドバイスをしている。

2）職場で HIV とわかった職員への対応

　社内で職員が HIV 陽性だと伝え聞いた場合，労務管理にかかわる人たちは，まずは自らの HIV についての情報やイメージをチェックすることが大切だ。多くの市民は，この 10 年で治療がいかに進歩したかという現状を知らない。よって，古い「死のイメージ」だったり，「正体不明の不安イメージ」を持つことが多い。自らの持つ情報やイメージと現在の実態とが乖離していても，自分だけでそれに気づくことは難しい。だからこそまずは，HIV 陽性と判明した後の生活の実態を知り，支援的な立ち位置に立つ人が自らの持つ情報やイメージを最新のものに更新することが，冷静な対処のための大切なステップとなる。

2　HIV 陽性者の生活や療養の現在

　ぷれいす東京の研究グループでは 5 年に 1 度，全国の HIV 陽性者の生活実態を調査してきた。最近，その成果を「職場と HIV ／エイズ〜 HIV 治療のこの 10 年の変化（2003 年⇒ 2013 年）」というパンフレットにまとめた（生島ほか 2015）。これは，2003 年の調査結果と 2013 年の調査結果を比較したものである。そこから 4 つの数字をご紹介するので，自分のイメージを確認してみてほしい。

・74.5%　⇒　94.6%「抗 HIV 薬を服薬している人」

　　未発症の HIV 陽性者の服薬開始に関するガイドラインが変更され，早期治療の利点が明らかになった。それにともない，服薬している人の割合が増加した。

・37.2%　⇒　73.0%「通院の頻度が 2 〜 3 か月に 1 回の人の割合」

　　HIV 陽性判明直後は短い間隔で通院するが，体調の安定により，徐々に通院間隔が長くなっていく。

・2.3%　⇒　56.6%「抗 HIV 薬の服用回数が 1 日 1 回の人の割合」

　　HIV 陽性者は毎日の服薬が必要だが，治療技術の向上により 1 日 1 回の服用で済む陽性者が増え，服薬の負担が大きく軽減している。

・37.2 %⇒ 58.7%　「制限なく働いていきたい」

　　「体調を気づかいながら制限して働きたい」という HIV 陽性者がこの 10 年で減少し，「制限なく働きたい」という人が増加した。

　このように，抗 HIV 薬の服薬を開始している人の割合が増加した。これは，治療のガイドラインの変更により，抗 HIV 薬による早期の治療開始が長期的にみると合併症などのリスクを低減するなどの効果があることがわかってきたためである。

　また，通院については，HIV 陽性者の約 7 割は，2 〜 3 か月に 1 度の通院で，月に 1 度の通院者は 24.5％となっている。感染判明した直後の時期には，何らかの症状がある場合にはその治療を行ったり，免疫状態を診断したり，治療を開始するための準備のため，2 週間〜 1 か月おきに通

院することがある。しかし多くの場合，体調が落ち着くにつれ，2～3か月に1度の通院で済むようになる。

　HIVの治療は服薬が中心である。服薬は1日に1回が全体の約6割，1～2回の人を合わせると93.6％となり，未服薬の人が5.4％となっている。朝だけ，もしくは夜だけなど，1日1回服薬すればよいように変化してきている。1回に服用する錠剤数が減少し，それに加えて，副作用も全くないわけではないが，以前よりも副作用が少ない薬剤が開発されるなど，薬剤の進歩が著しい。

　こうしたこの10年の医療技術の進歩に伴い，「制限なく働きたい」という意識のHIV陽性者が大きく増えてきている。

　これらのデータを掲載しているパンフレットは，「地域におけるHIV陽性者等支援のためのウェブサイト」(http://www.chiiki-shien.jp/) からダウンロードが可能なので，ご活用いただきたい。

　以上をふまえて，ぷれいす東京に寄せられた具体的な相談事例（一部合成）を紹介する。

【事例1】

　A社の人事担当から，ハローワークからの紹介で電話がかかってきた。A社はIT系の企業で，社員も若い世代が中心だという。社員の1人が感染しているとの報告が，上司から人事にあり，初めての経験だったので，どのように対処したらよいかわからず，ハローワークに相談し，ぷれいす東京を紹介されたという。

　ぷれいす東京では，人事の責任者へ，治療の現状を知らせ，以下の情報提供を行った。

① 職場でほかの職員への感染は起こらない。

② HIV陽性者は治療により，長く働けるようになった。

③ HIV陽性という個人情報を全員で共有する必要はない。ほかの疾患と同様の対応で，個人情報の保護の対象とする必要がある。

④ 職員への情報開示の範囲を広げる場合には，HIV陽性者本人の同意が不可欠である。同僚がHIV陽性だと知る側の社員にも，情報提供や

支援が必要である。

こうした，シンプルな情報提供をしたところ，人事の責任者は，「わかりました。ほかの疾患同様，このことは部署内にとどめ，上にも報告しません」と話し，帰っていった。

25歳の時点で陽性とわかった陽性者の余命の推計によると，2005年にデンマークで行われた推計（Nicolai Lohse et al 2007）では，一般住民との差は12年だが，最近の欧米の調査研究によると，その差が5〜7年など，より短いものが発表されている。これらのデータによると，HIV陽性者は，定年まで働ける時代になってきているといえるだろう。

【事例２】

B社も，IT系の企業だった。同じくハローワークからの紹介で電話がかかってきた。有能な契約社員を正社員にしようと声をかけると，本人からHIV陽性だとの申告があった。会社としてどのように判断したらよいのだろう，との内容だった。そこで，筆者がB社を訪問することになった。

約束の日に訪問すると，部屋には人事担当のみならず，担当役員も参加していた。こうした経験はよくあり，現場だけで判断できない場合，人事の担当役員や，時に社長などの責任者もそこに参加することがある。伝えた情報提供としては，事例１のA社への①〜④と同様である。その後，人事部，担当役員の合意が形成されたようだ。

【事例３】

C社は外資系アパレル企業で日本国内に販売拠点を持っている。本社からの，「雇用率を達成するため，障害者の受け入れに際して，HIVによる免疫機能障害者の受け入れも視野に採用活動を行う」という方針を，販売店の責任者たちに報告したところ，予想外のネガティブな反応が，若い責任者や店舗スタッフたちからあがったという。「いきなり採用するといっても，ちょっと待ってください」「これまでに一度もHIV陽性という人に会ったこともないし，不安」「知識もないので，一緒に働く時に，どう対応していいかがわからない」などである。

この事例でも，ハローワーク（障害者職業センター）からの依頼で，人事担当者向け，職場向けの研修を実施した。30分程度のクイズ形式で楽しいプログラムを行い，スタッフ2人でレクチャーを実施し，途中でスタッフの1人が陽性であることをカミングアウトした。見た目ではわからないこと，言わないでいる人がいることなどを伝えて，イメージの転換をねらった。働く仲間としてのHIV陽性者（免疫機能障害者）への理解をしつつ，個々の健康にも関係があることとして考えてもらうようにメッセージを伝えた。

　スタッフ達の反応は，自分からは遠い話題だったHIV/AIDSがいきなり身近なものに変化したようだった。研修の終盤には自由な質疑応答の時間を設けていたのだが，そこでは，以下のような質問が出てきた。

　「HIV陽性の人が紙で手を切った場合，その血液に触れても大丈夫ですか？」「HIV陽性の社員が大量に出血した場合，どうしたらいいですか？」「HIV陽性者は具合が悪くなったりしませんか？」「HIV陽性者が服薬を止めたら，発症してしまうのですか？」「自分は検査を受けたことがない。受けたほうがいいですか？」

　職場で一緒に働く中で，HIV感染が広がることはないこと。自分のHIV感染を知り，治療をしている陽性者たちは，その血液中にウイルスは非常に少なく，すでにコントロールをしている人たちで，長期にわたり働き続けることができること。社会の課題としては，自分の感染を知らない人たちをいかに減らすかということのほうが重要な課題なのだと伝えた。

　「職場で大量出血したら？」という最悪の想定は，多くの職場で聞かれる質問である。心配な時には，とかく有り得ない最悪のストーリーを考えがちになる。実際に質問者に聞いてみると，労働者が大量に出血した場面を見たことがある人は，ほとんどいない。その場合には，救急車を呼びましょうと伝えることにしている。

　先日も，企業に対しての研修会で，上記の説明をしたところ，ある企業の人事担当者からは，「私たちは，社内のあらゆる立場の人たちからの不安に対して，説明をしなければならない立場にいるので，それに役立つコ

182

ンセプトが必要なのです」「役員などの経営人からの最悪の場面を想定した質問は、この問題に限らずよく寄せられるのです」とのことだった。

参考になるコンセプトの1つに、「ダイバーシティ」（Diversity）がある。労働者一人ひとりの違い（性別、人種、国籍、宗教、年齢、学歴、職歴など）を受け入れ、逆にそれを活かすことで、企業の競争力につなげようという考え方で、「多様性」と訳されている。ダイバーシティという考え方は、1960年代の米国の公民権運動など人権問題への取組みのなかから生まれ、やがてはマイノリティ（障害者、高齢者など）などを幅広く包括する考え方に変化し、企業社会の中にも浸透してきている。

参考になるコンセプトの2つめに、「スタンダードプリコーション」（標準予防策）がある。これは主に医療などの分野で「すべての血液、体液（汗を除く）、分泌物、排泄物、粘膜、損傷した皮膚には感染の可能性がある」とみなし、患者や医療従事者、ケア提供者などによる感染を予防するための予防策（標準予防策）を感染症の有無を問わずに、すべての場面で実施するという考え方である。

先ほどの社内での大量出血の場面でも、この考え方が役に立つ。血液のなかには、B型肝炎、C型肝炎のウイルス、もしかしたら未知の病原体が存在するかもしれない。HIVは感染力が弱いので、こうした予防策が必ずしも必要ないのだが、職場の衛生管理という観点で、救急箱にゴム手袋を用意しておき、職員の誰かが怪我をした場合には、いつでも、誰が相手でも、ゴム手袋を使用するようにするというものである。こうした取り組みをするだけでも、初めてという不安は軽減される。

3　障害者枠での採用活動

企業が新規採用の場面で、HIV陽性という事実に出会うのは、実は障害者雇用の場面が最も多いのではないかと思う。企業は障害者の法定雇用率という義務を負っている。企業がこの雇用率を達成できない場合には、ペナルティ金を支払うことになる。さらに、改善ができない場合には、ハローワークによる行政指導の対象となり、最も重いペナルティとして社名

を公表されるということもあり得る。

　そうした企業側の事情とは別に，HIV陽性者側にも，障害者枠にこだわって就職活動をする人たちがいる。全国調査（若林 2014）によると，全体の47.2%が障害者枠での就労に興味があると回答している（図4）。

　医療技術が進歩し，制限なく働ける人の割合が増えたのだから，一般枠による就労でよいのでは，と思う人も多いだろう。

　しかし，HIV陽性者の治療に当たる専門医療機関の多くは，平日の午前中に診療を行っている。定期的に通院するのにも何らかの説明が求められ，ストレスを感じているという人もいる。

　また，働く場を評価したアンケートの結果をみると（図5），最初の前向きな3項目をみる限り，うまく社会に適応しているようにみえる。例えば，この3項目の「とても感じる＋すこし感じる」で数字をみてみると，「全体的な働きやすさ」59.5%，「仕事のやりがいや面白さ」56.2%と職場にうまく適応しているようにみえる。しかし，後半の後ろ向き項目を同様にみてみると，「知らない間に病名が知られる不安」67.6%，「病名を隠すことの精神的な負担」63.2%など，HIV陽性という秘密が増えたことで

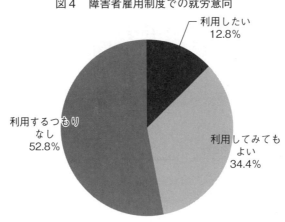

図4　障害者雇用制度での就労意向

今後，障害者雇用制度の利用意向がある人
（利用したい＋利用してみてもよい）は47.2%

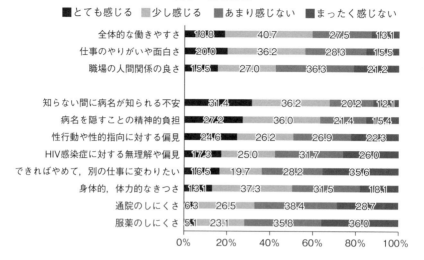

図5 職場評価

の精神的な負担，ストレス源を抱えているようにみえる。

就職活動時には，HIV感染症については表明したくないという人が多いのだが，こうした背景から，免疫機能障害者であることを前提として就職活動をする人も増えている。HIV陽性者を対象にした全国調査（若林2014）の4割が陽性と判明した後に離職・転職をしており，その約5割ほどが障害者枠にも興味を持っている。

これらの状況から，全国の障害者のための就労支援機関や窓口，企業の人事担当者などが，就職活動中の免疫機能障害者，つまりHIV陽性者と表明している人に初めて出会うということが増えている。図6は，年次ごとのハローワークに免疫機能障害者として登録されている人数と就職が決まった人数の推移である(中日新聞調べ，2013年12月27日)。こうした，障害者枠での面接を通して，企業の人事担当者がHIV感染症への理解を深めていることは，あまり知られていない。

また，免疫機能障害者であるのと同時に，メンタルの課題を併せ持つ人にも相談現場では多く会う。引きこもっていたり，何らかの事情で長期にわたり非就労の状態であった場合には，障害者職業センターなどによる適性診断や就労移行支援事業所などの訓練が役立つ。いきなり就職するのは

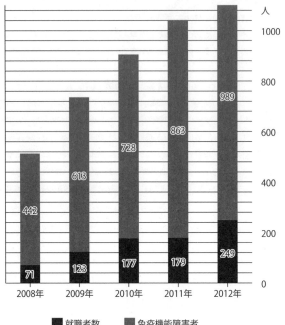

図6 ハローワークに免疫機能障害者として登録された
新規求職者数と就職できた人数の推移

■ 就職者数　■ 免疫機能障害者

ハードルが高いという場合には，家から出て，定期的に訓練の場に参加してもらうところから始めている。地域の支援者に知識や経験がない場合には，支援者のHIV感染症への理解促進をサポートすることが，大きな力になる。彼らの率直な感想として，精神障害者の支援と免疫機能障害者の支援は共通する部分があるのだという。

4　職場のチェックポイント

人事・労務担当者等が押さえておきたい，「HIV陽性者が働きやすい職場のポイント」を整理したので，参考にして欲しい。

①職場の個人情報の管理体制を見直す

ほかの病気と同様，HIV陽性は職場に報告義務はない。

HIV陽性者からは，「健康保険組合からの情報」「医療費明細書やレセプト」「障害者手帳を利用しての医療費助成や税金控除」「健康診断やその結果」による，プライバシーへの不安が指摘されている。

②「HIVの感染力は弱く，職場で感染することはない」事実を周知徹底する

HIV感染症は，HIV陽性者の血液，精液，膣分泌液，母乳に含まれるウイルスが，粘膜や傷口から血液中に入った場合に感染する。陽性者と職場で一緒に働くことでは感染しない。HIVのウイルスは感染力が弱いからである。さらに，自分の感染を知り，医学的なケアを受けている陽性者は感染源ではない。課題は，自分の感染を知らぬ社員が早期にHIV検査を受けられていないという「健康問題」だという認識が必要である。

③HIVに限らず，さまざまな菌やウイルスに対応できる血液の管理体制を整える

何らかの感染症を持っていることを，本人も知らない場合がある。だから血液中には，HIVだけでなくB型肝炎ウイルス，C型肝炎ウイルスや未知のウイルスも含まれている可能性がある。誰の出血であっても，職場での対応は，ゴム手袋を使用することを原則とするのがよいだろう。このような対応を「スタンダードプリコーション」という。

④必要な配慮は本人と相談する

HIV陽性者の体調管理には，定期の通院が必要である。つまり，繁忙期であっても通院の確保には配慮が必要である。大部分の陽性者は通常の働き方で問題ないといわれている。しかし，夜勤など身体的負荷が大きい場合，薬の副作用が強い場合は，配慮が必要である。本人と相談のうえ，医療者や専門家と相談してもよいだろう。

⑤病名を開示する場合は，情報や相談先の提示も大切───────

　同僚がHIV陽性であることを知った場合，どのような対応をすればよいかわからず混乱する人もいる。職場で病名を開示する場合には，相談先の情報や関連資料を併せて提供するとよいだろう。

　職場でのHIV啓発にかかわることで，さまざまな場面を見てきた。HIV陽性者が職場に自分の感染を伝える義務はないが，みえやすい存在になることは，社員や市民の検査を受ける行動や，HIV陽性者の暮らしやすさとつながっていると実感する。

おわりに

　ある企業の人事担当者が筆者に言った言葉が忘れられない。「障害者枠での採用だから，皆さんも伝えてくれていますけれども，もしかしたら，すでに社内で働いている人のなかにも，自分で気づいている・気づいていないという違いはありますが，HIV陽性の人が存在するかもしれないということですよね」と。当事者との出会いが，支援者の意識を変える。こうした，HIVへの差別や偏見によりみえなくなっているものを，みえやすくするためには，社会環境をまず整備することが重要であることをあらためて認識する機会となっている。

═引用・参考文献═══════

・生島嗣ほか（2015）「職場とHIV/エイズ─HIV治療のこの10年の変化」，平成27年度厚生労働科学研究費補助金エイズ対策政策研究事業「地域においてHIV陽性者と薬物使用者を支援する研究班」分担研究（研究代表：樽井正義）.
・Nicolai Lohse, Ann-Brit Eg Hansen, Gitte Pedersen, et al. (2007), Survival of Persons with and without HIV Infection in Denmark, 1995–2005. Annals of Internal Medicine : 146 : 87-95.
・ぷれいす東京「Living with HIV　〜身近な人からHIV陽性と伝えられたあなたへ」（http://lwh.ptokyo.org/）

- 東京都「職場とHIV／エイズハンドブック〜人事・労務・障害者雇用担当者の皆様へ」（人事・労務・障害者雇用担当者向け）(http://www.fukushihoken.metro.tokyo.jp/iryo/koho/kansen.files/handbook_web.pdf)
- 東京都「職場とHIV／エイズハンドブック〜HIV陽性者とともに働くみなさまへ」(http://www.fukushihoken.metro.tokyo.jp/iryo/koho/kansen.files/work_and_hiv_handbook_employee.pdf)
- 東京都「たんぽぽ（陽性者のためのパンフレット）」(http://www.fukushihoken.metro.tokyo.jp/iryo/koho/kansen/files/tanpopo.pdf)
- 若林チヒロ（2014）「HIV陽性者の健康と生活に関する実態調査」平成26年度厚生労働科学研究費補助金エイズ対策政策研究事業「地域においてHIV陽性者等のメンタルヘルスを支援する研究」総括・分担研究報告書，79-187，分担研究（研究代表：樽井正義）.

第2章

第7節　外国人支援

1　日本に暮らす外国人

2016年の在留外国人は238万2822人（法務省 2016）で日本の総人口1億2691万7789人（総務省統計局 2016）の1.90％を占めている。日本社会が少子化の一途をたどり，日本人の労働人口が減少し続けている中で外国人の割合は今後も増えていくことが予想される。

日本社会は，1980年代からさまざまな国籍の外国人が増加し始めた。その多くは戦後の高度経済成長期以後各産業の労働力となった外国人労働者である。外国人労働者を必要とした業種は，建設業，農業，漁業，食品加工，縫製業，風俗営業，大企業の下請け，孫請け工場であった。外国人労働者は，単純労働者[1]として社会が必要とした仕事に従事してきた。しかし日本政府は外国人が単純労働に従事することを認めない方針を1980年後半に再度確認し[2]これらの仕事に従事する労働者には，就労を目的とする在留資格は発給されていない。雇用されていた外国人労働者は

福利厚生は保障されておらず，病気やけがは自己責任とされていた。さらに日本政府は，海外から日本に移り住んだ人を「移民」と認めていないため日本に移って来た人たちに対する総合的支援策が存在しない。日本語がわからず，日本社会のさまざまな制度が理解できない外国人は，一部の外国人[3]を除いて日本語教育や技術取得また就職斡旋などの支援が保障されていない。日本の社会保障制度は外国人にも適用されるが，多くの外国人はその存在を知る方法がないため利用していない。自治体が多言語の資料を発行するなど工夫は行っているが地域差が大きく，日本語教育についてはボランティアの日本語教室が主な受け皿となっている。

1984年に約65万人であった韓国・朝鮮籍人口が徐々に減少し，2015年には約49万人となった。一方でその他の国籍者の入国は1980年代から徐々に増加していった（図1）。1980年代に入国した単純労働者の多くは資格外滞在の人たちであった。この人たちは，日本上陸時に許可された在留資格の期間が終了した後も滞在して働いていた。出身国の斡旋業者が日本行きの労働者を募集し，渡航書類を準備する。労働者は業者の指示どおりに短期滞在や日本語学校の学生の資格で入国し，労働に従事していた。資格外滞在者の数は，1993年の29万8646人をピークにその後減少した。1989年の入管法改正により親が日本国籍を持ち日本以外の国で出生した日系2世と3世の人たちがブラジル，ペルーなど南米諸国やフィリピンなどから入国した。南米出身者の多くは，自動車関連産業の仕事に従事したため，居住地が愛知，静岡，岐阜などの東海地方や群馬，茨城などの北関東地方などに集中している。自動車関連産業は，2008年のリーマンショックにより大企業の経営が悪化し下請け工場等で働いていた多くの日系人が職を失い帰国を余儀なくされた。この時期の後に労働力不足を補ったのは，研修生，技能実習生である。この制度により中国とベトナムからの労働者が年々増加し，2010年頃からはネパール，インドネシアなどからの入国も増加している[4]。

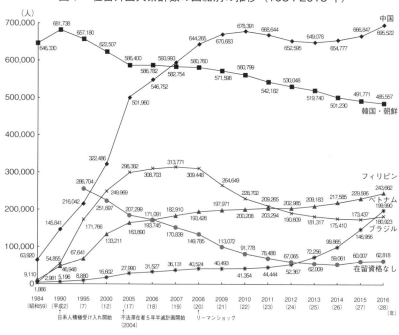

図1 在留外国人累計数の国籍別の推移（1984-2015年）

2 HIV陽性者が外国人であるということ

2000年にHIV感染者累計数の38.8％，エイズ患者累計数の26.6％[5]を占めていた外国人は，2015年には，HIV感染者が16.5％，AIDS患者が15.6％と減少している[6]。日本のエイズ対策の中で外国人は個別施策層の1つに位置づいて，特別な配慮を提供すべき対象となってきた。外国人が直面する最初の問題は，必要な情報が日本語しかないということである。日本語が十分理解できない外国人は，社会福祉制度や自治体のサービスに関する情報を得ることが難しい。2012年に改正されたエイズ予防指針[7]は，外国人に対して「情報の提供に支障が生じることがないよう，医療従事者に対する研修を実施するとともに，NGO等と協力し，通訳等の確保による多言語での対応の充実等が必要である」[8]と外国人への医療を保障する必要性を明記している。

しかし，保健，医療現場ではまだ多言語の対応が十分行われていないため，外国人患者も外国人を受け入れる医療機関も困難に直面している。外国人 HIV 陽性者は，どのような経験をしているのか，外国人にかかわるときに何に配慮をしたらよいのかについて，筆者が特定非営利活動法人 CHARM でかかわってきた具体例を紹介する。

○出身国に帰れない外国人

　Aさんは，祖国の家族への送金を優先して自分の生活費も切り詰めて働いてきた。体調が悪かったときにも仕事を休むことは許されなかったため病院に行ったことがなかった。肺炎の症状が続いたときにも祖国から送ってもらった薬を飲んで過ごしていたが，よくならずどうしようもなくなって受診した医療機関で HIV 検査を受けて感染がわかり，エイズ治療拠点病院に紹介されて入院となりニューモシスティス肺炎の治療を受けた。

　そして半年入院している間に仕事を解雇された。派遣業者を通して仕事を得ていたAさんは社会保険に加入していなかったため傷病手当を受け取ることもできず，仕事への復帰の権利もなかった。HIV 感染がわかってまず心配になったのが自分の国に戻ったら治療が受けられないということであった。Aさんの国では HIV 治療を受けるためには医療保険に加入する必要があり，保険に加入できるのは毎年限られた人数しか許されない。Aさんのように長年国を離れていた人は，帰国後すぐに保険に加入することができずに医療を受けられない期間が生じる。その期間，医療を受けられないということは体調の悪化は免れない。自分は死ぬしかないと思った。

　Aさんのように 2000 年頃は，出身国では HIV 治療などの医療を受けることができない人たちもいた。その後，「世界エイズ・結核・マラリア対策基金（グローバルファンド）」の取組みにより抗 HIV 薬による治療が受けられる地域が格段に増えた。しかしその後も各国では都市と地方の格差があり，同性愛者に対する処罰化が存在する国もある。そして地域紛争や戦争状態が続く国は世界各地に広がっている。国の政情が不安定で医療どころではない国もある。外国人は自分の国に帰るものという考え方は必ずしもあてはまらない。自分の出身国以外の地で生きていこうとしている

人もいる。本人がどこで生きていきたいのか，そのためにどのようなリスクを負う覚悟があるのかを1人ずつ確認することが必要である。

出身国に帰ると日本で受けていた医療を継続することが難しいことが明らかな場合，法務大臣が人道的見地から日本に継続して滞在することを考慮し許可する在留特別許可[9]という制度がある。申請手続きのためには，主治医の診断書のほか，出身国の医療事情の資料や本人の嘆願書など多くの資料を準備する必要がある。手続きについては，経験ある外国人支援団体と行政書士や弁護士の協力が必要となる。

○孤立する外国人女性陽性者

女性陽性者は母子感染予防のために受ける梅毒やHIVの妊産婦検査で感染を知ることが多い。妊娠の不安，喜びと同時にHIV感染を知ることになる。Bさんもその一人であった。夫も検査を受け結果は陰性であった。産婦人科の医師は，エイズ治療拠点病院を紹介した。

エイズ治療拠点病院では，感染症科と産婦人科の両方を受診し，一気に大量の難しい情報を聞かされた。母子感染予防策について説明を受け，妊娠中から薬を飲むこと，帝王切開をすること，乳児にシロップの薬を飲ませること，母乳ではなく人工乳を与えることを説明された。「わかりましたか？」と聞かれ「はい」と言わざるを得なかったが，後になっていろいろな不安が出てきた。子どもには感染しないのだろうか？　服薬する薬で子どもに影響があるのではないか？　夫の親にはHIV感染のことは話せない。夫の親には言わないことを夫は約束した。母国の親や兄弟にも心配をかけられないから言えない。日本に住む同国人の仲間にも言えない。帝王切開で生むこと，母乳をやらないことを夫の親や周りの人にどう説明したらよいのだろうか？　夫の親は初めての孫の誕生を喜んで見舞いにくるだろう，と不安がつきない。

Bさんの夫はBさんを支え，よき理解者として周りの人から彼女を守った。しかし，中には感染を機会に誤解やすれ違いが生じ関係性が破綻した夫婦もいる。

妊産婦に対する告知の場面は，医療通訳が必要な場面の1つである。出

産に向けた準備の説明，母子感染予防の手順の説明，さまざまな不安の解消など多くの課題が限られた時間の中で行われる。日本に一定期間暮らしている外国人の多くは，日常会話がわかるため，その延長で医療の説明もある程度わかるだろうと医療者は思ってしまいがちであるが，実際には「わかりますか？」と聞いたときにほとんどの外国人が「はい」と言うのは，場にそぐわないことを言ったら失礼に当たると思ったり，質問をして時間が延びたら先生に悪いと思うことから「はい」と言っていることが多く，本人が理解しているとは限らない。また，同行している家族はわかっていても，本人には伝わっていないことが多い。

　日本人と外国人，医療者と患者，そして時には男と女という力関係の中で，外国人女性は自分の意思を自由に言わないことが多い。本来は，外国人患者も医療サービスを受ける際に言葉がハンディとならないように，外国人が医療通訳のサービスを利用できる環境が望ましい。神奈川県では，県内の基幹病院に医療通訳を派遣する取組みを行っている[10]。神戸市でも市民病院に通訳を派遣している[11]。しかし，このような取組みはまだ全国的には少ない。

　Bさんは，出産したエイズ治療拠点病院で何でも相談できる看護師に出会えたことが大きな救いであった。言語がよくわからない中で感染の事実や母子感染予防についての膨大な情報を消化しなければならない。不安の中にいる妊婦に寄り添える身近な医療従事者の存在は重要である[12]。本人の気持ちや理解を確認し，必要に応じて通訳を手配する，理解を確かめる，不安の気持ちを受け止めるということを積み重ねることで出産までには自分に自信を持ち，相手を信頼できるようになる。精神的に落ち着いてくるとこれからの生き方に向けた欲求が出てくることもある。

　Bさんは，同じ女性で出産を経験した人たちに出会うことを希望し，看護師からCHARMを紹介された。CHARMでは，女性陽性者ネットワークであるLive Positive Women's Networkと協同で2007年から毎年全国の女性交流会を開催している。各地域では数の少ない女性陽性者が出会い，ほかの女性とつながり，お互いの健康を確認し合い勇気づけ合う機会となっており，日本人も外国人も参加している。

○ HIV 感染によって日本に滞在できなくなるという思い込み

　Ｃさんは，性感染症の治療のために泌尿器科を受診した際に HIV 検査も受けることを勧められ，HIV 陽性であることを告げられた。泌尿器科の医師は，次回の受診時に紹介状を作成する際に在留資格と期限を確認するためパスポートを持参するように伝えた。パスポートを確認すると言った医師の意図は，紹介する医療機関に迷惑をかけないために患者の在留資格を確認するためであった。しかしＣさんは，医師が自分の HIV 感染を役所や入管に通報すると思い込み，おそれて次の外来には行かず，その結果，紹介状を受け取ることもなく，受診する医療機関もわからないまま2年間一人で悩んでいた。

　Ｃさんの国では，外国人が長期に滞在する場合，在留資格を更新するたびに HIV 検査結果を提出することが義務づけられており，HIV 感染が判明すると強制退去となる。Ｃさんは，日本でも外国人の HIV 陽性者は滞在できないに違いないと思い，医療機関から入管に通報されて強制退去になると思い込んでいたのである。一人で悩んでいた2年間，Ｃさんはインターネットで母国の HIV 医療情報を入手していたが，日本国内で相談できるところがなかなか見つからず，東京の支援団体を通じて CHARM につながり，日本では HIV 陽性というだけで強制退去になることはないと知った。その後，医療機関につながり診療を受けている。

　日本では，HIV に感染しているというだけで在留資格を更新しないということはない。しかし世界には長期に在留するためには HIV 感染症がないことを条件としている国もあるため，日本に住み続けることができなくなるのではないかと心配する外国人 HIV 陽性者もいる。この人たちには病気と在留とは関係ないことを明確にすることが安心して治療を継続する第一歩となる。

○医療の継続に必要な海外 HIV 情報

　外国人の中には，出身国の親と一緒に暮らしたいと考える人や，子どもが成人したら出身国に戻りたいと考える人，日本と海外で商売を始めて行ったり来たりの生活をしたいと考える人などがいる。まさに移民の時代

である。

　その人たちがどこに暮らしていても安心して医療につなげられるために，CHARMでは海外のHIV情報提供を行っている。依頼を受けて調べる内容は，帰国または赴任する国のHIV医療事情，HIV感染者を診ている医療機関と服薬の選択肢，そしてHIV陽性者支援団体に関する情報である。HIV医療状況は常に変化し，都市部と地方では医療事情が大きく異なることからどこに暮らすことになるのかを把握することが有効である。CHARMでは，その時々に各国の陽性者団体に問い合わせをして最新情報を提供している。

　近年は，帰国する外国人に加えて海外から治療中の陽性者が就労のために来日し，治療を継続するために必要な医療情報等を求める問い合わせが増加している。制度等についての情報は，CHARMのホームページ上で8言語で提供している。

3　外国人HIV陽性者のソーシャルワーク支援

　沢田が全国の381拠点病院を対象に行った外国人の受診動向と病院の対応について尋ねる質問調査（沢田ほか 2014）によると，全国241医療機関のうちHIV陽性外国人初診の実績が3人以上である41病院では，「外国人の診療支援に詳しいソーシャルワーカーが配置されている」と回答した病院が28病院（68.3％）と大半を占めていた（沢田 2015）。全国の主なエイズ治療拠点病院では，長年のHIV診療の積み重ねから，外国人患者も不安なく受診できる体制が確立されてきていることは心強い。

　一方，エイズ治療拠点病院以外の医療機関や施設ではまだ外国人に対応できる機関は限られている。エイズ治療拠点病院以外で外国人の診療支援に詳しい医療従事者が少ないことは心もとないが，地域で外国人を支援しているNGO/NPOがこの溝を埋めている。表1はHIVに関する経験が多いNGO/NPOである。HIVに関する多言語の情報提供，外国人HIV陽性者の相談，医療通訳派遣，海外のHIV医療情報支援などを行っている。CHARMでは，（特非）移住者と連帯する全国ネットワーク加盟団体の協

表1 外国人 HIV 陽性者の支援を行っている NGO/NPO

団体名	所在地	支援対象	連絡先
特非）シェア＝国際保健協力市民の会	東京	外国人全般	http://share.or.jp Tel.（03）5807-7581
特非）アフリカ日本協議会	東京	アフリカ出身者	http://www.ajf.gr.jp Tel.（03）3834-6902
Criativos Projeto Saude	神奈川	南アメリカポルトガル，スペイン語圏	http://www.npocriativos.jpn.org Tel. 080-3723-5798 木 10:00-12:00，13:00-17:00
特非）CHARM	大阪	外国人全般	http://www.charmjapan.com Tel.（06）6354-5902

力を得て，各地で通訳派遣等を行っている。

　日本では，一般的に外国語への不安から外国人を敬遠してしまうことがある。しかし HIV 医療の分野では陽性者にかかわる際にポイントとなる部分をおさえることで外国人患者とスムーズな関係性を築き，外国人 HIV 陽性者が安心して治療を継続することができる。そのためには以下の4点をおさえておく必要がある。

（1）理解できる言語による正確な情報提供

　外国人 HIV 陽性者にかかわる初期の段階で相手とのコミュニケーションが十分でないと感じたときには，すぐに医療通訳を導入して相手の状況や気持ちの状況把握と医療情報の正しい理解を保障することが必要となる。外国人 HIV 陽性者は，感染を知った後に自分の状態について，またその後のことについてさまざまな疑問と不安を抱えている。その中には情報が得られれば解決するものもあり，一方で解決には手続きやほかの専門家の協力が必要なものもある。その全体像の把握と見極めを医療従事者や支援者がするためにも医療通訳が有効である。

　HIV/AIDS に関わる通訳は，医療に関する知識の必要性，セクシュアリティや入管法などの基礎知識，守秘義務の重要性などの研修を受けた者が対応する必要がある。患者が連れてくる友人や家族が担える役割ではない。将来的には全国どこの地域でも病院や自治体が通訳サービスを用意することが望まれるが，現在は訓練を受けている通訳はまだ少ない中で，表

1の団体が相談に応じている。

（2）寄り添う姿勢

　言語の理解が不十分な外国人は，それまでの人生で日本人には相手にされないと感じていることが多い。誰かが自分に関心を持ってくれる，誰かが自分の不安や苦しみをわかってくれるという経験をすることは，本人が病気と向き合い自分で立って生きていく基盤となる自信を培うことになる。言葉がわからなくても，話が続かなくても患者に近い医療者が相手に寄り添う姿勢を示すことは重要である。

（3）外国人ではなく移民

　世界的に国境を越えた移動と移住が増加の一途をたどっている現代において，外国人はいずれ自分の国に帰っていく認識を変える必要がある。どこの国の国籍を持つか，どこの国で働き，居住するか，どこの国で治療を受けるかは個人が選択するものであり，それに伴うリスクも個人が負う。ソーシャルワーカーは，その人がどこに住み，どこで治療を受けたいのかを聴くことから始める必要がある。そして日本で治療を受けることを選択することに伴う条件や必要書類についてもわかりやすく説明する必要がある。例えば自立支援制度を申請するためには，抗HIV薬の服薬を始める前のCD4値の検査結果2回分が必要となる。この情報を提出できないと申請ができないことを説明する必要がある。

（4）社会資源との連携

　患者が治療を継続していくためには，患者が抱えるさまざまな問題を解決し，安定した生活環境を築くことが必要である。多くの外国人が抱える就労問題，家庭問題，教育問題，在留資格の問題解決に経験のある外国人支援団体や専門機関と協働することも有効な援助となる。

結論
　外国人HIV陽性者の状況は20年間で大きく変化した。

外国人がAIDSを発症して医療機関に運び込まれた2000年頃までとは違い長年治療に通っている外国人は，日本人と同じく治療が安定し免疫の数値が高く保たれていてウイルス量が検知以下に保たれている。外国人HIV陽性者も日本人と同じように高齢化しており，更年期障害の症状，その他の不調や変化，今後の将来への漠然とした不安を抱えている人もいる。医療従事者が診療の際に何か問題はないかと一言声をかけることは支援につながる入り口となるかもしれない。

長年治療に通っている外国人HIV陽性者がいる一方，医療機関は今後治療継続中の外国人移住者，より多様な国籍の新規感染者を受け入れることが予想される。20年間で外国人の医療アクセスの改善につながったのは国民健康保険の加入条件がこれまで日本に在住1年であったものが3か月になったことだけであり，それ以外の支援体制整備はなされていない。医療機関，支援団体，その他関係団体が協力して一人ひとりの受け止めを進めていくことが必要である。

HIV感染を予防し，また早期に感染を知るためには，自分が理解できる言語による情報，地域で行われている検査や相談の利用，言葉がわからなくても安心して診療を受けることができる言語支援等をトータルに保障することが必要である。これまでの外国人政策で移民として位置づいていない外国人は基本的人権である医療アクセスが保障されていない。どこに住んでいても必要な情報やサービスにアクセスできることを目指す政策提言の働きを現場を知る支援者が行っていく必要がある。

（注）
1）さほど高度な熟練を要しない労働集約型の職種に従事する外国籍の労働者（明石2010：25）
2）彼らの受け入れの是非が論じられた1980年代後半，日本政府はそれまでの基本方針を踏襲し，いわゆる「単純労働」についてはそれを認めない方向で，少なくとも形式上は早々と問題の決着を図っている（明石2010：4）。
3）中国残留邦人等に関しては，中国残留邦人等の円滑な帰国の促進並びに永住帰国した中国残留邦人等及び特定配偶者の自立の支援に関する法律（平成6年4月6日法律第30号）の中で住宅の供給の促進（第9条），雇用の機会の確保（第10条），教育の機会の確保（第11条）が規定されている。
4）ネパール2011年2万383人，2015年5万4775人　インドネシア2011年2万

4660 人，2015 年 3 万 5910 人

5）2000 年 12 月 31 日までの累計報告数は，HIV 感染者が 3905 件，AIDS 患者が 1913 件であった。このうち HIV 感染者は日本国籍が 61.2％であるのに対し外国籍が 38.8％であった。AIDS 患者では，日本国籍が 73.5％であるのに対し外国籍が 26.5％であった（平成 12 年エイズ発生動向年報）。

6）2015 年 12 月 31 日までの累計報告数は，HIV 感染者が 1 万 7909 件，AIDS 患者が 8066 件であった。このうち HIV 感染者は日本国籍が 83.5％であるのに対し外国籍が 16.5％であった。AIDS 患者では，日本国籍が 84.4％であるのに対し外国籍が 15.6％であった（平成 27 年エイズ発生動向年報）。

7）後天性免疫不全症候群に関する特定感染症予防指針（平成 24 年 1 月 19 日厚生労働省告示第 21 号）

8）同上「第五　三　個別施策層に対する施策の実施」

9）出入国管理及び難民認定法第 50 条第 1 項第 4 号「その他法務大臣が特別に在留を許可すべき事情があると認めるとき」在留を許可する制度

10）MIC かながわ（http://mickanagawa.web.fc2.com）

11）FACIL（http://fcc117.jp/facil）

12）「女性のための Q&A 第 4 版 貴女らしく明日を生きるために」「For Women」（http://hivboshi.org/manual/index.html）

═══ 引用・参考文献 ═══════════════════

・明石純一（2010）『入国管理政策 1990 年体制の成立と展開』ナカニシヤ出版.
・法務省「在留外国人統計」2016 年 12 月
・沢田貴志・仲尾唯治（2014）「外国人の HIV 受診状況と診療体制に関する調査」平成 25 年度厚生労働科学研究費補助金エイズ対策研究事業「外国人におけるエイズ予防指針の実効性を高めるための方策に関する研究」総括／分担研究報告書 22-31（研究代表：仲尾唯治）.
・沢田貴志（2015）「在日外国人 HIV の同行と求められる対応」『医薬の門』No.4, 72-73.
・総務省統計局「全国人口の推移」2016 年 12 月

第2章

第8節　薬害エイズとソーシャルワーク

1　はじめに

　「薬害エイズ」は，1982年から1985年にかけて，アメリカ合衆国から輸入された非加熱血液製剤に混入したHIV（ヒト免疫不全ウィルス）に日本の血友病患者が感染した事件である。加熱製剤が認可された後もすぐに回収されず，血友病患者約5000人のうち，約4割がHIV感染症やAIDS（後天性免疫不全症候群）に罹患した。1986年長野県で「エイズ」患者の死亡例が報道され，日本中がエイズパニックに陥る中で，被害者・家族は疾病によるさまざまな重荷に加えて，職場や学校，医療現場などから，差別・偏見による忌避や排除を経験することになった。その後，1989年被害者らは国ならびに製薬会社に対して損害賠償訴訟を提起し，1996年3月29日に和解が成立，恒久対策として患者の療養生活の救済，医療環境の整備等が進められた。この間，患者・家族らは，主治医をはじめとする医療機関との関係，打ち明けられない中で閉塞された家族・親族関係，職場・友人・近隣らとの社会関係等において，想像を絶する，そしてまた個別性の非常に高い苦渋に満ちた環境におかれていた。

　本節では，こうした状況の中で，当時広島県にて医療ソーシャルワーカーとして勤務していた筆者が，血友病患者会との出会いをスタートに，試行錯誤しつつも目の前にある課題解決と長期的な視野を持つことの重要性を踏まえながら実践した経過の一部を紹介する。

2　血友病からのスタート

　「私たち患者が医師やワーカーを選びます。会員が貴方に相談するかどうかはわかりません」。1993年秋，初めて広島県の血友病患者会に参加

201

した時のことは忘れもしない。1989年から東京，大阪でいわゆるHIV訴訟を提訴し闘っていた患者会役員の意識は高かった。当時，筆者は広島市中心部に位置する総合病院に勤務していたが，1986年の松本エイズパニック，翌年の神戸・高知エイズパニックの報道によって「エイズ」がスティグマ化していく状況の中で「もしも今，HIV感染者が受診したら病院はパニックになるかもしれない」と感じ，総合相談室だけでも準備をしておこうと，すでに約200人の患者が通院していた東京都立駒込病院のソーシャルワーカーのもとに，私費で4日間実習に行って来たばかりだった。筆者は広島県のHIV医療の状況を知らなかったが，関係者に情報が回るのは早いらしく，それを聞きつけた血友病患者会から「HIVを勉強するのなら血友病からやるべきです」と声をかけていただいて総会，研修会，サマーキャンプ，クリスマス会などに参加して，原告の方々の実状を学びながら生活相談にもあたるようになっていった。

3 血友病患者会活動の苦悩

　広島県の血友病患者家族の会は，役員会でHIV感染者への対応について話し合った結果，1994年の第10回総会（活動休止の時期があり活動を再開して10年）で初めて「血友病とHIV－各分野での取り組み」をテーマに掲げ，会として支援に取り組むことを表明した。何年も役員で議論を重ねた結果だった。「血友病＝エイズ」という印象が強くなると，会員の生活に影響を及ぼすことになりかねないという危惧があったからである。実際，会員の退会や休会が増えていた。それまで患者，家族は病院スタッフ以外の誰にも親族にすら言えない状況の中で息を殺すようにして療養生活を送っていた。また会員の間でも「エイズ」は禁句だった。そのため誰が感染しているのかも全く把握できなかった。この節目となる総会のことは筆者もはっきり覚えている。医師からHIV感染症の医学的説明があり，その後NGO支援グループからの報告があった。そして司会者が「何かご質問やご意見などありますか」とフロアに問いかけた時，ごく自然に手があがり「私の子どもはHIVに感染しているのですが，これからどのよう

にしていくのがよいでしょうか？」という趣旨のご家族の話があった。司会者は内心あわてていたと思うが，平静を保ち，「そうですか。あとで個別にゆっくりお話ししましょう」と対応した。その他特に問題提起の意見もなく無事に閉会した。孤立し誰にも相談できない状況におかれた家族にとって，支援してくれる仲間がいることを初めて実感できる時間となった。役員や関係者の安堵感とともに静かな感動が会場を包んでいた。

4 血友病患者会会員からの生活相談

　1994年から1996年までの2年間の主な相談者は非HIV感染者13人。HIV感染者からの相談は4人だった。血友病（非HIV感染）患者・家族の相談内容は，両親からの自立に伴う生活保護申請1人，退職に伴う諸手続き援助1人，転職相談1人，リハビリ相談2人，障害年金請求3人，特別児童扶養手当申請（血友病）5人であった。HIV感染者・家族からの相談は4人で，①退職に伴う障害年金請求1人，②子どもの感染告知について1人，③特別児童扶養手当（HIV感染症）申請1人，④重度身体障害者の在宅介護1人，であった。総じて保護者からは，介護のために仕事もできない時期があったが，こんな制度を早く知りたかったという声が聞かれた。

　Aさん（①）は，HIV感染症が徐々に進行していくのを感じながら，今後の人生を可能な限り仲間の支援活動に尽くしたいという思いを持っていた。そのための勉強や準備に専念するために生活基盤を作る必要があり，障害年金を血友病とHIV感染症とで請求することにしたいが，年金制度についてはよくわからないし，窓口の町役場には同級生もいて困っているので手伝ってほしいということだった。これを機にAさんは仲間の支援活動をしたいという自己実現に向かって歩んでいくことになった。

　Bさん（②）は，ある地域での患者会でたまたま筆者と席が隣になった会員の母親だった。お茶を飲みながら家族の話などを聞いているうちに，血友病の息子が無口だというので，「会の活動に一緒に参加されて活発な同年代の会員と仲良くなれるといいですね」と返したところ，「そうですね。

これからが心配で……」と泣き出された。もしやと思い、「HIVに感染していらっしゃるのでしょうか」と顔を近づけて小さな声で問うと、「そうなんです」と素直に答えられた。その息子さんが異性と交際する年齢になり、HIV感染の事実を告知する必要があると思うが決心がつかないこと、また夫との離婚を考えていて、今後の生活の心配も含めて一人で悩んでいるとのことだった。筆者は「主治医や心理士等とも相談させていただきたい」と了承を得て、今後につないだ。帰りの車の中で会役員の方々にこの報告相談をしたところ、途端に車の中がシーンと静まり返り、誰も何も言わなくなってしまった。何が起きたのかと混乱した頭で考え、この時初めて「聞いてはいけない。話してはいけない」ことを知った。してはいけないことをしてしまったと理解したが、動揺しながらも「会の助言と支援がほしい」とお願いした。その後、会も含めて主治医、ソーシャルワーカー、心理士で本人、母親の相談援助にあたることができた。

　Cさん（③）は、高校卒業を来年に控えて親子ともに今後の生活に不安を感じていた。心身の状態から収入を得ることが困難なため、両親から何か手立てはないものかと相談があった。今まで知らなかったという特別児童扶養手当の申請を勧めたが、役所には未婚の親戚がいて、HIV感染症の親族がいることが知れると迷惑をかけるので申請できないと躊躇された。しかし、今後も厳しい療養生活が予想されて父親も介護等で勤務が難しくなる可能性もあり、所得保障の手立ては必要だった。医師の診断書も作成できて、役所に提出する段階になったが、やはり両親は決心がつかなかった。筆者もあらためて役所担当課長に家族の不安を説明し、これまでのHIV感染症の福祉制度申請者の有無を確認すると、その市では初めてのことだということがわかり、申請受け付けの方法、診断書の管理、関係者の情報の共有の範囲など、HIV感染症の福祉制度利用に伴うプライバシー保護の体制を検討してもらえることになった。この最初の対応方法が同市のその後のプライバシー保護の取扱い方のモデルといえるものになっていった。

　血液製剤に由来するHIV感染症患者の場合、幼少の頃からの内出血による関節機能障害が徐々に進み、上下肢機能障害を主に身体障害者手帳を

交付されている者が多い。30歳，40歳になると，二次障害によって歩行や階段昇降に時間がかかるようになったり車の運転が難しくなったりすることで，これまでの仕事を継続することに不安を感じていたり，また製剤の副作用による肝機能障害は抗HIV薬の相乗作用ともあいまって肝硬変や肝がんといった深刻な状況になっている。このため就労継続が困難であり，症状の進行に伴って常にリストラの不安を抱えている。ほとんどの人がHIV感染症はもちろんのこと，血友病も会社には言えないでいる。また，両親が現役の間は不安も少ないが，次第に高齢になってくると自立しなければならないという焦りも重なって一定の所得保障を求める気持ちは強く，障害年金請求相談が最も多かった。

5 セルフヘルプグループの活動

1996年4月，広島県血友病患者会会員の中でHIV感染者自らが仲間のサポート活動を始めた。医師，看護師，ソーシャルワーカーも協力した。筆者の支援対象も血友病患者会からHIV感染原告へとシフトしていった。ピアグループは患者自身が支援することを理念とし，「PWA（person with AIDS）がコーディネイトできる」つまり，患者自身が自分のケア活動のプランを決定するということが運営の原則とされた。当時は話し合いや連絡先となる場所が見つからないため，筆者の所属する相談室がその役目を担った。ピア活動が軌道に乗り，県からの補助金を得て事務所を構えるまでの数年間は病院相談室が会議場所の提供と外部からの連絡先になった。事務所を構えてからの名称は代表者にちなんで「りょうちゃんず」と改称された。患者は自分がケアを受けるためにではなく，仲間のケアに参加するために集まっていた。主な活動は入院中の身の回りの手伝い，在宅介護，家事援助，話し相手などで患者の希望する支援を希望するメンバーでユニットを組み，病院訪問，家庭訪問，外出支援を行った。誕生日や食事会，クリスマス等季節のイベント開催なども企画した。必要に応じて個別相談にもあたった。ソーシャルワーカーが把握しているケアユニットは延べ9事例（実数6名）であった。

個別の相談では，就職と転居に伴う各種手続きのための役所や会社との対応に戸惑う事例もあった。出勤してからは，会社の健康診断で血友病やHIV感染がわかるのではないかという不安や，定期受診で会社を休む理由，日和見感染で入院しなければならなくなり休業保障のことを会社が親切にしてくれるもどう対応してよいかわからなかったり，社会保険事務所（現在の年金事務所）が勤務先に電話をかけてきて本人は真っ青になり，その都度ワーカーは先方に飛んで行ったりした。

6　「大阪 HIV 訴訟を考える会」相談事業

　大阪HIV訴訟原告は，和解後の1998年「大阪HIV訴訟を考える会」を発足させ，当事者による相談事業（ピアカウンセリング）を始めて，全国各地で懇談会や相談会，ピアカウンセラー養成研修会を開催して元原告のニーズ掘り起しに取り組んだ。医師，心理士，ソーシャルワーカーも参加して側面から支援した。ソーシャルワーカーは主に障害年金請求等の生活相談にあたった。代理請求を行う場合もあったが，ピアカウンセラーを目指す彼らはワーカーのサポートによって自身が行政窓口に出向いて手続きに取り組んだ。大学病院で13歳の時に両親の付き添いもなく一人で感染告知を受けたというある原告は，カルテが残っていないか同大学病院に問い合わせたが「残っていない」と回答されていた。必ず残っているはずだと筆者は考え，大学病院と交渉を重ねて書類を作成してもらったこともあった。元原告からの相談総数は17人だった。

7　「中四国拠点病院 MSW 会議」開催

　中四国地域の血友病とHIV感染症の診療は広島大学病院を中心に行われてきた。特に1986年からHIV抗体検査が保険適用になったことで大学病院に通院する血友病患者の約40%がHIV感染していることが判明，告知が始められた。当時，初の抗HIV薬であるAZTさえなかった時代であった。告知を受けた患者，家族への心理的ケアが必要と考えられ，

1989年3月からエイズ予防財団委託の臨床心理士（非常勤）2名が週半日のペースで感染者およびその家族の心理的ケアにあたった。しかし感染者や家族の生活は地域で孤立し，社会生活上の問題に対する支援が必要とされてきたため，1996年11月から広島市民病院・県立広島病院のソーシャルワーカーが協力することとなった。1996年，エイズ訴訟の和解が成立，恒久対策の1つである医療体制の整備として，1997年4月，広島大学病院，広島市民病院，県立広島病院は中四国地方のエイズ治療ブロック拠点病院に指定された。また，1998年4月1日からHIV感染症患者に身体障害者手帳交付が実施されることになり，HIV医療におけるソーシャルワーカーの必要性はさらに高まることとなった。

　中四国地方の当時の医療ソーシャルワーカーは，広島県，岡山県以外は少数で，全国的な職能団体である日本医療社会事業協会会員も少なかったため，拠点病院での配置状況も不明であった。まず電話で直接病院の所属（病院によって連携，退院支援，生活相談など役割も名称も人員配置も異なっていた）と配置の有無を確認し文書でのアンケート調査への協力を依頼した。その結果，中四国の拠点病院58(当時)のうちソーシャルワーカーが配置されているのは18施設であった。この18人にアンケート調査を行った結果（回答17），これまでHIV感染者にかかわった経験があるのは5人（5病院）だけであった。またHIV感染者のソーシャルワークに関心があると答えたのは経験のない12人のうち8人であった。

　1998年1月，アンケート調査結果を踏まえ「平成9年度中四国地方エイズ拠点病院ソーシャルワーカー会議」（平成9年度厚生科学研究費補助金エイズ対策研究事業「エイズ治療の地方ブロック拠点病院と拠点病院間の連携に関する研究」研究代表 吉崎和幸）を開催した。参加者は広島県，岡山県，鳥取県，島根県，香川県，高知県，から14名だった。会議に出席することがきっかけになって初めて所属病院のHIV診療の状況を知らされたソーシャルワーカーが4人いて，当時は病院内でもトップシークレットの扱いになっていた病院もあった。当時の中四国地方のエイズ患者は，届出状況からみると感染者数（性感染由来のみ）は広島県が二桁，他県はすべて一桁であり最少は2名でHIV感染者はそれだけ地域社会にお

いて孤立していることが予想された。

また，ソーシャルワーカーも患者の生活実態を学ぶ機会がなく，ソーシャルワーカーの必要性は低いと感じていたり，アプローチの仕方がわからないといった状況で，要望は情報交換，研修，スーパーバイズなどがあげられた。ソーシャルワーカーの現状と経験を共有し，役割を地域的な広い視野のもとに考えることは今後の連携の意味と必要性，役割の確立に向けて意識を高める機会となった。

当時，全国的な傾向として，血友病，HIV感染症を多く診療していた大学病院にはソーシャルワーカーが不在であり，医学教育の中でもソーシャルワークが紹介されることはほとんどなかった。こうした中で大学病院と地域のソーシャルワーカーの協力関係が築かれる可能性を模索することは，地域的な視野でチームを創ろうとする医療界の新しい動きでもあった。その後，HIV診療を契機に広島大学病院にも2001年にソーシャルワーカーが配置（非常勤）され，現在は中四国拠点病院60か所のほとんどにソーシャルワーカーが配置されている。

筆者は，所属病院がブロック拠点病院に指定された1997年から2005年まで，ソーシャルワーカーが配置されていない病院からの依頼による相談にもあたった。中四国4県から13人（すべて性感染由来）だった。片道3時間かかる場合もあり，数回訪問を必要とすることもあり，一日15〜30件の通常業務をやりながら大変ではあったが，当時はそれ以上に患者さんの孤立した状態は深刻だった。

8　薬害エイズ裁判の経過と身体障害者福祉法の適用をはじめとする恒久対策

表1は，薬害エイズ裁判をめぐる経過の概要と，和解後の恒久対策の一部について，整理したものである。

1996年の和解勧告にあたって，両裁判所は，「当時，血液製剤を介して伝播されるウイルスにより血友病患者がエイズに罹患する危険性やエイズの重篤性についての認識が十分でなく，期待された有効な対策が遅れたため，血友病患者のHIV感染という悲惨な被害拡大につながった。被告

表1　薬害エイズ裁判をめぐる経過と恒久対策の概要

1983年2月	非加熱血液濃縮製剤の自己注射の健康保険適用	1995年7月	厚生省を囲む運動「人間の鎖」を展開, 3,500人参加
3月	米国加熱血液製剤を承認 非加熱製剤が日本に輸入	1996年3月	大阪・東京HIV訴訟の和解成立
1985年3月	厚生省男性同性愛者を日本エイズ第1号と発表	1997年4月	エイズ治療・研究開発センター(ACC)開設 「エイズ治療の地方ブロック拠点病院の整備について（通知）」
7月	厚生省, 加熱第8因子濃縮製剤を承認		
1986年11月	松本エイズパニック	1998年4月	「ヒト免疫不全ウイルスによる免疫の機能の障害」による身体障害者認定適用
1987年1,2月	神戸・高知エイズパニック		
9月	日本で抗HIV薬AZT承認	1999年4月	「感染症の予防及び感染症の患者に対する医療に関する法律」施行
1989年2月	「エイズ予防法」施行		
5月	大阪HIV訴訟提訴		
10月	東京HIV訴訟提訴	1999年8月	「薬害根絶誓いの碑」厚生省前に設置

　らは早急に救済すべき重大な責任がある。エイズの重篤な病態と被害者や遺族の心情に深く思いを致すとき，一刻も早く和解によって早期かつ全面的に救済を図る必要がある」との見解を述べている（厚生白書平成10年度版）。

　恒久対策の推進については，エイズ治療・研究開発センター設置やエイズ治療拠点病院の整備などの医療体制の整備のほか，相談指導体制および検査体制の充実，医療費の軽減対策等が求められた。患者・感染者や感染に不安を持つものに対しては，個人の秘密を保護しつつ，適切な相談を行うとともに，適切な検査体制の整備や早期の治療開始が重要となる。このため保健所での個室相談室の設置や相談者に対する研修体制の整備などが行われた。また拠点病院を中心として個室の整備を促進するとともに，本人の意に反した不適切な差額ベッド料の徴収が行われることのないよう，1996年5月には個室に入った場合の診療報酬上の加算措置を設け，差額徴収の解消の徹底を図っている。また，同年7月には血液凝固因子製剤による感染者からの二次，三次感染者等の医療費についても発症者および一定の感染者について血友病患者と同様に，治療に要する自己負担の解消を図っている。

　またHIV感染者の身体障害者認定については，1997年より，「障害認定に関する検討会」で議論が重ねられ，1998年4月1日から「ヒト免疫不全ウイルスによる免疫機能障害」が身体障害者福祉法上の障害として認定されることとなった。これにより，HIV感染者の生活を支援する福祉政策が実現されることとなった。

大平勝美氏（現はばたき福祉事業団理事長）は，薬害被害者原告にとっての身体障害者福祉法適用の意味（感染経路を問わない認定）について，講演「薬害被害者の果たした役割」（2006年11月）のなかで，「HIV感染症の苦しみは感染の経路を問わず同じです。『社会防衛の対象』から『福祉の対象』として扱うという視点を最初に持ちました。それは偏見，差別の対象からのイメージチェンジなんです。命の戦いは同じなのに，なんとか公的な医療の助成というのはできないだろうかということをずっと考えてました」と述べている（筆者により要旨を編集）。

このほか，鎮魂・慰霊の措置の一環として，遺族同士がお互いに悩みを話し合ったり，専門家による相談を受ける相談会等を実施するため，1997年度から遺族相談事業が開始され，1999年には「薬害根絶誓いの碑」が建立された。

9　身体障害者手帳の再認定に対する働きかけ

免疫機能障害の手帳申請などの際に，行政に求められるプライバシー保護については「ヒト免疫不全ウイルスによる免疫の機能の障害　身体障害認定の手引き（改訂版）」（2001年12月　厚生労働省障害保健福祉部企画課）に詳細な対応方法がまとめられた。このマニュアルが示されたことで，ソーシャルワーカーの裁量に頼ることなく，市町村の責任として積極的に取り組んでもらえるようになった。

しかし2000年の地方自治法大改正に伴って2002年頃から，身体障害者手帳の再認定に関する相談が入るようになった。「抗HIV療法で障害状態が軽減したと考えられるので再認定のための診断書を提出してほしいと市役所から通知があったが，現在の状態では認定基準から外れて医療費の公費補助が受けられなくなるのでどうしたものか」というもので，一生服薬を続けねばならない患者にとって切実な問題だった（血友病原告の場合には別の医療費助成制度があるので，この問題は主にほかの感染由来の患者が対象だった）。全国で同様の問題が発生し，筆者も法律の専門家とも協議して制度上の問題を整理し対処方法を検討した。問題は身体障害者福

祉法のほとんどが政令市の自治権の範囲に入ったため地方自治体が独自に「審査基準」を設けることができるようになったことによるもので，国の役割は地方自治法に定められた「関与」(245条)に変化していることであった。関係者は，再認定がいかに患者に不利益をもたらし「不適切」であるかを行政に説明し，国のガイドラインでも，手帳申請時のCD4とウイルス量の検査数値は「これまでの最低値とする」となっている意味を理解してもらえるように働きかけた。その後2003年の厚生労働省通知では「抗HIV療法を継続している間は原則再認定は要しない」と示された。

10 薬害被害者の現状と課題

　1996年の薬害HIV訴訟和解から今年で21年目(感染被害から約33年)を迎える。和解年度に440人だった死者は，今や血液製剤感染被害者総数1500名の約半数に達する。近年，患者や遺族のおかれている状況は急速に悪化しており，被害者は生涯治癒することのないHIV感染症およびその合併症とのさらに深刻な闘病を余儀なくされている。HIVに加えて，血液製剤に起因するHCV感染はHIVとの重複で肝硬変や肝がんを早期に発症させ，被害者の生き抜こうとするわずかな希望を打ち砕くような過酷な事態を引き起こしている。これは被害者や家族の高齢化も含めて，身体と暮らしとこころ全般に影響を及ぼし，これからの生きる展望を見出すことが困難な状況となっていることによる。経済的な生活保障についても，各種手当の増額や介護費用の保障など新たな対策が必要とされている。また，AIDS患者に対する偏見，差別は続いており，今なお身内にも事実を話せず，周囲に知られることへの不安は変わらないにもかかわらず，教育啓発予算は大幅に削減されている。とりわけ就労などの社会参加が重要な年代において社会に受け入れられない体験を重ね，感染を隠して働くなど大きなストレスを抱えて暮らしてきた結果，積極的な社会参加を成し得ない状態にある人も多い。就労は生きがいを見出す原点ともいえる。さらに苦悩をともにし，最愛の家族を奪われた遺族の悲しみ，怒りは心に深い傷を負わせている。平成10年度から被害者全体を対象とする相談体制が実施

されているが, 恒久対策の要としてますます重要性を増しているといえる。

11　原告（Aさん）の事例

　最後に, 血友病, HIV 感染症, HCC（肝細胞がん）等の闘病を続けているある原告の, 出生時から現在に至る身体・心理・社会的状況の経過をお伝えすることで, 原告のおかれている状況への理解につなげたい。なお, 内容は本人から提供された闘病歴をもとに, 筆者が加筆修正し, 本人・家族の了解を得て1つの例としてまとめたものである。

　現在50歳を超えているAさんの闘病歴, 生活歴は, 薬害エイズの被害者の苦悩に満ちたものであるが, また一方でさまざまな障壁に, 本人・家族が真摯に向き合ってきた尊い姿勢を強く感じさせるものである。

【闘病・生活暦】

　Aさんは, 1963年に正常体重で出生。生後6か月頃から母親は身体の変調に気づいていた。両下腿内出血, 脳内出血などさまざまな箇所に出血を繰り返し, 小学校入学時までに数回の入退院を繰り返す。

　小学校6年間は父親の車で登校。たびたびの内出血, 入院などのため, 休んでまともに通学できない状態で, 3年生に上がる時には, 特殊学級に入るように勧められたが両親が学校側に必死に頼んで普通学級に残してもらった。内出血したときは激痛で泣き明かす。病院で輸血するときも研修医だと何十回も針を刺されたこともあった。

　自転車が好きで, 医師は乗ってはいけないと言っていたが乗っていた。父親は「あんなに乗りたがっているのだから乗せてやれ」と言っていた。母親が「死んだらどうするの」と言うと「この子の寿命だ」と言って両親の間で葛藤があった。修学旅行は母親が同行した。

　6歳の頃,「なぜこんな身体の弱い子を産んだのか」とAさんは母に聞き, 10歳時には「僕の身体はいつの日か治るのか」「皆と同じように元気な身体になりたい」と言った。そのころ, 母親は「どうしてこんなに回復しなくなったのだろうか。専門医に相談しなくては」とのメモを残している。

中学に入ると内出血は続いていたが，頻度は減少した。プールに飛び込み，頭蓋内出血して1か月半入院したり，血尿がたびたびあった。修学旅行には行けなかった。

高校時代はバスで通学。足は引きずって，肘は曲がったままだった。月1回は内出血で病院に行っていたが，長期で学校を休むことはなくなっていた。時々バイクに乗ったり，自転車でゲームセンターにいくこともあった。クラブ活動はできなかったが，わりと普通に生活していた。

高校卒業後，学校の紹介で血友病を伝え障害者枠で会社に正社員で就職。（身体障害者手帳2種5級）大型機械の担当で仕事はきつく，月に2日くらいは足首や肘の内出血で休んでいた。

22歳の時に左股関節の大きな出血を起こし入院。2週間で退院したが2か月後に再出血で入院。入院中に，HIVに感染していることを主治医から告知される。19歳から付き合っていた女性が1日病室にいることを知った主治医から，感染していないと言っていたのは嘘だったこと，感染がわかっていた（1986年）が治療薬もなかったので言えなかったことを説明された。また退院した直後に会社に行くと「仕事は難しいと思うし責任が取れない」と解雇された。「HIV感染告知と会社の解雇とダブルパンチ」でショックを受けた。自宅に帰って両親に話すと，母は「もしかしてと思っていた」，父は「大丈夫。死にはしない」と言って受け止めてくれた。退職から2か月後に会社から戻ってほしいとの連絡があり再就職した。HIV感染のことは伝えなかった。

27歳でHIV感染のことも伝えたうえで結婚に至った。当時はCD4は800。しかし33歳の時から急にCD4が600から400へと下がり始め，抗HIV薬開始。AZT，3TCのカクテル療法を開始。CD4はあまり変わらないがウイルス量は下がった。

38歳で，20年勤務した会社を退職。その後，股関節の人工関節置換術，C型肝炎に対するインターフェロン療法，胆のう出血のため胆のう摘出などあり，45歳頃からはうつ症状を発症し，精神科通院を開始。47歳でサルモネラ敗血症を起こし，AIDS発症と診断される。

現在，HIV感染症，肝がん，うつ病，関節症に対する通院治療中で，

免疫機能は CD4 は 400，ウイルス量は検出限界以下である。うつ症状等のためほとんど毎日自宅で過ごしていて愛犬の散歩で外出する程度である。月1回カウンセリングを受け，また月1回仲間と食事をしている。「将来が不安。精神的にきつい」と語る。

病歴

年齢	症状，治療など
出生	長男として出生。 生後6か月頃から母親は身体の変調に気づく。
生後9か月	皮下出血。入院（20日間）。輸血。
生後10か月	両下腿内出血（大きく数も多い）。入院（1週間）。 母親の血液を輸血。
1歳1か月	三輪車から転落。両眼出血。病院入院。輸血。
1歳2か月	打撲で内出血紫斑状態。
1歳6か月	脳内出血で入院。幸い後遺症はなし。
2歳1か月	高熱，右手痙攣。4日間入院（5歳までにもたびたび出血）。
5歳9か月	血便で入院。赤痢の疑いと言われる。
6歳7か月	神経麻痺で入院。母親の血液を輸血。2か月間に4回。
6歳10か月	右手内出血で1週間入院。
10歳	内出血で歩行不能。止血の点滴。10日後に再度内出血。
〃	夜間に内出血で激痛に襲われて病院へ。 その後毎日のように左足内出血，鼻血，血尿が続く。
〃	左肘内出血で病院へ。
〃	左肘の内出血が回復しない。右足首の痛み。 新学期に1日登校のみで欠席。その後左足首も内出血。
12歳（中学）	たびたびの内出血が継続。
13歳	頭蓋内出血で1か月半入院。プールで飛び込み，翌朝ひきつけを起こして救急搬送。幸い後遺症はなし。
15歳（高校）	月1回は内出血で通院するも，長期に学校を休むことはなくなる。
18歳（就職）	学校の紹介で血友病を伝え障害者枠で就職。 仕事はきつく，月に2日くらいは足首や肘の内出血で休む。
22歳（解雇）	左股関節の大きな出血のため入院。2週間で退院したが2か月後に再出血で入院。退院した直後に会社から解雇通告。
〃 （告知）	入院中に，主治医より HIV 感染を告知される。
〃	退職から2か月後に再雇用される。HIV 感染は未告知。
27歳（結婚）	HIV 感染を伝え結婚。CD4 は 800。
33歳	急に CD4 が 600 → 500 → 400 と下がり始める。 抗 HIV 薬開始。AZT，3TC →カクテル療法開始。

	CD4 はあまり変わらないがウイルス量は低下。
37 歳	副作用の下痢・便失禁により，仕事中にも何回か下着を取りに帰宅することがあった。以後 5 年間この副作用が続く。
38 歳（退職）	20 年勤務した印刷会社を退職。
39 歳	左変形性股関節症の人工関節置換術施行（1 か月入院）。
40 歳	腹痛。腹腔内出血の疑いで入院（1 週間）。
41 歳	C 型肝炎検査入院。2 年間インターフェロン療法。
42 歳	胸膜炎の疑い，胆のう出血で入院。胆のう摘出術施行。
43 歳	うつ症状発症し精神科通院開始。
45 歳	発熱，血尿，呼吸困難あり，腎盂腎炎の診断で入院。
47 歳	左大腿筋肉内出血。血腫を穿刺。サルモネラ菌検出され抗生剤と定期輸注開始。AIDS 発症の診断（サルモネラ敗血症）。
48 歳	頭部両側側脳室出血のため入院。 目の焦点が合わない，会話が成立しない，立位保持困難出現。
49 歳	意識消失，発熱。腸炎（サルモネラ感染症再燃）で入院。
50 歳	HCC で精査入院。
51 歳	HCC 肝区域切除術施行，術後補助療法（化学療法）入院 3 回。
52 歳	肝がんの検査，治療のため入院。

═══ 引用・参考文献 ═══

・小西加保留編集代表，HIV とソーシャルワーク研究会編（1997）『エイズとソーシャルワーク』中央法規出版.
・厚生省（1998）『厚生白書（平成 10 年度版）』ぎょうせい.
・高田昇（2003）「中四国地方における HIV 医療体制の構築に関する研究」平成 15 年度厚生労働科学研究補助金エイズ対策研究事業「HIV 感染症の医療体制に関する研究」総合研究報告書，分担研究（研究代表：白阪琢磨）.
・東京 HIV 訴訟原告団（1995）『薬害エイズ原告からの手紙』三省堂.

第 2 章

第 9 節　要介護状態にある HIV 陽性者の制度利用

○要介護状態にある HIV 陽性者の制度利用にかかる背景

　HIV 感染症の治療は，抗 HIV 薬を用いた ART（多剤併用療法）によっ

て大きな進歩を遂げた。ウイルスの増殖と免疫細胞の破壊を抑制することにより，AIDSによる死亡数とAIDS関連日和見感染症の出現頻度は著しく減少し，抗HIV薬は1日1錠で可能なまでになり，副作用の問題も軽減されつつある。しかしながら一方で，受診の遅れによる後遺症や加齢に伴う合併症などのために要介護の状態になるHIV陽性者への支援が課題となっている。小西ら（2007）によると，こうした患者が必要な入院治療を終了後も退院できない事例を2004年当時でエイズ治療拠点病院（全国364か所）の4分の1が経験しており，その理由としては，転院先が見つからない，家族の支援が得られない，在宅の支援体制が整わない等があげられている。またその背景には，高額な薬価や医療機関の連携の不備や心理的な偏見等，制度・施策をはじめとする環境上の問題が大きいことが指摘されている。

このような実態を受けて，厚生労働省科学研究補助金によるHIV感染症の医療体制の整備に関する研究班では，「HIV感染症の合併症による長期入院・入所を可能とする必要がある」（木村 2005：11）との提言を行い，HIV訴訟原告団も「HIV感染者の長期療養・介護が保険制度上も実質的に可能となるよう医療・保険制度を整備されたい」（東京HIV訴訟原告団ら 2006）と要求している。2008年には，医療療養病床における抗HIV薬の診療報酬上の外付け（定額外の出来高算定）が可能になるなど一定程度の改定が行われた。しかしながら，医療・介護施策の変遷は目まぐるしく，疾病を問わず患者の療養生活に大きな影響を及ぼしている。

このような状況の中で，ソーシャルワーカーとしては，常に患者の地域生活を支える制度の実態を的確に認識し，制度改善への視点を持つことが非常に重要である。そこで本節では，「要介護状態にあるHIV陽性者」による地域資源の利用の実態について，厚生労働科学研究費補助金エイズ対策研究事業「HIV感染症及びその合併症の課題を克服する研究班」（研究代表者白阪琢磨，研究分担者小西加保留）により，2009年にエイズ治療拠点病院ソーシャルワーカーに対して行った調査の結果に基づき，その現状と課題の改善に向けた考察を行いたい。

1) 調査の方法

全国のエイズ治療拠点病院374か所のソーシャルワーカーに対して，2009年12月〜2010年2月にかけて，無記名自記式調査票による郵送調査を行った。調査項目は，属性，要介護状態にあるHIV陽性者制度利用状況，ソーシャルワーカーの制度利用に関する認識，利用困難の要因，生活保護受給者の制度利用状況等であった。統計的検定にはMann-WhitneyのU検定を用いた。調査は無記名で実施し，質問内容に個人が特定される項目は含めなかった。

2) 結果

回答数は117票，回収率は31.3％であった。このうち，ソーシャルワーカーが配置されていないと回答した2票をのぞいた115票を分析対象とした。

①回答者および所属医療機関の属性

回答者の所属する医療機関の平均在院日数（n＝108）は，14日未満19.4％，14〜16日未満31.5％で，16日未満が半数を超えており，16〜19日未満28.7％，19〜21日未満10.2％で，21日未満で全体の約9割を占めた。

ソーシャルワーク経験年数（n＝114）は，平均10.2年（最大40年，最小0.2年）で，HIVソーシャルワーク経験年数（n＝111）は，平均5.0年（最大20年，最小0年）であった。

本調査の対象となる要介護状態にあるHIV陽性者の過去3年間における支援経験（n＝115）は，「あり」が48人で4割強であった。経験のある者の過去3年の累計支援実数は，1〜4例が66.7％，5例以上経験している者も約3割存在した。

②要介護状態にあるHIV陽性者の制度利用状況

要介護状態にあるHIV陽性者の入院・入所および在宅療養にかかわる

表1　要介護状態にある HIV 陽性者の制度利用

		利用希望あり	利用経験あり	経験ありにいたらなかった
入院・入所施設（n＝30）	1．医療療養型病床	15	3	13
	2．障害者施設等病棟	7	1	6
	3．緩和ケア病棟（ホスピス病棟）	8	3	5
	4．介護療養型病床	5	0	5
	5．老人保健施設	7	1	6
	6．特別養護老人ホーム	4	1	3
	7．身体障害者療護施設	6	2	5
	計	52	11	43
在宅療養制度（n＝32）	1．往診医	8	9	0
	2．自立支援医療による訪問看護サービス	11	10	4
	3．自立支援給付による居宅介護サービス	9	9	1
	4．介護保険による訪問看護サービス	11	10	1
	5．介護保険による訪問介護サービス	12	11	1
	6．地域生活支援事業による移動支援サービス	3	3	0
	7．レスパイト入院	8	6	2
	計	62	58	9

制度利用状況（過去3年間）の結果は，表1のとおりである。

　入院・入所に関する制度については，30病院において，「利用希望」があり，施設種別は医療療養型病床15，緩和ケア病棟8，障害者施設等病棟と老人保健施設7などであった。また実際にこれらの施設の「利用経験」があったのは，医療療養型病床3，緩和ケア病棟3，身体障害者療護施設2などの順で，介護療養型病床は0であった。「利用にいたらなかった経験」は，医療療養型病床13，障害者施設等病棟と老人保健施設6の順に多かった。

　一方で，在宅療養にかかわる制度利用については，32病院において，「利

用希望」があり，介護保険による訪問介護サービス 12，自立支援医療による訪問看護サービスと介護保険による訪問看護サービス 11 の順に多かった。またこれらの「利用経験」が実際にあったのは，介護保険による訪問介護サービス 11，自立支援医療による訪問看護サービスと介護保険による訪問看護サービス 10 の順に多く，すべての制度で利用経験があった。「利用にいたらなかった経験」は，自立支援医療による訪問看護サービス 4 が最も多かった。

　以上の結果からは，患者・家族から利用希望があっても実際の利用に至らないのは，圧倒的に在宅より入院・入所施設であることがわかり，在宅の場合は，訪問看護の利用に課題があることが示された。

　なお,表の中の「利用希望」「利用経験」や「利用にいたらなかった経験」の数が整合しない場合があるが，例えば，希望がなくても利用した等の可能性も否定できないため，回答とおりの集計を行った。

③ HIV 陽性者以外の制度利用（待機期間・経費）

　HIV 陽性者以外の場合の入院・入所にかかわる制度利用について，一般的な待機期間を尋ねたところ，特別養護老人ホームと身体障害者療護施設は，少なくとも 1 年以上の待機期間があるとした回答が約 8 割を占め，すべての施設において，少なくとも 1 か月以上の待機期間があるとする回答が半数以上であった（表2）。

　次に入院・入所の際に，保険制度や自立支援給付の自己負担以外に必要とされる一般的な経費（リネン代，おむつ代等）の月額について，1 都 3

表2　一般的な待機期間（最短値）

	10 日以内	1 か月未満	1 か月～	3 か月～	6 か月～	1 年～	5 年以上
1．医療療養型病床（n＝91）	4.4%	28.6%	53.8%	8.8%	2.2%	2.2%	0.0%
2．障害者施設等病棟（n＝63）	4.8%	20.6%	47.6%	9.5%	7.9%	9.5%	0.0%
3．緩和ケア病棟（n＝80）	28.8%	21.3%	41.3%	8.8%	0.0%	0.0%	0.0%
4．介護療養型病床（n＝82）	1.2%	19.5%	46.3%	19.5%	9.8%	3.7%	0.0%
5．老人保健施設（n＝88）	1.1%	8.0%	52.3%	25.0%	10.2%	3.4%	0.0%
6．特別養護老人ホーム（n＝81）	0.0%	1.2%	6.2%	1.2%	8.6%	79.0%	3.7%
7．身体障害者療護施設（n＝54）	1.9%	1.9%	9.3%	3.7%	5.6%	70.4%	7.4%

※その他・不明のぞく

県（東京都，埼玉県，千葉県，神奈川県）とその他の地域での差異を検討したところ，すべての制度利用において1都3県のほうが有意に高額であった。1都3県においては，少なくとも10万円以上とした回答がすべての施設において半数を超え，医療療養型病床，障害者施設等病棟および介護療養型病床ではおよそ8割に達した。

④ソーシャルワーカーの制度利用に対する認識

要介護状態にあるHIV陽性者の制度利用に対するソーシャルワーカーの認識として，「待機なく利用できる」「重要度が高い」「他の疾患と比べ利用しにくい」「利用が想定されている」「今後利用希望が増加する」「受入先の開拓は容易である」という内容について，4件法で尋ねた（n＝106）。そして，過去3年間における要介護状態にあるHIV陽性者の支援経験の有無による違いを検討したところ，複数の入院・入所施設利用において「経験あり」群のほうが，「待機なく利用できる」とは思わず，「他の疾患と比べ利用しにくい」と感じ，また「経験なし」群よりも「利用が想定されていない」と現状を厳しく認識していた。例えば，介護療養型病床，老人保健施設，身体障害者療護施設，特別養護老人ホームなどで，特に「他の疾患と比べ利用しにくい」と感じていることが示された。

また，過去3年間におけるHIV陽性者の累計支援経験数を10例未満（0を含む＝「支援少」群）と10例以上（＝「支援多」群）に分け，違いを検討したところ，8項目で有意差がみられ，「今後利用希望が増加する」については，入院・入所施設で4種類（介護療養型病床，医療療養型病床，老人保健施設，特別養護老人ホーム），在宅で2種類（介護保険の訪問介護，訪問看護サービス）の制度について，「支援多」群が「支援少」群に比べて，有意に増加すると回答していた。「他の疾患と比べ利用しにくい」については，往診医のみに有意差があり，「支援多」群のほうが「支援少」群より利用しにくいと回答していた。一方，地域支援事業による移動支援サービスにおいては，「支援多」群のほうが「支援少」群に比べて，有意に「待機なく利用できる」と回答しており，経験による差があることが示された。

⑤制度利用を困難にしている要因

　要介護状態にある HIV 陽性者の支援経験が過去３年間にあるとした回答者（n = 48）に，入院・入所および在宅療養にかかわる制度利用を困難にしている要因を複数回答で尋ねた。その結果，入院・入所，在宅療養制度ともに，「経験がない」という理由をあげた回答が最も多く，続いて「感染リスク不安」や「職員の了解に難」が多かった。ただし，入院・入所施設では，「11．経験がない」に続いて「１．利用想定なし」が要因としてあげられた。一方，在宅療養制度では，「９．量確保に難」があがり，「17．風評被害への懸念」を上回っていた。量確保が難しい要因としては事業者側の要因より制度的要因をあげた回答が多かった（図１，図２）。

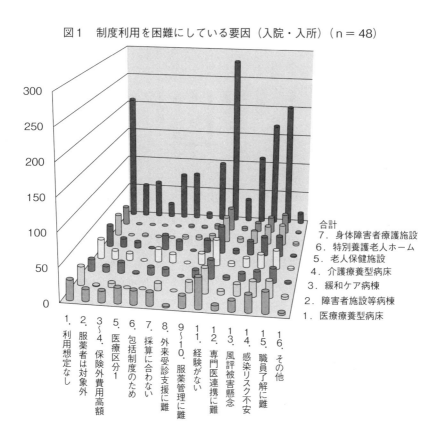

図１　制度利用を困難にしている要因（入院・入所）（n = 48）

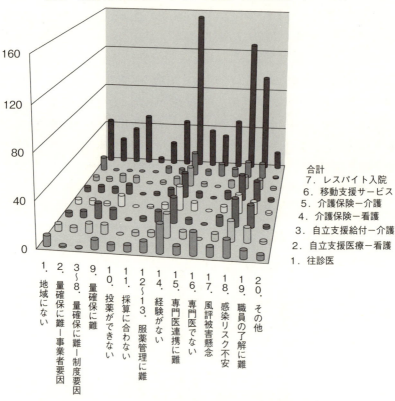

図2 制度利用を困難にしている要因（在宅療養）（n = 48）

⑥生活保護受給者およびボーダーライン層の制度利用

　要介護状態にあるHIV陽性者の支援経験が過去3年間にあるとした回答者（n = 48）に，同状態の患者について，「生活保護非受給者に比べ生活保護受給者が各制度を利用しにくい」かどうかについて4件法で尋ね，1都3県（東京都，埼玉県，千葉県，神奈川県）とその他地域での差異を検討したところ，すべての入院・入所施設において，1都3県のほうが，その他地域よりも有意に利用しにくいと回答していた。中でも医療療養型病床，障害者施設等病棟，介護療養型病床および老人保健施設は，1都3県では利用しにくいとの回答（「とてもそう思う」と「まあそう思う」の合計）が9割以上にのぼった。

制度上の阻害要因にかかわる自由記述においては，生活保護を受給していることは1つのメリットとする回答もあった一方で，特に入院・入所にかかわる制度利用において保険外の私費負担が大きい，おむつ費用の支払い等の問題で受け入れ側に迷惑がかかる等の理由で利用が阻害されているとの回答があった。在宅療養制度利用においても，訪問看護サービスの利用を医師の指示があっても福祉事務所が認めなかったり，病状を理解されず働けるはずと強制されるケース等の報告があった。

また「ボーダーライン層（生活保護基準の1.3倍程度までの所得層）の制度利用上の阻害要因や困難を経験した内容にかかる自由記述では，入院・入所にかかわる制度利用については，保険外費用負担ができず希望にそえないことがほとんどであるとの回答があった。在宅療養については，負担を考えて適切な量のサービスを利用するのが難しい，家族が希望しない在宅療養が続く場合には虐待につながる可能性も高い等の回答があった。

⑦支援を困難にしている要因と対策

支援経験の有無にかかわらず，HIV陽性者の支援を困難にしていると思われるさまざまな要因およびその改善のための対策等について，自由記述を求めた。

支援を困難にしている要因（**表3**）は，マクロ・メゾ領域として，①制度や運用面の要因（手続きの煩雑さや遅滞，対応の不統一等），②拠点病院の要因（一極集中による病院格差，地元の地域生活からの乖離等），③知識・機会・経験に関する要因（援助者や地域住民の知識不足，偏見等），④プライバシーに関する要因（漏洩不安からの制度利用の躊躇等），ミクロ領域として，⑤患者に関する要因（築いてきた家族関係，生活基盤，ライフスタイルとの摩擦や脆弱性等）の5つに分類された。

一方で，改善のための対策については，「ソーシャルワーカー自身の知識・技量不足や経験不足」を認識したうえで，「支援のためのノウハウの蓄積・共有」「個別援助の充実」「疾患理解と地域特性に基づく対応」を進め，「権利としてのサービス利用の保障」のために，「ソーシャルアクションを含む制度の改善・活用と資源開拓」の取組みが必要との回答を得た。

表3　支援を困難にしている要因の５分類（自由記述）

①制度や運用面の要因
・手続きの煩雑さ／遅滞／対応の不統一
・診療・介護報酬の包括制度の弊害
・施設や事業者の指定困難／不足／偏在
・サービス内容や負担等の地域格差
・サービスの支給量や範囲の制限
・病状変化に応じた対応が困難
・若年層／低所得層／健康保険を持たない外国人の利用困難

②拠点病院の要因
・一極集中による病院格差／地域生活からの乖離
・専門医や指定医の不在／偏在
・入院日数制限や人員不足による患者支援や介入の限界
・医療者が制度利用に不慣れ
・医療者自身の偏見

③知識・機会・経験に関する要因
・援助者や地域住民の知識不足／偏見
・知る機会や経験の機会の不足
・１例目受け入れの壁

④プライバシーに関する要因
・漏洩不安からの制度利用の躊躇
・役場や事業者の知人の存在
・行政担当者や窓口の配慮不足
・申請代行等の人員確保に難

＜マクロ・メゾ＞

＜ミクロ＞

⑤患者に関する要因
・築いてきた家族関係／生活基盤／ライフスタイルとの摩擦や脆弱性
・制度利用の体面の悪さ／自己イメージの低下懸念
・経験不足な医療機関の敬遠

３）考察と課題

① HIV 陽性者の地域資源利用に影響を及ぼす制度的要因

　要介護状態にある HIV 陽性者が利用希望する制度の種類は，入院・入所，在宅療養ともに多岐にわたっていた。そして在宅療養制度に比して入院・入所施設は，患者の希望に対して利用にいたらなかった経験ができた経験を大きく上回っている現状が明らかになった。こうした実態の背景には，「経験がない」「感染不安リスク」「職員の理解に難」「風評被害懸念」のみならず，高額な保険外費用の負担，医療区分や包括制度によって採算が合わない現状といった制度上の要因が指摘された。また「利用想定なし」という回答の背景には，HIV 陽性者にとって必要な継続性のある専門的医療が，療養病床や老人保健施設等において制度システム上保障されていないという課題があることが示された。例えば，医療療養病床では，抗 HIV 薬が診療報酬上定額制の外付けになったにもかかわらず，実際には，薬の管理（当時）や ADL のチェックなど，病棟にとって厳しいと感じられる条件が課されることから，HIV 感染症に対する治療継続はしないと

いう方針を取ることが多くなると考えられた。

　また，都市部ではすべての施設で保険枠外の高額な経費が制度利用を困難にする大きな要因となっていることも示され，上記の医療療養病床等における課題と表裏の関係にあると考えられる。近年の医療制度改革における病院機能分化と在院日数短縮化を中心とした医療体制は，特に都市部において病院にとって断りやすい状況を生み出し，守備範囲を狭めていることが示された。

　一方，在宅療養制度においても，「風評被害懸念」を上回る要因として，必要な回数や時間帯が確保できないなど「量確保に難」があげられ，事業者側の要因よりも制度的な要因を指摘した回答が多かった。入院・入所，在宅療養のいずれにおいても，受け入れ先の感染不安解消や理解の促進を促す取組みは大変重要ではあるが，前提となる医療やケアを支える制度上の課題の解決が必要であることが強く示唆されたといえる。

②低所得者における課題

　調査結果からは，制度上の課題が生活保護受給者や所得のボーダーライン層の患者の制度利用にも大きく影響していることが明らかになった。特にすべての入院・入所にかかわる制度利用で，地域格差が顕著であった。生活保護受給者では，高額な保険外経費の負担ができないために制度利用ができず，経費の家族負担が生活保護制度の枠外で事実上認められている実態も自由回答に示されていた。法制度上の規定枠を外れた運用がなされているこうした事例では，家族の支払いがストップすると居場所を失う結果となる。制度に違反した運用のうえに，生存権をも脅かしかねない実態が明らかにされた。

　またボーダーライン層の制度利用においても，生活保護受給者と同様に入院・入所施設の費用負担は大きな阻害要因となっており，一方の在宅療養制度においては適切な量のサービス利用にかかる費用負担が阻害要因となっていた。中には治療の継続をも危惧される事例が自由記載に記されており，生活保護受給者よりもさらに厳しい状況に置かれている姿が浮き彫りとなった。

③課題の改善のために必要なソーシャルワークとしての課題

　支援を困難にしている要因およびその改善のためにソーシャルワーカーとして必要な対策について尋ねた自由記述の結果について，その構造を図3のように整理した。ソーシャルワーカーとして，実際にはまずミクロ領域において疾患理解と地域特性に基づく患者・家族への個別援助の質の保障が基本となる。支援を困難にしているメゾ・マクロ領域の要因については，制度の改善・活用，資源開拓のための知識・成果の共有・構築をもとに，ソーシャルアクションを含む制度の改善・活用，資源開拓を行う必要がある。そしてその基底には，クライエントの権利としてのサービス利用を保障していくために，ソーシャルワークの価値としてのアドボカシーの視点が重要といえる。本調査の自由記載については，別冊で報告書としてまとめるほどの多くの意見が寄せられており，ソーシャルワーカーとしての意思を強く感じさせる内容が盛り込まれていた。

④ソーシャルアクションと今後の課題の一般化

　エイズ治療拠点病院の多くは一般病院であり，医療制度改革を背景に急

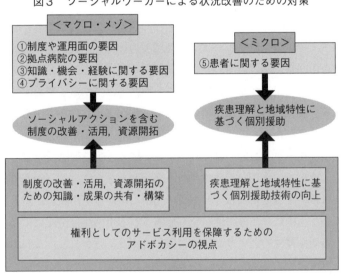

図3　ソーシャルワーカーによる状況改善のための対策

性期病院のみでは，患者の希望やQOLに沿った支援は実現できない。ソーシャルワーカーは，生活の主体者としての患者の立場から，必要な医療とケアを保障することがその任務である。今回の調査結果から支援「経験あり」群のソーシャルワーカーのほうが，「経験なし」群に比べ，多くの項目でほかの疾患と比べて有意に制度利用がしにくいと感じ，また今後制度利用希望も増加すると認識していることがわかり，今後の課題解決のための取組みの必要性，重要性を示唆する結果となった。他方で，HIV感染症に限定されない実態や課題も多く示された。

　現在では本調査の実施から数年を経て，HIV感染症を取り巻く状況は変化し，特に医療の進展は著しく，報告数にも歯止めの傾向がみられている。しかしながら，高齢化や早期診断の遅れなどによる影響は変わらず存在している。その一方で，医療・介護給付費の高騰を背景とする近年の医療介護制度・政策の変遷による国民への影響は，高齢者一般においてさらに深刻化しているのが現実である。本調査結果を鑑みると，ある意味でHIV陽性者の抱える地域生活の問題は，現代の高齢者が抱える問題に先んじて象徴的に現れていたといっても過言ではないようにも感じられる。

　いつの時代も制度の隙間に落ちる課題に気づくことができるのは，医療ソーシャルワーカーの「特権」である。平野（2015）は，社会福祉制度が未熟な時代には，残余としての社会福祉の視点からの取組みが求められるが，制度としての社会福祉が発展することにより，そこから生じた制度の谷間の問題があり，援助者としての実践視線の転換，面的接合，連携のあり方が問われるとしている。地域包括ケアシステムが最重要課題となっている現代において，HIV領域において展開され，本書にも記されている地域連携やネットワーキングの手法は，ソーシャルワークのメゾ・マクロ実践の方法として，1つのモデルとなるものと考える。今後地域特性や領域に則したさらなる地域ソーシャルワーク実践が展開されることが期待されるとともに，当事者主体の立場から，その実態を凝視し，発信していく姿勢を忘れてはならない。

＊　本稿は，『医療社会福祉研究』Vol.20，2012．6，77-87 に掲載された「要介護状態にある HIV 陽性者を支える地域の社会資源・制度の課題―エイズ治療拠点病院ソーシャルワーカーへの実態調査から―」を大幅に修正・加筆し，発行元の日本医療社会福祉学会の許可を得て転載したものである。

═══ 引用・参考文献 ═══

・平野方紹（2015）「支援の『狭間』をめぐる社会福祉の課題と論点」『社会福祉研究』122，19-28.
・木村哲（2015）『HIV 感染症の医療体制の整備に関する研究』厚生労働科学研究費補助金エイズ対策研究事業 HIV 感染症の医療体制の整備に関する研究平成 16 年度統括・分担研究報告書，3-17（研究代表：木村哲）.
・小西加保留・石川雅子・菊池恵美子ほか（2007）「HIV 感染症による長期療養者とその受け入れ体制に関する研究」『日本エイズ学会誌』9，167-72.
・東京 HIV 訴訟原告団・大阪 HIV 訴訟原告団（2006）「平成 17 年度 HIV 医療体制に関する統一要求書」.

第 2 章

第 10 節　社会福祉施設におけるマネジメント

○陽性者の受入れにおける福祉施設マネジメント

　HIV 感染症の治療は飛躍的に進歩し，抗 HIV 薬の ART（多剤併用療法）によって今や慢性疾患の 1 つとなった。一方で，高齢化等により陽性者が認知症や脳卒中などを発症し，要介護状態となり在宅生活が継続困難になる事例や急性期から慢性期医療への移行に伴い医療機関の長期療養者の滞留問題が浮上している。このため，在宅での自立困難な陽性者に対して，福祉施設が地域社会の受け皿となることへの期待が年々高まっている。

　しかし，福祉施設における日常的ケアでは HIV 感染のリスクは少ない

にもかかわらず，陽性者の受入れは困難な状況にある。背景には福祉施設の受入れ体制の未整備，HIV/AIDS の理解不足や差別・偏見の問題が介在していると思われる。

本節では，福祉施設における陽性者の受入れに関する課題と対策として，質的・量的調査の結果を参考にして，その課題を克服するための福祉施設マネジメントについて述べる。

1　福祉施設における HIV 陽性者の受入れ拒否プロセスモデル

筆者は 2009 年に福祉施設職員 1400 名を対象に量的調査（山内2010）を行い，有効回答 1102 名のデータを解析し，福祉施設における陽性者の受入れ拒否に至るプロセスを検討した。

まず，陽性者の受入れに関する質問 87 項目を因子分析（最尤法・プロマックス回転）した結果，以下の 10 因子が確認された。すなわち，施設内感染や利用者家族の反対，職員の離職リスク等に関する不安感を表す「リスク評定」，人手不足や間接業務増加の負担感を表す「業務負担感」，HIV/AIDS に関する知識，感染予防の理解に関する「HIV 知識」，陽性者の受入れは社会的意義がある，適切に対処できるという自己効力感に関する「社会的使命感」，専門家の派遣や助言指導，研修費補助制度，受入れ施設からの情報提供に関する「ソーシャルサポート」，看護師・医師の常駐や増員を望む「医療体制の要請」，職員のチームワークに関する「ワーカーシステム」，HIV 抗体検査が必要とする「感染確認」，陽性者の精神的サポートに関する不安を表す「精神的サポート」，噛みつき，歯磨き等の出血に関する不安を表す「血液感染不安」の因子である。

次に「受入れ拒否」に影響する因子を調べるためにこの 10 因子を独立変数に，質問項目「受入れ拒否」を従属変数にしてステップワイズ法で重回帰分析をした結果，「リスク評定」「業務負担感」「HIV 知識」「社会的使命感」「ソーシャルサポート」「医療体制の要請」の 6 因子との関係が示唆された。福祉施設は典型的な官僚制であるため，起点となる施設運営方針などによって規定される諸要因が影響し合い，サービスを生み出す組織

構造体である。そこで「社会的使命感」を起点とし,「リスク評定」「業務負担感」「HIV知識」「社会的使命感」「ソーシャルサポート」「医療体制の要請」の6つの受入れ課題領域が相互に影響し合い,陽性者の「受入れ拒否」に至る福祉施設におけるHIV陽性者の受入れ拒否プロセスモデル（図1）を仮定し,統計学的に検証した結果,その妥当性が明らかになった。

図1のモデルは以下のように説明することができる。職員の社会的有意義感や自己効力感に関係する「社会的使命感」は,直接的に「受入れ拒否」を緩和し,間接的に人手不足,間接業務の増加,気が休まらない等の負担感である「業務負担感」を経由しながら陽性者の「受入れ拒否」を緩和する。

さらに,「社会的使命感」は,別経路において「医療体制の要請」における医師・看護師の常駐や看護師の増員への依存度を緩和し,「業務負担感」

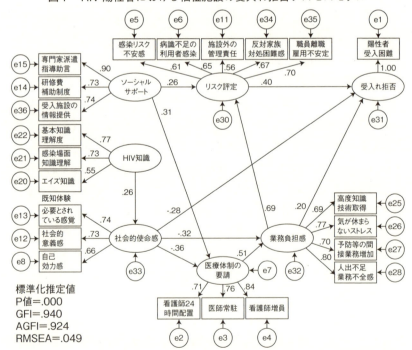

図1　HIV陽性者における福祉施設の受入れ拒否プロセスモデル

を経由して「受入れ拒否」を緩和する。そして，HIV 感染症の基本的知識や感染予防の理解に関する「HIV 知識」は「社会的使命感」を増強し，「受入れ拒否」を緩和する。

逆に，専門家の派遣や指導助言，研修費助成制度，受入れ施設の情報提供の外部支援を表す「ソーシャルサポート」は，「医療体制の要請」を増強して，「業務負担感」を経由して陽性者の「受入れ拒否」を強める。同時に別経路で施設内感染や利用者家族の反対，職員の離職リスク等に関する不安感を表す「リスク評定」を増強させ，同様に「受入れ拒否」を増強することが示唆された。

また，本モデルでは「HIV 知識」から直接「受入れ拒否」を緩和するパスを引けなかったが，このことは，単に「HIV 知識」を増強しても陽性者の受入れ意向を強めないことを示唆している。

つまり，「社会的使命感」のような組織的・個人的な意識の志向性が重要であり，陽性者の受入れにあたっては，単に医療的知識や感染症防止の知識やスキルの伝達だけでなく，組織理念や陽性者の人権擁護と関連させる研修プログラムのほうが効果を発揮することが示された。陽性者の受入れのための早急な環境整備等の組織改善は，「社会的使命感」の職員への浸透が不十分な場合，現場の「受入れ拒否」をかえって高める可能性がある点を考慮する必要があると思われる。

2 福祉施設長の HIV 陽性者の受入れに関する意識と行動プロセス

筆者は 2010 年に陽性者の受入れについて，社会福祉法人が運営する福祉施設長 54 名を対象にフォーカス・グループによるインタビュー調査（FGI）を行った（山内 2013）。施設長を対象にしたのは，陽性者の受入れの意思決定に施設長が深く関与するためである。インタビューで得られたデータを逐語録化し，陽性者の受入れに関する施設長の意識と行動のプロセスをとらえることを分析テーマに，質的内容分析を行った。

その結果，施設長の陽性者の受入れに関する意識と行動プロセスとして，9 つのカテゴリーとその構成概念である 26 のサブカテゴリーが抽出され

た。これら9つのカテゴリー，すなわち受入れ要請時の混乱を表す『いきなりのエイズ』，施設長が受入れ可否を意思決定する場面である『最初の受入れ可否の判断』，受入れ前提で陽性者の受入れ環境を整備する場面を示す『施設の受入れ課題に向き合う』，拠点病院などの外部の社会資源を積極的に活用しようとする『地域連携と協働』，陽性者受入れに向けたさまざまな初動期の体制づくりである『初動の受入れ方略』，陽性者受入れに向けた職員教育を意味する『受入れのための重点研修』，組織メンバーの強みや自己効力感を高める働きかけを行う『チームの効力感』，福祉職員としての専門性への気づきである『主体性の気づき』，そして，組織に通底する感染への不安感情を表す『消えない不安感情』とその構成概念である26のサブカテゴリーが相互に関連して，図2の示すプロセスを経て施設長は陽性者の受入れ態度と行動を形成することが示唆された。なお，本文中の表記は『　』はカテゴリー，【　】はサブカテゴリー，〈　〉はインタビュー時における施設長のそのままの言葉である。

　以下，抽出されたカテゴリーを用いて説明すると，施設長は陽性者を福

図2　福祉施設長のHIV陽性者の受け入れに関する意識と行動プロセス

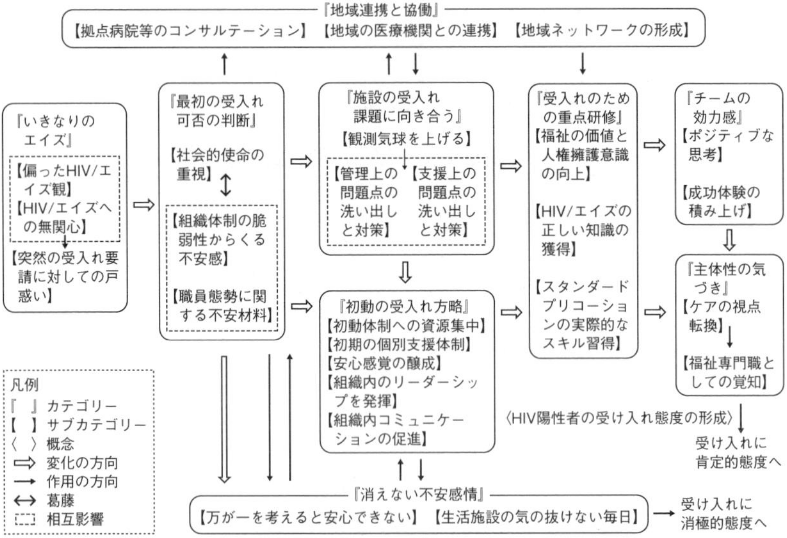

祉施設の利用対象外ととらえる【HIV/エイズへの無関心】状態であり，誤解や偏見の多い【偏ったHIV/エイズ観】を背景に，知識不足・経験不足のまま【突然の受入れ要請に対しての戸惑い】を覚え，少なからず動揺や混乱をきたす『いきなりのエイズ』に直面すると想定された。

　次いで，施設長は『最初の受入れ可否の判断』において，『いきなりのエイズ』状況に巻き込まれながら，組織理念やミッションをもとに考える【社会的使命の重視】と人手不足や業務負担などの労務管理面や組織体制を慮る【組織体制の脆弱性からくる不安感】ならびに【職員態勢に関する不安材料】との間のコンフリクトを体験する局面に至ると思われる。

　そして，施設長が【社会的使命の重視】を選択した場合は，受入れを前提とした問題解決を図ろうとする『施設の受入れ課題に向き合う』へ向かう。この局面ではインターネット等から手当たり次第に情報を集める【観測気球を上げる】を経て，【管理上の問題点の洗い出しと対策】【支援上の問題点の洗い出しと対策】を実際的に検討する。施設長は受入れに向けて組織内資源を見直し，具体的対策を検討するもので，曖昧であったHIV/AIDSに関する知識が明瞭になり，施設内で実践できるケアについて客観的事実に基づく合理的判断がとれるようになる。施設の強みと弱みを分析し，受入れに向けた組織改善を推進する。

　さらに，施設長は外部の専門機関と連携し，福祉施設固有の受入れ課題や対策に対し，拠点病院との連携など外部の社会資源とつながる『地域連携と協働』を行い，【拠点病院等のコンサルテーション】の活用や歯科や皮膚科などの【地域の医療機関との連携】を促進し，地域でのエイズの勉強会に出向く【地域ネットワークの形成】を試みる。また，組織内の受入れ体制の整備を推進するために，担当チームを結成したりする【初動体制への資源集中】を行い，陽性者支援の経過観察を強化し，随時のケース会議を設けるなどの【初期の個別支援体制】を敷く一方で，職員一人ひとりの不安感解消に向けた面談や話し合いを行う【安心感覚の醸成】を行う。特に施設長は【組織内のリーダーシップを発揮】し，【組織内コミュニケーションの促進】して施設全体の意思統一を図ろうとする『初動の受入れ方略』を展開すると推定された。

そのうえで，施設長は，【福祉の価値と人権擁護意識の向上】【HIV/エイズの正しい知識の獲得】【スタンダードプリコーションの実際的なスキル取得】の3つの主題を持つ『受入れのための重点研修』を実施し，チームワークのよさ等の組織の強みを見直す【ポジティブな思考】やこれまで実践してきたHBV・HCV感染予防の実績を評価する【成功体験の積み上げ】によって，陽性者の受入れに関する職員の自己効力感を『チームの効力感』として組織的に高めようとしていた。

このような陽性者の受入れに関する施設長の意識と行動のプロセスは，福祉施設がHIV/AIDSの医療情報偏重の利用者観からHIV感染を1つの属性としてとらえ，生活者としての全体をみていこうとする【ケアの視点転換】や福祉専門職としての専門的主体性に焦点を当てる【福祉専門職としての覚知】を生み，この福祉専門職としての『主体性の気づき』が，陽性者の受入れ意向をさらに高めると推定された。

一方で，受入れ態度に負の影響を与える要因として，根強い感染不安感を意味する『消えない不安感情』が示された。『消えない不安感情』は陽性者の受入れプロセスを通底する感情であり一時的ではなく，常に全体を通して存在すると推定され，施設長はこの『消えない不安感情』を意識しつつ，陽性者の受入れの準備や体制づくりを推進していた。

3　課題と対策

量的調査と質的調査からみえてきた福祉施設における陽性者の受入れ課題と対策について，以下の5つのポイントにまとめた。

（1）社会的使命感によって受入れ態度を決める

福祉施設が受入れ意向に向かう転換点として，図2の『最初の受入れ可否の判断』にある【社会的使命の重視】によって施設長が陽性者を受け入れる覚悟を固めていく段階が非常に重要と思われる。

質的調査におけるFGIでの参加者の討議経過をみると前半はHIV/AIDSの知識が曖昧であり，怖い病気というイメージが先行し，陽性者と

の交流もなく，受入れ前例がないことから，陽性者に対する支援困難感が増大する。インタビューでは〈どう対応したらよいのかわからない〉という戸惑いや不安が豊富なバリエーションで語られるが，参加者の組織理念や社会的使命感に基づく受入れ発言を契機に，受入れを前提とした問題点の洗い出しと検討策に発言の焦点が移っていく意識の転換点が存在している。陽性者の受入れの鍵は，施設長等の組織リーダーが社会的使命感によって自らの態度を選択することにあると思われる。

　これは，図1の福祉施設におけるHIV陽性者の受入れ拒否プロセスモデルでも同様に起点となる「社会的使命感」が陽性者の受入れ意思決定に大きく影響していることからもうかがえる。単にHIV/AIDSの知識を増強しても，受入れに直接的に影響するとは限らない。受け入れようとする態度の選択と意思の志向性を醸成する対策が必要となる。

　尾崎（2002：379-87）はソーシャルワーク実践では，ゆらぎに翻弄されず向き合い，困難感や不安を早く手放したいという葛藤に打ち勝つことの重要性を指摘しているが，葛藤状態を克服する鍵概念となるのが組織ミッションである。つまり，陽性者の受入れを促進するには福祉施設の組織理念や社会的使命感を喚起させる方策を検討することが重要である。

②）『いきなりのエイズ』にみる戸惑いと全体を通底する『消えない不安感情』

　陽性者の受入れの特徴として，受入れ要請時の戸惑いと全体を通底する不安感情を指摘することができる。図2の『いきなりのエイズ』の局面では，受入れ要請時の不安と戸惑いが組織全体に拡散し，過去のマスコミ報道の負のイメージを介して強い不安のスパイラルに陥り，個人と組織全体に偏見・差別が立ち現れる状況に巻き込まれ，受入れに関する組織課題の掘り下げを中断する傾向にあることがわかる。

　このため，まずHIV/AIDSの正しい知識を習得し，冷静にこの問題に対処し，誰にでも起こり得る問題として，職員が自分たち福祉の職域問題として引きつけて考えることが重要となる。

　この巻き込まれから脱する最善の方法は，最初からHIV陽性者を受け入れる基準について検討を済ませておくことである。福祉施設はイマジ

ネーションを働かせ，いずれ近い将来に HIV 陽性者を受け入れる時期が到来することを想定し，今から HIV/AIDS の受入れのために職員の意識改善と組織の受入れ体制を検討することがファーストタッチの時にあわてない最善の方法である。

　一方で，HIV/AIDS の感染不安や根強い差別・偏見は沈潜化しながら図2の『消えない不安感情』となって陽性者の受入れプロセス全体に影響を与え続けると推定される。『消えない不安感情』に象徴される現場の感じ方は，施設長のインタビューにあるように〈感染しないと言われても，不安は解消されない。やはり感染の可能性はゼロにならない〉であり，〈B肝対策と同じであるといっても，やはり冷静には受け止められない〉であったりして多分に感情的な陰影を含むものとなって立ち現れる。従って，陽性者の受入れが実現して，支援体制が安定したようにみえても，ちょっとした契機に『消えない不安感情』が現場に再浮上する可能性がある。

　そのため，組織がこうした個人の弱さやゆらぎをメンタルな部分で共感することも重要と思われる。組織の垂直方向で基本方針と具体的な受入れ戦略を提示し，横軸で職員同士の話し合いと合意に至るプロセスが必要である。これによって職員間の信頼関係が成立し，組織と個人は安心感覚による困難を克服する力を獲得していくと思われる。

　このような働きかけは，感染症研修を定期的に実施するなどの取組みと並行して，職員が抱える『消えない不安感情』に関心を寄せ，職員同士が不安感情を率直に認め合っていける組織風土の形成が重要となる。建前が先行した場合，この陰性感情は組織全体に沈潜し，組織改善を図る際の障壁となる可能性が高い。職員の感染不安に揺れる「弱さ」を認め合って乗り越えていく職員同士の対話の場や個別の相談窓口を設ける等の組織運営の仕組みが求められる。

③『施設の受入れ課題に向き合う』にみる福祉施設固有の課題

　陽性者の受入れ環境を整備するうえで，図2の『施設の受入れ課題に向き合う』際に福祉施設の組織構造に着目する必要がある。福祉施設は利用者の生活の場であり，集団生活の場である。そのため，ほかの利用者・家

族，地域住民との相互作用は避けられない環境にある。時として，福祉施設が風評被害やほかの利用者家族の受入れ意向を過度に心配する場合がある。これは，自らの不安を家族や地域住民に投影しているだけでなく，組織運営に地域住民や利用者の家族会との協調が強く求められることも一因となっている。

　また，医療機関と違い，福祉施設は組織と個人の機能役割が曖昧な部分があり，例えば清掃や食事等の場面においては複数の職種がかかわる運営形態であるため，陽性者の受入れ課題とその対策は全事業所規模に及び，給食や清掃，事務などの間接業務の職種も含めて組織全体を視野に実施する必要がある。それだけ対応に煩雑さを抱える。

　さらに，利用者特性が大きく違うため，福祉施設の種別ごとに固有の受入れ課題を抱える。例えば，児童福祉施設や障害者施設では児童や知的障害の利用者が性的問題を抱えている場合は，日常生活での感染リスクは非常に低いと説明されても，参加者はインタビューで〈性教育，避妊指導の方法に困る〉〈性の問題はタブー視や戸惑いがある〉〈噛みつきや自傷がはげしい場合は受入れ困難〉などと語り，感染事故の不安は一挙に高まる。逆に高齢者施設においては，利用者の性的問題は受入れ課題として意識されにくい。

　こうしたそれぞれの福祉施設固有の問題が支援困難感を増幅させ，根強い感染不安を生み出す要因ともなっている。受入れ要請の際は各施設の個別事情を十分に配慮した対応が求められる。

4）『初動の受入れ方略』を推進するリーダーシップとコミュニケーション

　陽性者の受入れには，図2の『初動の受入れ方略』にある福祉施設の初動の支援体制構築が重要であるが，これは新たに特別な知識やスキルを習得したり，高度な医療体制や感染予防対策を講じたりする性質のものではない。陽性者のケアは福祉施設においては毎日の服薬と数か月に1回程度の通院を要する以外は，ケアの内容は福祉施設の他利用者と何ら変わりなく，日常的には施設が通常実施しているHBV陽性者の基本的対応であるスタンダードプリコーションで十分であり，特別の環境整備は必要ない。

むしろ『初動の受入れ方略』では，組織内のリーダーシップとコミュニケーションを発揮し，受入れ時における組織の動揺と混乱を終息させ，組織のパフォーマンスを最大限に発揮させる組織感情のマネジメントが求められる。

施設長等が率先して支援チームに対し，受入れの基本方針を浸透させ，HIV/AIDS の基本的知識を正しく伝えるとともに，必要な利用者情報を的確に周知させる必要がある。次いで，職員会議やケース会議を開催し，初期の個別支援計画に基づくケアの見通しを持たせることが重要である。

このような一連のプロセスを通じ，職員自身が HIV/AIDS に対する怯えや不安を陽性者に投影して，自らの支援困難感を増大させ，HIV/AIDS だけを特別視する内なる差別・偏見構造を生み出している事実に気づくような取組みが求められる。

HIV 陽性者の受入れは，福祉施設における危機感覚の中の組織のゆらぎであり，職員の適応のための変化の痛みともいえる。高田（2003：35-48）はこうした危機に対処する能力を持つ組織を作るには，危機の事態をコントロールしている感覚である「制御体験」，その感覚・体験を職員に浸透させ，共有化する「代理体験」，そして励ましや支持を意味する「言語的説得」，職員の心身の健康状態を意味する「生理的状態」の4要因が必要であるとしている。

施設長は福祉施設の社会的使命や意義を説明し，事前説明や迅速な情報提供による組織の一体感覚を醸成し，職員会議や委員会，QC 活動等によって，陽性者受入れに関する職員の施設運営への参画意識を高める一方で，危機を全員で制御しているという感覚を醸成するために，チーム内の職員に陽性者の受入れに関して十分に対処できていることを絶えず承認して伝達する仕組みやしかけを意図的に設定する方策が求められる。

5) 陽性者の受入れを促進する研修のあり方

施設長は陽性者の受入れにあたって図2の『受入れのための重点研修』として次の3つの研修目的を設定したプログラム開発が必要となる。

まず，第1に福祉の価値と人権擁護意識の向上ならびに職員が HIV/

AIDSに対する差別と偏見意識を自己覚知できること。第2にHIV/AIDSの基本的知識を医学的な側面からだけでなく，陽性者を生活の主体者として生活全般からとらえる観点が盛り込まれること。第3にHBVの感染予防等を基準としたスタンダードプリコーションの実用的観点からの見直しがあげられる。

第1では前述した社会的使命の重視や支援者自らの内なる偏見構造について学ぶことが重要であり，第2では正しいHIV/AIDSの基本的知識の習得のみならず，特に当事者を知る機会や交流する体験的な研修プログラムが効果をあげる。当事者との交流は，自分自身の差別意識の内省とともに陽性者への共感をもたらし，彼らの生活や生きづらさを知り，自分たちの福祉専門職の領域に引きつけて考える契機となる。

さらに，陽性者との接触は地域の中で日常的に行われるのが理想であり，福祉施設の前倒しの受入れ準備として，事前に交流する機会を設けるような積極的な働きかけが期待される。

第3は，実効性の観点から，現に実施している既存のHBV・HCV・MRSA等の感染対策を見直すことが大切である。現場の感染予防のための手袋着用が不徹底であるという懸念から受入れを拒否するケースもあり，あらためてスタンダードプリコーションを現場に習慣化させる現場教育を徹底させることが必要である。

感染不安には，医療機関と連携して血液暴露対策をフローしたり，夜間の緊急時対応のシミュレーション訓練をプログラムに組み込むと効果的であると思える。

そのうえで，研修プログラムは『チームの効力感』の向上と『主体性の気づき』を促進するよう配慮する必要がある。福祉施設の受入れ困難理由の筆頭は，陽性者の感染対策の不備である。前述の量的調査でもスタンダードプリコーションの認知度10.9％，HIV感染症マニュアルの常備度10.8％，HIV/AIDSの研修や勉強会の受講体験18.1％であり，一見，受入れ体制が脆弱にみえる。

しかし，一方でHIVより感染力の高いHBVやHCV陽性者の受入れは54.4％，HBVやHCV感染症マニュアルの常備率は100％である。ス

タンダードプリコーションの認知度は低いが，実質的にはマニュアルに手順が示され実行されている。福祉施設は HBV 陽性者等の感染予防を自然に行っており特別視していない。この現場の実践力を福祉施設は過小評価し過ぎることに気づく必要がある。

　そのため，HBV や HCV の基本的対応で十分対応できるという実感を持たせれば受入れ意向は強まると思われる。研修プログラムの開発では，このような自分たちの成功経験や達成成果を意識化して，自分たちの自信や強みにしていく【成功体験の積み上げ】が効果を上げると思われる。

　さらに，研修プログラムは『主体性の気づき』を促す内容であることが重要である。医療学知識に偏った人間理解から，HIV 感染症は利用者の1つの属性に過ぎず，ほかの利用者と同じであるという気づきをもたらす研修プログラムの設計が望まれる。

　本節は，平成 21 年度厚生労働科学研究費補助金エイズ対策研究事業『HIV 感染症及びその合併症の課題を克服する研究』分担研究「陽性者における福祉施設の受入れ課題と対策に関する研究」（研究代表：白阪琢磨）の一部である。

=引用・参考文献=

・高田朝子（2003）『危機対応のエフィカシー・マネジメント―チーム効力感が鍵を握る―』慶応義塾大学出版会，35-48.
・Flick U. (2009) *An Introduction to Qualitative Research*, Sage, 371-405. (＝ 2011，小田博志ほか訳『質的研究入門―人間の科学のための方法論』春秋社，393-398.)
・岩間伸之（2008）『支援困難事例へのアプローチ』メディカルレビュー社，21-29.
・中野隆之（2007）「保健福祉施設におけるリーダーシップに関する一考察」『社会福祉学』48.
・尾崎新（2002）『現場の力―社会福祉実践における現場の力とは何か―』誠信書房，379-387.

- 山内哲也（2010）「陽性者における福祉施設の受入れ課題と対策に関する研究」平成21年度厚生労働科学研究費補助金エイズ対策研究事業「HIV感染症及びその合併症の課題を克服する研究」研究報告書，143-159，分担研究（研究代表：白阪琢磨）．
- 山内哲也（2013）「福祉施設長のHIV陽性者の受入れに関する意識と行動プロセス」『医療社会福祉研究』Vol.21，55-72．

第2章

第11節　医療連携と組織マネジメント

①　看護と介護による在宅支援——10年間の歩み

はじめに—地域での生きづらさを抱える人々—

AIDS患者支援を始めて10年余りが経った。今もなお，継続して支援している患者，看取った患者，精神症状の合併のため，入院中の患者等さまざまである。しかし，どのような患者であっても共通している課題は，地域での生活は極めて厳しいということである。しかしながらこの状況は，AIDS患者に留まっているわけではない。

ALS患者をはじめ，多くの難病の患者は同じような課題を持っている。とりわけ，医療的なケア（気管切開や胃ろう造設・呼吸器装着）がある患者の受け皿はないに等しい。

昨今は，少しずつ受け入れる施設や事業所があると聞いてはいるが，HIV感染症に対する社会的偏見は今もなお続いている。このような状況は患者本人にとっての困難であると同時に支援者側の課題ともなり，退院時には病院のソーシャルワーカーを悩ませることになる。もちろん，地域で在宅支援をする私たちサービス事業所もこの課題に直面するわけだが，既存の訪問看護師にとってはこのような事例はすべて困難事例と受け止められることとなる。

そもそも訪問看護も訪問介護も住まいがあって介護してくれる家族がいることが前提であるため，住まいがない・お金がない（生活保護受給）・身寄りがない等，多くの問題を抱えている患者は訪問看護の対象から外れていく。もちろん，独居生活が可能な患者は対象となるが，現制度の定例的な週に数回の訪問看護では事足りず，最終的には服薬管理もできず状態が悪化しては救急車で，拠点病院へ搬送される。それを繰り返すことになるが，そのたびに日常生活機能は低下の一途を辿り，最終的には独居生活が困難な状態となっていく。生活保護受給の患者の場合は，ケースワーカーが支援者となるわけだが，ここでも困難事例となり打つ手はなくなってしまうことが多い。

　現在では，障害者総合支援法による相談支援専門員制度ができて，相談員はつくもののあくまでも在宅で生活する際に利用できるサービスのため，そもそもの住まい探し等はその対象となりにくい。

　こうして地域の制度やその仕組みの隙間で翻弄される人々が生まれる。本節では，筆者が所属するNPO法人安心の絆，ファミリーナースセンターでの10年間の活動を通して看護師による地域に向けた実践の内実を整理してみた。

1　看護師が実践する地域でのソーシャルアクション

（1）地域での課題の克服に向けた訪問看護ステーションの機能の拡大

　課題解決に向け最優先としたソーシャルアクションは，メゾレベルでの既存の訪問看護にとらわれないダイナミックかつスピード感を持った組織としてのアクションである。そのアクションは常に地域社会との連携が同時に実践されていくことによって一定の成果となっていく。もちろん，組織としての軸は常に対患者へのミクロレベルの実践を十分意識したうえで，地域社会のニーズに応えることを大きな指針とした。すなわち，訪問看護ステーションは常に積極的に地域のニーズをキャッチして，そのニーズに合わせて機能を変化させ高めていくのである。そして，この指針に基

づいたアクションを起こす過程で訪問看護師はあらためて看護の倫理に立ち返ることになる。すなわち，「対象となる人々に平等に，最期まで，その人らしく生を全うできるように援助を行うこと」を目的とすることである。AIDS患者をはじめ多くの患者が抱えている経済的困難や多様な疾病を背負って生きていかなければならない患者・家族の療養生活への直接的支援は，実際の現場での生きた看護理論として看護師に浸透していった。

　さらに，在宅看護の成果を発揮させるべき最も重要な点は，常に生活から病をとらえることである。在宅看護では当然のように思うが，病棟看護を経て在宅に入ってくる看護師は，「医学モデル」の視点重視の傾向があるため，意識的に「生活モデル」へ視点を変えると同時にICFの基本的な考え方を学ぶ必要があった。それぞれの人のできること，したいことを探し，全人的なかかわりの重要性に気づくということである。

　成果を発揮させるうえで，もう一点見逃してはならないことは，既存の訪問看護の対象者やそのサービスの内容を通して地域の課題が変化してきていることに自ら気づき，今後の訪問看護のあり方を探ることである。

　訪問看護は，2000年に介護保険制度がスタートした時点から現在に至るまで，対象者の多くは基本的に介護保険制度を利用する高齢者であったこと，重度の障害者やがん等のターミナルの患者の場合は家族機能が十分に果たせる場合に比較的限定されていること，そして，サービスの内容は主として身体介護と医療的なケアに限定されていて，そこには各専門職が行うサービスの不具合の調整やサービスとサービスの隙間を埋める手立てがないこと，さらに各専門職がかかわればかかわるほど，機能や役割がその専門に特化していて患者全体をとらえきれず部分的なかかわりに終わってしまうことなどの課題があった。

　そして，さらに医療的なケアのある患者の場合，吸引や経管栄養等の介護は家族以外の介護職には実施できず，そのため家族の負担が大きく在宅生活半ばであきらめて療養型病床への社会的入院を繰り返している実態も重要な課題となっている。

　もちろん，難病患者の場合はレスパイトの制度がないわけではないが，利用できる期間の制限と急な利用については困難な状況があった。

このような背景を可能な限り俯瞰して整理していくと，訪問看護として
の新たな機能は，在宅生活がさまざまな事情で困難な患者・家族をも対象
としてサービスを実施することにあることに行き当たる。特に，主治医が
入院治療の必要がないと判断した患者は，短期間のうちに地域で安心して
適切な看護（医療）と介護が提供される環境作りが迫られていることは周
知のとおりである。こうした環境作りには，看護師としてのソーシャルワー
クの視点が強く求められ看護と福祉のコラボレーションが必要となる。

2）看護の主体性で作る新たな住まい作り（社会資源の開発）

　訪問看護を開始してから，日々の直接的支援を通して看護の対象を在宅
生活困難者とその家族に拡大していく必要性は，患者・家族の強いニーズ
に基づくと認識できた。同時にそれは各拠点病院で退院調整をしている
ソーシャルワーカーにとって長期療養者の退院先としての「住まいの場」
の確保や在宅医療の問題と重層しており，新たな展開が迫られていた。そ
して，この課題を拠点病院ソーシャルワーカーと地域の看護師が共有する
ことがその後の拠点病院と地域のネットワークへとつながっていく。病院
のニーズは地域のニーズにつながっていると解釈し，AIDS患者を問わず
紹介を受けた患者に対して丁寧な情報提供とその共有化を図っていった。

3）直接的支援者（介護士）の育成とそのシステム作り

　地域生活を継続するために適切な医療とケアが受けられるような「場」
の確保は，「住まい」の提供と同時に「看護（医療）と介護」が一体的に
提供されてこそ成果として具体化される。当組織では，そこでのケアが看
護主体から介護主体と大きく舵をきったことが大きな特徴といえる。もち
ろん，介護士の育成は看護師が中心となり，生活を支援していくうえで必
要な疾病の知識・技術・制度運用について徹底的に指導を行った。特に重
要とした内容は，その患者のステージに応じた援助課題を明確にしたうえ
での介護計画立案である。

　当初はAIDS患者に対しての偏見はあったが，看護（医療）との壁を取
り払い，常に看護師とともに懸命に一つひとつの対応の仕方を学び患者に

かかわっていくことで，一人の人間として相手とかかわり，徐々に偏見を乗り越えていった。その結果，高い感度を持った観察力のもと，家族同様の十分なケアを提供するとともに患者のよき相談者となっている。患者にプラスのストロークを発信し，その結果を体感していくことで介護士は専門職として大きく成長していった。介護計画および支援計画は，絵に描いた餅ではなく，ましてや監査のための提出物などではない。ケアを実践していくうえで必須なものだと認識している。

なお，多くの介護士は，障害者総合支援法の理解とともに相談支援専門員研修を受講し支援計画の立案を経験している。

4) 医療的ケア実践への取組みと仕組み作り

介護主体で始まった支援は，現在では呼吸器装着者までに及んでいる。方針はどんなに重度の障害を持っていても受け入れることである。気管切開・胃ろうをはじめとする医療的なケアは，「第三号　特定の者対象」の研修実施機関として，訪問看護ステーションがその役割を担い，介護士の育成を図った。たとえ免疫機能は安定していても脳症やその他脳梗塞などのために身体障害が残存した結果，吸引や胃ろう造設による経管栄養のケアが必要となることが予測されるからである。それはAIDS患者の支援に特化してするのではなく，多くの難病患者支援やがん末期のターミナルケアでの看取りの経験が介護士の自信となっている。

看護師は24時間365日，介護士の全面バックアップ体制をとり，どんな些細なことでも必ず対応する仕組みとしている。患者の状態によって，看護師の訪問とその結果は，訪問診療医へ必ず連絡・報告を行う。さらに，検査などが必要と判断した場合は，バックアップ病院への入院も可能な体制をとっている。このシステムの構築は看護師の主体性をもとに作った新しい在宅生活の創造であり，その創造はただ単に住居の提供ではない，生活そのものを支える介護士による徹底したかかわりの中で可能となった。

それはまさしく，施設でもない，家でもない，新たな在宅生活の場として，住んでいる人と支援する人が織りなす地域社会の形成である。患者同士は，その人なりの近所付き合いをし，お互いに気遣いもできる。そして

それは意識がなくても変わらない。微かな目の動きや口の動き・伝の心(意思伝達装置)を使ってのコミュニケーションなどさまざまな方法を駆使して相手の気持ちを汲み取る高い感度を介護士は身につけていった。

⑤) 在宅での医療機関の開拓

医療機関との関係作りは,在宅支援と並行して行った。患者の紹介先の病院や行政・各事業所というくくりではなく,紹介してもらったソーシャルワーカー・医師・ケアマネジャー・相談支援専門員・市役所担当者など「個」への働きかけから始まった。丁寧な対応と根回しはもちろんのこと,患者に不利益となることは徹底的に排除し,制度外サービスでどこの事業所も支援不可能なサービスとサービスの隙間は可能な限り,訪問看護と訪問介護で補っていった。紹介者からの信頼感は,われわれのきめ細かい対応を通した患者の心身の安定・向上から得られると同時に,患者と等身大で向き合う私たちの姿勢そのものが信頼の第一歩となることを確信して,組織としての自覚を高めていった。そして他事業所での受け入れ困難な患者を積極的に受け入れる方針を固め,特に介護士の医療的ケアの提供体制の完備を図った。その方針は,地域に徐々に根ざし現在では,訪問診療医の確保とバックアップ病院との緊密な連携が確立している。

一連の開拓のプロセスは,生活・福祉の側から医療に近づき,双方の距離を縮めていったということができる。

おわりに

当事業所の在宅支援は,このように「看護と介護の一体化」でスタートした。この支援を継続していくためには,中心となる看護師と介護士が双方の主体性を尊重しながら,互いに同じ目的に向かってともに行動し続けることが必要である。それはやがて,当事業所の社風として根付き,専門職としての価値観の形成を促していく。そこには,管理者の正しいリーダーシップと経営責任者の経営戦略が統合して「社会的企業」としての機能が高められていく。

また,一人ひとりの職員は,組織に所属していると同時に地域住民とし

て地域社会に所属している。この活動の経験はやがて地域住民としても障害者のよき理解者として今後，地域の活動に活かされることが期待される。

② 老人ホームでのHIV陽性者の受け入れの実際

はじめに

入居相談センターの相談員として，「もしHIV陽性でなかったら，本来利用できたサービスを，HIV陽性であるがゆえに利用できない」ということを看過できなかった。この相談をなんとか支援したいと思ったのが始まりである。

現時点でのHIV/AIDSソーシャルワークに特性があるとすれば，メゾ（対組織），マクロ（対地域）にわたるマネジメントが，ほかの病院よりも少しだけ多めに必要であるということかもしれない。しかしながら，実はそれは特別なことではなく，むしろソーシャルワークの原点であると感じている。

ある介護現場で，1人目のHIV陽性者を受け入れるにあたっての課題を抽出すると，次の2点に集約できるように思われる。それは「介護現場の安心感の醸成」と「医療連携体制の構築」である。

1　介護現場の安心感の醸成

（1）知らないがゆえの恐怖心

介護現場にHIV陽性者の受け入れを依頼した場合，最初に現場スタッフから言われるのは，「無理！　絶対に無理！！」という言葉かもしれない。それは，絶対的な拒否感というべきものである。今まで，HBVやHCV，MRSA，疥癬などの入院治療の必要のない感染症を受け入れ拒否したことなどないのに，HIV陽性だから無理という。ADLや医療依存度などの身体状況をアセスメントする前に拒否するのはなぜなのだろうか？

「何で大変な人を，利用料金を下げてまで受け入れしなければならない
のですか？」「行政によい顔をしたいからですか？」など，スタッフから
の予想外の攻撃的な言葉に驚き，受け入れないための正当な理由を探して
いるスタッフへの働きかけが面倒に感じる。このときからリーダーシップ
は不可欠となる。誤解や曲解があれば，理念や基本方針の確認をして，ま
ずは話し合いを開始することになる。

　まず，「そもそも HIV 陽性者は大変な人なのだろうか？」

　「採血などの職員検診を毎月無料で実施してください」「それじゃあ，受
け入れる前に採血しなくちゃだめだよね。それでもし感染が確認されたら
仕事辞めるの？　辞めさせるの？」。こうした会話をほんの少しだけする
ことで，差別的言動や他人事の意識に発言した当人が「はっ」と気づく。
そして浮き彫りになるのが，知らないがゆえの恐怖心である。

2) 正しい知識の習得

　そこで，ごく普通に受け入れをしている B 型や C 型の肝炎ウイルス感染
症。その肝炎ウイルスより感染力は弱いウイルスであることや，感染ルー
トが限定されること，「今では死に至る病から慢性の感染症になっている」
といった，HIV/AIDS に関する正しい知識を習得するための研修会等を
実施しなければならない。

　研修会では，拠点病院の医師や看護師の協力を受けて，HIV/AIDS の
歴史や AIDS の基礎的なウイルス学，最新の治療方法，感染管理と予防投
与（Post-exposure prophylaxis：PEP）などを学ぶ。

　例えば，HIV の経皮的暴露の感染率は 0.3％で，C 型肝炎の約 10 分の 1，
B 型肝炎の約 100 分の 1。つまり，B 型肝炎や C 型肝炎の介護ができる
なら HIV 陽性者を介護できないわけがないことを知識として理解できる。
また，CDC によるアメリカのデータでは職業的 HIV 感染が 2000 年以降
に報告されていない事実を聞けば，PEP の有効性に安心できる。

　医療系の講師だけではなく，実際に受け入れをしている経験を，介護現
場スタッフが行う実践発表は，さらに理解を深めるものとなる。特別な感
染症ではなく，標準的予防策（スタンダードプリコーション）で十分であ

り，ごく普通に生活している同じ立場の人からの発言は重く，最初の一歩を踏み出す勇気が得られる。

3) 現場に安心感の醸成

　さらには研修会では，上述のような医学的知識だけではなく，偏見に基づく風評被害をおそれてこんな質問があがるかもしれない。「あとでわかると苦情になるから，エイズの人が入居することを他の入居者やご家族に伝えたほうがよいのではないですか？」「エイズの人が入居していることを，他の入居者様やご家族，地域の人たちに知られるのが心配」など。それには，「今まで，肝炎や胃がん，認知症などの個人情報をほかの入居者やご家族に伝えたことがありますか？」「そのような個人情報が漏れる施設は，AIDS 患者を受け入れる以前に，根本的な問題がありますよね」と回答するのも１つの方法である。

　AIDS 患者の受け入れを契機として開催した研修会が HIV/AIDS が特別な感染症ではないからこそ，標準的予防策や個人情報取り扱いなど，日常の提供サービスを振り返る機会にもなる。

　したがって，知らないがゆえの恐怖からの拒否感に関しては，研修会等の適切な機会を提供すれば，比較的早い段階で払拭される。ただし，現場の安心感の醸成にはそれだけでは不足であり，医療的バックアップ体制を具体的に築かなければならない。医療と介護は車の両輪なのである。

2　医療連携体制の構築

1) 差別・偏見との対峙

　訪問診療医を確保するべく，まずは既存の訪問診療医に打診する。当然のこととして OK をもらったが，驚いたことに後日に断りの電話が入る。医師以外の医療従事者の拒否があり，説得できなかったらしい。「エイズって，最期は大変になる。そのときは入院になるから主治医にならないほうがいい」「エイズ患者を診ていると，ほかの患者が来なくなる」「HIV/

249

AIDS の診療は拠点病院の仕事です」等々，看護職や経営者をはじめ，さまざまな立場での考えがあると思われる。そこで相談を受けた医師は，誤解や偏見と闘ってまで経営者やコメディカルスタッフを説得する必然性はないという判断をしたと思われる。

　時には拠点病院から，訪問診療医を紹介してもらうこともあるが，その診療所と訪問先である老人ホームとの距離に問題がある場合は，やはり自ら開拓せねばならないことになる。

　あるとき，地域医師会の有力者から「エイズが○○老人ホームにいるって言うよ」と言われることもある。もしかしたらその有力者は，ほかの開業医に対して，「主治医を引き受けないよう」圧力をかけるかもしれない。偏見と敵意にも似た感情を抱かれたとき，「この医師は過去に何かあったのかな？」などと詮索しても仕方がないし，一方で「守秘義務はどうなるんだ。職業的倫理観はあるのか？」とか「医療機関より介護施設のほうが理解力があるんじゃないですか？」などと責めても始まらないと，筆者は考えている。

　そのようなとき，なかなかうまくいかない訪問診療医探しの愚痴をソーシャルワーカー仲間にこぼすと，「医療ソーシャルワーカーが嘆いている場合じゃない。啓発活動はわれわれの責任なんだ。努力不足なんだよ」と諭され，眼から鱗が落ちた。世間（の一部分と思えるが）の無理解に打ちひしがれている時間はないのである。世の中にはさまざまな考えの人がいるように，医師たちにもさまざまな考えの人がいるのが現実である。

2) 医療機関の体制課題への対応

　また，訪問診療を受けるにあたり，「何かあった場合の入院ベッドを確保してほしい」と条件をつけられる場面もある。

　拠点病院からの紹介で老人ホーム入居後も主治医を継続してもらう場合は，入居後の HIV 診療や再入院等は非常にスムーズである。しかし，老人ホームからや遠方の拠点病院から入居される場合は，HIV 診療を担当する新たな拠点病院を確保しなければならない。

　HIV 診療の受け皿の確保は，必ずしも拠点病院や協力病院にこだわる

必要はないが，一人の勤務医に依存してしまうと，当該医師の転勤時は HIV 診療継続に不安が生じてしまう。現状ではやはり拠点病院等にお願いするのが無難と考えられる。しかしながら，拠点病院であっても院内体制が需要に追いついていない場合もあり，「うちは，なんちゃって拠点病院ですから……」と自嘲気味に語られることさえあるのが実情である。

　外来通院はよしとされても，入院の受け入れに対して予防線を張られることもある。「重度化したときの入院はどんな状況か」という理解と共通認識が必要となる。地域の基幹病院であり急性期病院である拠点病院や協力病院は，急性期の治療が終了後，入院期間がだらだらと延びることを嫌う。急性期病院の役割として当然である。諸先輩たちの努力で診療報酬等の医療保険制度が整備され，抗 HIV 薬は包括性の外付けになるなど，療養型病院における受け入れの制度上のハードルは下がっているが，急性期の治療が終わった後は，速やかに退院を受け入れる信頼関係が求められる。

　前述の訪問診療医からの「何かあった場合の入院ベッドを確保してほしい」という要望を伝えると，病院側は「何かあったときの“何か”って何ですか？」と聞いてくる。訪問診療医の漠然とした不安が理解できないのかもしれない。ここでは拠点病院と訪問診療医との調整が必要になる。「急性期病院として，例えば大腿骨頸部骨折や脳梗塞・脳出血などの脳血管障害，急性期疾患なら，当然受け入れをします」といわれることがある。

　もし，入院治療の必要性の判断が訪問診療医と病院で違っていたら膠着状態になりかねない。そのようなとき，「拠点病院をバックアップするのも役目ですから，そのときは引き受けます」という救いの言葉をほかの医療機関からもらえたときもある。率直に相談すれば道は開けるというのが筆者の感想である。病院と訪問診療医の双方の不安を払拭し，双方に納得してもらうには，さらにほかの医療機関に支援を求めるのも 1 つの方法だといえる。

　おおむね受け入れする前に心配していた何かあったときの「何か」は幸いにして起こらないことが多いものであるが，当初はすべての地域で最初から連携体制の構築を行わなければならなかった。拠点病院等の HIV 診療体制がしっかりしている地域もあれば，そうでない地域があるのも事実

である。当たり前ではあるが，その地域の状況に応じて連携を構築していくことが大切である。その過程で，医療機関しか想定されていなかった地域の連携マニュアルに，介護施設との連携を検討してもらえることもある。

(3) 一度経験して二度目に活きる

　HIV診療に限らず医療と介護の連携が叫ばれて久しいが，思いのほか双方の理解が進んでいないと感じる場面もまだ多い。各々の専門職の教育課程の違いかもしれないが，互いの用いる「言語が違う」のである。医療機関ではできることでも，介護施設ではできないこともあるが，何もできないわけではない。ならば何ができるのか。また医療機関ではできないことが，介護施設ではできることもある。設備面やスタッフ面での状況の相違に基づく誤解も多いが，実は根本的なことでそれぞれが大事にしている価値が大きく違うことが基本にあると思われる。すなわち，できるできないではなく，「その人のために何がしたいか，したくないのか。その人から何が求められているのか」ということをどうとらえるかということにあるのではないか。それは，生命の維持や安全な療養環境の提供であったり，望む生活の実現や家族との関係修復かもしれない。両分野における得意不得意と言い換えてもよいかもしれない。どちらが良い悪いといった単純なことではなく，どちらも大切ではあるが，医療機関と介護施設では，それぞれが「大事にしている価値」の重要度が違うのである。その価値観の違いは，「話している言語」の違いに表れる。時には医療ソーシャルワーカーが医療機関が大事にしていることを，介護施設に理解できるように伝える場面もある。両方の内情を理解している「医療ソーシャルワーカー」だからこそ相互理解に寄与できるといえる。相互理解は，連携体制の構築には必要不可欠な条件なのである。一度，連携体制の構築を経験すれば要領がわかり，地域が違っても二度目以降は効率的に行えることを経験的に実感している。また，ある医師から，「今のHIV診療等の社会的状況は，数十年前の肝炎のときとある意味では同じようだ」と聞いことがある。近年，社会的状況が改善されつつあり，医療介護連携体制構築のハードルは下がってきていると感じているので，今後はさらに効率的に行っていけるは

ずである。

　関係者の努力により，HIV の医療連携体制が構築されている地域では，拠点病院の HIV 診療はもちろんのこと，HIV 診療・制度に理解があり，当該病院との連携の強い訪問診療医を紹介してもらえる場合もあれば，透析医療機関をコーディネートしてもらえる場合もある。

　また，連携という点で，発展途上の地域においては地域の医療連携体制構築に努力をするべきではあるが，眼前の HIV 陽性者を支援するには，その地域の医療機関を含む社会資源に執着する必要もなく，柔軟な思考が必要になると考える。

　医療連携体制の構築が進んでいくと，何よりも介護現場の安心感が醸成できて，HIV 陽性者の受け入れが可能となる。

(4) 高齢化も視野に

　HIV/AIDS が不治の病から慢性疾患になっている現状では，今後，HIV 陽性者の高齢化が進んでいくのは自明の理である。介護施設への受け入れ要請は増えていくだろう。その要請がいつあってもよいように，研修等の準備をしておくことは大切である。拠点病院等の HIV 診療医達からは，社会資源開発に熱い思いを感じることが多い。そうした思いの医療関係者は介護施設への研修協力を惜しみなくしてもらえるので，安心して支援を求めたい。受け入れ後の定期的研修，フォローアップも重要である。

　以上の医療介護連携体制を整理すると，介護施設で，HIV 陽性者を受け入れする場合，連携の具体的方法は主に 2 つあると思われる。
・訪問診療医が日常の健康管理を行い，拠点病院等で HIV 診療を行う
・訪問診療医が HIV 診療を含め健康管理を行う（拠点病院等でカルテを作成しておく）

　重介護度でほぼ臥床状態である場合や拠点病院が遠方の場合は，移動等の本人への負担や施設の負担を考えて 2 番目のパターンのほうが無理のない方法と思われるが，訪問診療医の所属する医療機関で，障害者総合支援法等の関連制度を利用できるようにするのが必要な場面もある。

おわりに

　これまで医療連携と組織マネジメントについて考察してきたが，HIV陽性者支援過程は，現在においてはまだ少しだけ特別なのかもしれない。しかしながら，一人目の受け入れがどんなに大変なものであっても，二人目を難なく受け入れできたのは，HIV/AIDS が特別な感染症ではなく，多くの病気の中の1つに過ぎないことを実感できたからにほかならない。

　医療介護福祉の原点回帰を意識して，「なぜ，私たちが存在するのか？」「専門知識や技術をどう活かすのか？」を自問自答し，私たちにできることを，できる範囲で根気よく実践することで，連携は強化され広がっていく。その過程で時には「受け入れ」に納得できないスタッフが，ごくまれに退職する事態になるかもしれない。それでも誠意を持って話し合えば，ほとんどの場合，思いを伝えることができた。そしてその結果，時にはこれまでほかの施設や病院で「問題患者」とされていた人さえ，見違えるように穏やかに過ごされるようになった。そのことをスタッフ皆で確認できたことが，不安や偏見の除去のみならず，何より支援者のエンパワメントにつながったといえる。

　まずは「受け入れをしよう」という最初の一歩を踏み出すことが何よりも重要であり，その気持ちを軸に，自分の立ち位置を常に確認しながら，スタッフとともに歩み続ける姿勢を貫くことが，一人の人間の当たり前の生活・人生への支援につながることを心に留めておきたい。

第2章

第 **12** 節　地域生活支援とネットワーキング

①　「寝たきりエイズ患者」に対する地域生活支援

　HIV 感染症は,「感染症の予防及び感染症の患者に対する医療に関する法律」において, 最も感染力の弱い 5 類感染症に分類されている。にもかかわらず, 未だに一般には怖くて身近でない病気のイメージは強く, 特に直接かかわりを持つ介護や看護, 医療に携わる人にとって, まだまだ受け入れが難しい現実がある。

　本節では, 首都圏の拠点病院において, 初診直後にエイズを発症, 寝たきりで意思疎通困難となった患者の退院援助と地域生活支援の実事例に基づいて, その援助の展開過程を検討することによって,「寝たきりエイズ患者」の生活支援の背景となる阻害要因, 促進する要因を具体的に明らかにするとともに, それに対応するソーシャルワーカーの援助内容について, ジェネリックな部分と HIV 感染症に固有な部分および個人, 集団, 組織, 地域における役割について, とりわけ地域におけるネットワーキングを中心に今後の課題を含め, 重層的視点により考察する。

1　長期療養者に関する先行研究

　小西らは, 2004 年および 2005 年にわたって, HIV 感染症による長期療養者 (=免疫機能は安定しても, 身体障害や知的障害, 認知症等の障害が残存し, 在宅生活が困難で, 主治医が入院治療の必要がないと判断した後も病院で長期療養を継続する感染者) について全国に指定されている 364 の拠点病院を対象に調査を実施した (小西ほか 2007)。その結果, 長期療養 (入院) に至る要因と長期療養に至らないための要因が, **表 1** お

255

表1 長期療養に至る要因

医学的要因	・認知症　寝たきり等の合併
医療機関	・初期治療の遅れ・診断処方の遅れ ・他科連携の不備 　医療機関同士および医療機関と関係機関との連携の不備 ・拠点病院が受け入れ拒否（在宅・施設入所のバックアップをしない） 　拠点病院以外の病院の受け入れ拒否（未経験・心理的拒否・トップやスタッフの反対） ・スタッフの職種が限定され（ソーシャルワーカーやカウンセラーの不在）調整・情報収集に限界 　スタッフの教育に時間を要し受入れできない
患者・家族	・患者の生活基盤の脆弱さ ・家族の受け入れ拒否（介護困難・未告知・家族機能不全，発病前の関係の悪さ）
制度・システム	・診療報酬上のメリットの少なさ（高額薬価・差額ベッド・在院期間） ・施設の受け入れ拒否（未経験・心理的拒否・トップやスタッフの反対）
支援体制	・疾病が喚起させる否定的なイメージ，偏見，拒否感，受け入れ施設情報の入手困難

よび表2のように多様なレベルで抽出された。本節ではこれらの要因と照らしつつ，本事例の経過を振り返りたい。

2　事例の概要

　30代男性。単身。高卒後，上京し就労。郷里には60代の母親と同朋。同朋は結婚し家庭をもっていた。病名告知は母親と同朋のみ。

　X年5月，1か月前より進行する失語，失行および右不全麻痺を主訴としてA大学病院を受診，AIDS発症の指標疾患の1つである進行性多巣性白質脳症と診断された。翌月，自活困難となり入院，その直後に寝たきり意思疎通困難となった。8月には母親が介護のため郷里より上京し，ほぼ毎日病棟で付き添った。一時は終末期とみなされる厳しい状況にあったが，乗り越えることができた。しかし病状安定後はADL全介助，意思疎通困難という重度の後遺障害が残った。X＋1年4月，病状が安定し，郷里拠点病院への転院支援を開始した。郷里拠点病院とのやりとりの末，郷里への転院および転地は断念せざるを得ず，A市内に退院し在宅療養する方針

表2　長期療養に至らないための要因

万全の診療体制	・拠点病院による医療・院外関係機関のバックアップ＆サポート
豊富なネットワーク	・他科・医療機関同士・医療および院外関係機関の連携強化 ・本人・家族・支援スタッフが持つ多くのネットワーク
コーディネーターの存在	・ソーシャルワーカーのような，ネットワークを有機的に組み合わせる役割をする人の存在
トップのリーダーシップ	・主治医や医療機関のトップ・行政による疾病理解 ・リーダーシップ
受け入れの意思	・研修会参加やマニュアル作成など，感染症患者の受け入れ整備
アウトリーチへの積極性	・関係機関に対し，理解・協力を求める積極的行動
許容的な文化・風習	・HIVへの差別・偏見の少ない地域 HIV予防啓発が浸透している地域

となった。3か月をかけて在宅支援チームをつくりX＋2年2月退院した。同年5月頃より服薬拒否がみられるようになり，検討の結果，本人の意思を尊重し服薬を中断した。X＋2年5月頃まで大過なく過ごす。8月頃より食事や飲水を拒否し，徐々に衰弱が目立つようになり，チーム会議にて自宅での看取りの方針を確認した。同年11月自宅にて穏やかに亡くなった。

3　事例の各時期によるソーシャルワーカーの役割　－疾病の固有性－

　表3は，本事例の支援の経過について，各時期のテーマ，支援に影響した阻害・促進要因，ソーシャルワーカーの支援内容を整理したものである。そのうち特にHIV感染症に固有性が高いと思われる要因に下線を入れた。それらの要因に影響を受けながら，「寝たきりエイズ患者」のよりよい生活を病院ではなく地域で実現するために，ソーシャルワーカーが行った支援の内容やその役割については，ジェネリックな部分とHIV感染症に固有な部分が考えられる。

表3　支援のテーマと内容および影響する要因

時期	支援のテーマと課題	■阻害要因　□促進要因	ソーシャルワーカーの支援の内容
第1期	帰郷の希望への支援	■医療機関の機能による限界 ■診療報酬制度の仕組み ■社会福祉施設の長期待機者 ■<u>医療機関組織内部の連携の未熟</u> ■<u>在宅支援の連携体制の脆弱性</u> ■<u>在宅資源の未整備</u>	・家族の希望と心理社会的背景に関する情報提供 ・主治医とともに可能な範囲での医療機関での働きかけ ・地域の在宅支援経験や支援体制に関する情報収集 ・受け入れ困難に対応する現実的判断への考慮
第2期	A市での在宅療養の決定	□母親と医療チームによる協議 □<u>生活の質を配慮する医師および医療スタッフの姿勢</u> □医師のリーダーシップ □各医療スタッフの専門性 □母親の主体的な意思	・院内チームの召集 ・協議の場への参加と協働 ・ソーシャルワーカーとしての在宅療養の可能性に対するアセスメント
第3期	退院支援 1.　住宅確保	■「寝たきり」「大声」患者への民間住宅の拒否 □抽選なし公営住宅の資源 □医師，看護師，PT，SWによる構造チェック □<u>医師の積極的な住宅探しへの姿勢</u> □家賃支払いへの生命保険金の充当	・土地勘のない母親への保護的機能 ・公団住宅に関する情報収集，提供，選定への具体的関与 ・住宅の構造上のチェック
	2.　看護・介護プランの見直し	□母親のケア能力，対人間能力の高さ □SW／看護師・母親の3者による協議	・ケアプラン作成の調整と母親・看護師との協働 ・生活に合わせたプランの個別化と簡素化への配慮
	3.　在宅ケア体制の整備 1）病名告知	□<u>医療スタッフによる協議</u> □母親の明確な意思 ■医療スタッフ側の不安	・医療スタッフの協議への参画と告知への意思決定
	2）サービス提供者の調整	■<u>「寝たきりエイズ患者」に対する拒否</u> □<u>行政担当官の協力姿勢</u> □学習会・講習会の実施	・先行経験からの事業者の絞り込み ・わずかな意欲への働きかけ ・行政担当者へ新規，余裕のある事業者の情報収集 ・呼びかけ方の変更 ・母親の補助者としてのスタンスの導入
	3）サービスチーム会議の開催	□院内外サービス担当者会議の開催 □母親のチーム会議への参加 □万全のバックアップの保障	・サービス担当者会議の召集 ・チームのコーディネーターとしての役割
第4期	服薬中断の意思決定	□スタッフと母親，複数の人による本人の意思確認 □母親の明確な意思	・チームによる判断への参加
第5期	在宅主治医の決定	■医師会による拒否 □<u>日頃から評判のよい開業医の承諾</u>	・開業医の評判の収集 ・病院主治医とともに依頼に出向く
第6期	看取り	□チーム会議による終末期対応への準備	・チーム会議におけるコーディネート

＊阻害要因・促進要因の<u>下線</u>は特にHIV感染症に固有性が高いといえる要因

【第1期　帰郷への希望への支援】

　母親の帰郷への希望に基づき，郷里の医療機関をはじめとする地域への働きかけを行った時期である。先行研究にもあるように，医療機関側の拒否，連携不足，地域資源の未整備を背景に，結果として母の希望は実現しなかった。ソーシャルワーカーが果たした役割は，基本的に心理社会的情報提供など他疾患の退院や転院支援と共通する働きかけを行っているが，加えて条件を変えての再々の依頼や地域情報の収集，主治医の強力な働きかけなど，本疾患に固有な働きもみられる。そして結果的にあきらめざるを得ないという判断は，背景要因を考慮した現実性を意識したソーシャルワーカーとしての判断といえる。

【第2期　A市での在宅療養の決定】

　A市での療養について協議するため，院内チームを召集し，母親とともに，在宅療養への決定を支援するプロセスである。A大学病院も郷里のB拠点病院と同様，その機能から考えると，入院の長期化は避けねばならなかった。しかし県内のほかの拠点病院への転院をスムーズに決めることはおそらく困難と考えられ，母親，主治医，看護師，リハビリテーションスタッフおよびソーシャルワーカーで今後の方針について協議を行った。その結果，まずA大学病院の近くに在宅療養できる住宅を定め，半年から1年程度の在宅療養経験を積んでみるという方針に合意するに至った。決定に影響した最も大きな要因は，患者本人の身体的・精神的回復にとってさまざまな生活刺激や個別性の高いかかわりが必要であるという主治医の判断に母親が同意したことであった。また理学療法士とソーシャルワーカーには，患者のような状況であっても在宅療養している事例の経験が少なからずあったことも判断を後押しした。チームの召集は他疾患にも共通性の高いものではあるが，チームのトップとして患者のより質の高い生活を支援したいという確実な意思を持つ医師と，基本的なケアの視点とそれを支えるコメディカルスタッフの専門的な視点が，「寝たきりエイズ患者」のA市での在宅療養を選択する母親の主体性を支えたといえる。

【第3期　退院支援】

　具体的な退院支援の際の住宅確保やケアプランの見直しは，基本的には他疾患と変わらない役割である。しかし住宅確保は援助過程のうちでも最も困難な局面でもあり，医師の積極的な協力姿勢や，全く土地勘がない状況での母親への保護的機能を果たす必要があった。

　一方在宅のケア体制を整備するに際しては，本疾患の固有な困難性が明らかになっている。まず，サービス提供者への病名告知に関する議論と母親の意思決定への関与である。結果的に母親には病名告知への明確な意思が確認されたが，逆に経験不足などによるスタッフ側の不安が示されたことは，支援する側の疾患固有なバイアスといえる。またサービス提供者の調整にあたっては，ほとんどの事業者から拒否されることに始まったが，その後の対地域におけるソーシャルワーカーの動きは，サービス提供者のわずかな意欲を安心につなげるための多様かつクリエイティブな工夫が行われている。さらにサービス担当者会議の開催は一般的なものではあるが，20回に及ぶ会議への一貫した母親の参加やその継続のための工夫がなされた。グループのダイナミズムを読み全体を動かすグループワークやエンパワメントの力量も発揮したといえる。こうして万全のバックアップ体制を行うことで，本疾患固有の困難性を支えたということができる。

【第4期　服薬中断の意思決定】

　生命を維持する服薬を中断することへの決断は大変重い意味を持つことはいうまでもない。言葉で表明できない患者の意思を十分に観察し，母親を中心にチームのスタッフとともに下した判断であった。こうした場面はHIV感染症に限らないことではあるが，服薬によって免疫機能を維持することが中心となるHIV医療の特性と，患者の病前性格，観察などを総合的に勘案することによって，倫理的な判断をチームで行う意味があったと考えられる。

【第5期　在宅主治医の決定】

　X年＋2年8月末で，これまでチームの中心であった主治医が退職する

ことを契機に在宅医を定めることにした。一度は地区医師会に主治医の依頼をしたが断られるという経過を経たのち，地域の有用な情報を収集し，病院主治医，看護師，ソーシャルワーカーが依頼に出向くという積極的なアプローチが効を奏し，快く受け入れられた。「うちは訪問診療をやっていましたから，よくわからないからおっかないということは言いたくなかったんです」と開業医は語り，結果的には「寝たきり在宅事例」には欠かせない在宅主治医が確保され，支援チームが強化された。こうした在宅主治医を決定することに伴う困難さはHIV感染症特有といえる。

【第6期 看取り】

在宅療養患者の看取りを医療・ケアチームが準備することは普遍的なことであるといえる。ただし本事例の場合，拠点病院である大学病院として，HIV感染者に対してこのような強力な院内外チームを組んだ経験は初めてで，おそらく全国的にもまれな事例と思われる。看取りに至るまでの期間に育まれた交互の信頼関係が，最後まで患者・家族の意思に沿って支援することができた要因といえるであろう。

4 個人，組織，地域に対するソーシャルワーカーの役割

本事例におけるソーシャルワークの役割を，HIV感染症という疾病に固有な部分をも踏まえて，個人，組織，地域という視点から総合的に考察を加えると，以下のように整理される。

まず，対個人の支援において最も特徴的なことは，さまざまな局面での母親の意思決定支援であったといえる。本事例の母親は，高い社会的対処能力の持ち主であったが，HIV感染症を取り巻く特有の医学的社会的状況の中で，多くのことを決断するにはサポートが必要であった。そのことを，リーダーシップを備えた医師を核としたチームによって支えていく際に，コーディネーターとして，また窓口として行動したことに，ソーシャルワークとしての意義があったと思われる。

対集団，組織という面では，本節では十分に触れることができないが，

261

院内チームの基盤は，本事例が開始される前から築き上げられていること
が必要であり，チーム形成へのソーシャルワーカーの働きが前提であるこ
とになる。本事例では，ソーシャルワーカーはこうしたチームを院外チー
ムとつなげることにおいて，自らが所属する地域医療連携部の組織に対す
る役割と認識している。そしてそのチームの適切で有効な継続のために，
グループワークの技術を活用している。

　対地域に対する働きかけにおいては，HIV 感染症固有の困難性が常に
付きまとっていたといえる。医療制度上の課題，連携の課題，未経験，偏
見など，さまざまな時期のさまざまな阻害的な状況に対して，リーダーシッ
プと確実なチークワークに支えられながら，多様で柔軟なソーシャルワー
クの動きが困難な局面を突破していったといえる。例えば，HIV 感染症
固有のサービス事業者の戸惑いに対しては，「断ってもよいのでまず話を
聞いてください」といった圧力を与えないための工夫を行使している。

　一般にソーシャルワーカーのサービス調整やコーディネート機能はその
役割として広く認識されている。しかしながら，HIV 感染症特有の背景
を抱える中で，ソーシャルワーカーは，単独ではなく，リーダーシップと
理念を備えたチームとともに，地域を動かしていくアドボケイトとしての
働きが重要であったと総括される。

　以上の考察から，前述した先行調査結果における「長期療養に至らない
ための要因」は，本事例を構成する要素においても該当するものとして実
証されたといえる。

5　今後の地域支援における課題

　ソーシャルワークの役割は社会の動きによって常に変化していくもので
ある。従って今後，社会の変化とともに，HIV/AIDS ソーシャルワーク
の役割もまた変遷していくことは，その本質に沿うことである。そこで最
後に本事例を踏まえ，地域支援の仕組み作りを中心に今後取り組むべき課
題について整理しておきたい。

①地域性に着眼する

　今後，地域で生活する HIV 感染者の高齢化等により何らかの生活支援のニーズが高まることは明らかである。患者の属性などを経験やデータから検討し，地域性を十分考慮した対策を用意する必要がある。例えば，中高年の日本人男性が患者になりやすい農村部，超過滞在の若い外国人が患者になる地方中核都市などである。地域性や利用できる公的制度が大きく異なれば，支援体制も異なるものになることが予測されるからである。

②受け入れ先を開拓し，協力体制を創る

　利用する社会資源としては介護保険サービスや自立支援サービスが中心となる。感染者は一人暮らしの男性で，もともと家族関係が疎遠であることも多い。このような場合に頼りになるのは，地域の在宅を支える公的サービスである。この数年「HIV 感染者だからという理由だけでは断りません」というケアマネジャーや老健や有料老人ホームがみられてきた。このような事業所，特に通所系および入所系サービスを開拓することが急務である。

　加えて医療系訪問サービスは，さまざまな日和見感染症や生活習慣病が現れる可能性が高いため，地区医師会をはじめ歯科医師会，薬剤師会，看護協会への協力要請が不可欠である。感染の可能性の高い業務を担うため医療専門職ほど敬遠する傾向があるかもしれないが，専門領域からの正しい知識の普及活動として拠点病院や中核拠点病院が取り組むべき課題である。

③中核エリア単位での情報ネットワーク作り

　拠点病院にはすでにソーシャルワーカーが配置されていることも多い。地域差はあるものの，拠点病院のソーシャルワーカーを中心に中核エリア単位で在宅支援の情報共有できるようなネットワークを作ることが必要である。A県ではA大学病院が中心となり HIV 懇話会というゆるやかなネットワークから，その後発展し，現在はA県 HIV 拠点病院会議として定着している。ソーシャルワーカーが中心となり経験から蓄積された具体的な支援のノウハウを共有する時期に来ていると考えられる。

6 まとめと振り返り

　本事例は，Ａ大学病院で初めての若年寝たきりエイズ患者の退院支援，在宅療養支援だった。そのため２年近い長期入院が可能だったと思われる。当時は全国の拠点病院にも，HIVのコントロールは良好だが重度介護を要するため受け入れ先がない長期入院事例がみられ，それが在宅支援を目的とした拠点病院から拠点病院への転院の障壁にもなっていた。HIV陽性者が寝たきりの状態で退院し，家族の介護を地域で支えながら生活するということがまれだった。

　本事例は退院から療養，そして看取りまでの支援を拠点病院が一貫して継続できた貴重な実践でもあった。その実践を可能としたのは，明確な意識と意思を持つ家族，HIV/AIDSそのものを熟知している主治医，ベテランの担当看護師，感染症担当看護師長の存在であり，その４者にリハビリテーション担当者，カウンセラーとソーシャルワーカーが加わった強固な院内チームができたこと。そのチームによる退院支援活動が，主治医と家族の強い信頼関係の上に展開できたことだとあらためて思う。

　それゆえ退院を実現するために次々と起きる課題に力強く取り組むことができた。家族を含めてチームで話し合い，役割分担し結果を共有した。在宅を支える新たなチームメンバーへの病名告知は家族の承諾がスムーズに得られ，むしろチームに葛藤がみられたほどだった。在宅を支えるために集まった院外チームメンバーは，全員HIV陽性者の看護も介護も初めてであり，大きな不安と未知の体験への期待を持っていた。しかし退院して日を追うごとに院外チームメンバーの不安が軽減し，本人と家族を理解していく過程がはっきり見え「エイズの○○さん」から「○○さんがエイズ」という認識に変わってからは，HIV感染症は本人の持つ疾患の１つとなった。そして服薬を中断し自宅での看取りを選択した家族を，最後まで同じメンバーでサポートすることができた。10年以上が経過した今でも，同様の困難に向かうとき当時の経験そのものを支えとし，何か道はないかと探しチームで相談する習慣につながっている。

　その後，何例かの在宅支援，転院，入所支援を経験した。今思うのは，

支援を引き受ける新たな支援者が，一定の時間を本人や家族と過ごし，その経過から「本人の人となりを理解して，付き合えるようになること」が何よりも大切であるということ。

同時に，拠点病院はその大前提となる「支援を引き受ける」「取り組んでみようと考える」という組織の決定，組織の態度を支援しなければならない。A市やA県内では，陽性者の在宅支援はほぼ非陽性者と同様の体制がとれるようになってきた。しかし療養型，緩和ケア病棟への転院，施設入所はいまだに困難が続いている。

HIV/AIDS が本人と支援者，組織の間に挟まっているのではなく，人対人の関係ができ，HIV/AIDS はその人の一部であるという理解に至るまでの時間を，拠点病院が伴走して必要なサポートを行えるようにしなければならない。

HIV 感染症が長期療養の時代となり非 HIV 疾患で終末期を迎える高齢者等がみられるようになってきた。そのため，これまでの拠点病院を中心とした支援関係から，終末期を過ごす新しい療養環境に移行する必要が生じている。

新しい療養環境への移行は，陽性者にとって最後に来てもう一度病名告知における HIV/AIDS のスティグマに直面せざるを得ない状況が起きることにほかならない。これは避けられないことではあるが予測できることでもあり，本人とこの課題「誰にどこまで伝えるか，伝えないか。亡くなったあとはどうするか」を十分に相談しておく必要がある。病名告知と併せて人生の終わり方をともに考えることが求められている。

拠点病院のスタッフは，長い治療経過を本人とともに歩み HIV 感染症をオープンにして相談できる貴重な存在である。終末期は拠点病院から離れる可能性が高く，本人の多彩な側面を理解しているスタッフは，新しい支援者が「本人の人となりを理解して，付き合えるようになること」に取り組まなければならない。本人が懸命に HIV と生きてきたことを，認め，新しい支援者に伝え，つないでほしいと思う。

昨年，2016 年は薬害 HIV 訴訟和解 20 年の節目の年だった。あらためて国が起こした薬害事件と訴訟，和解の概要と恒久対策について学び，い

まだに払拭されていない HIV/AIDS への偏見や知識不足による人権侵害の現状を理解し，人権擁護の意識をもって適切なサービスや支援が受けられるよう行動しなければならないと思う。

　本節は，平成 18 年度厚生労働科学研究費補助金エイズ対策研究事業「HIV 感染症の医療体制に関する研究」（主任研究：国立国際医療センターエイズ治療・研究開発センター長　岡慎一）分担研究（分担研究：小西加保留）をもとに執筆したものであり，葛田衣重・小西加保留（1998）「「ねたきりエイズ患者」に対する地域生活支援〜固有の脆弱性とソーシャルワーカーの役割〜」『ソーシャルワーク研究』Vol.34，No.2，56-65．を修正，加筆したものである。

═引用・参考文献═

・小西加保留・石川雅子・菊池恵美子・葛田衣重（2007）「HIV 感染症による長期療養者とその受け入れ体制に関する研究」『日本エイズ学会誌』Vol.9，No.2，167-171．

②　「地域を耕す」実践
──ピア・アルプスの活動から

はじめに

　HIV 陽性者とソーシャルワーカーが初めて顔を合わせるのは，多くの場合医療機関においてである。エイズ治療拠点病院であれば，いつでも陽性者への支援を開始できる準備が必要であり，陽性者のニーズと取り巻く環境をアセスメントすることが重要となる。ここでは拠点病院の医療チームが陽性者の生活支援の課題に対して，拠点病院から地域に向けて問題提起し，一方で地域の状況を知り，変化を起こす地域活動を紹介する。

　長野県は大きく４つの地域に分かれ，それぞれの地域に２つの拠点病院

が設置されている。1986年，松本市において日本で初めて外国人女性が「エイズ」と報道され，「エイズパニック」として当時を知る人々の記憶に刻まれている。1995年には大学病院と県立病院が拠点病院に指定，翌年からはART（多剤併用療法）が開始された。1997年には「長野県エイズ治療拠点病院等連絡会」が発足し，県内各地域の保健所の保健師らも参加し情報共有と症例検討の場として現在も継続している。

　長野県のHIV感染者／AIDS患者の状況は，2006年に人口10万人当たりに対する感染者の届け出数は全国2位になり，重点的都道府県に指定された。全国と比べると中高年の感染者が多く，受診の遅れからAIDSを発症し緊急入院となる例が続き，認知症や下肢の不全麻痺による要介護状態で退院後の生活に介護サービスを必要とする例が現れた。

1　退院支援における課題からHIV陽性者の在宅療養支援へ

　治療薬が進歩し早期発見，早期治療により発症前と同様の生活に戻ることができるようになった今でも，感染の発見と治療の遅れからAIDSを発症し，要介護状態になる例がある。介護保険法，身体障害者福祉法に基づくサービスを利用して在宅復帰を目指すも，HIV感染症を理由に特に施設サービスの利用が実現せず，直接交渉，勉強会の開催だけでは入所受け入れにつながらない状況が続いた。

　ほかの疾患と比べて，陽性者の退院支援の過程において経験した違いは以下の三点である。第一に，HIV感染症の知識不足や受け入れ経験のなさを理由に，本人の要介護の状況が確認されることなく受け入れを断られる。第二に，当事者が自身のHIV観や他人に知られることによる不利益をおそれ，サービス利用から遠ざかることがある。第三に，訪問サービスの提供，入所受け入れを行った事業所や施設でも「風評被害」やほかの利用者の反応を懸念し，その経験を他施設と共有する機会を持ちにくい。

　ソーシャルワークの介入理由は，JohnsonとYanca（＝2004）によれば，エコシステムとしての環境における人はシステムとして理解され，人と環境のインターフェイスにおける相互作用の不均衡が，その焦点とな

るとされている。

　HIV陽性者の在宅療養を支えるサービスを利用する時，サービス提供事業者を含む大きな環境とのインターフェイスに何らかの障害が生じており，これがほかの陽性者の場合にも生じる可能性を考慮して医療チームが取り組むべき課題と考えた。そこでこの課題に取り組むべく，同じ地域の2つの拠点病院の医師，看護師，薬剤師，ソーシャルワーカーらによる「ピア・アルプス」を立ち上げ，エイズパニックを経験したこの地域から変化していこうと，医療チームが地域に出て活動することとした。

2　エイズ治療拠点病院から地域へ

　県内のほかの地域における要介護状態の陽性者の実態について，拠点病院連絡会で情報交換を行ったところ，ショートステイは利用可能だが訪問系サービスが利用できない，緩和ケア病棟への入院は可能だが施設入所は不可など，地域ごとに事情が異なっており，それぞれの地域の実情に合ったネットワークの構築が必要と考えられた。

1) HIVセミナーの開催

　そこで，松本地域の各事業者と一緒に考えていくために何が必要かについて，ピア・アルプスのメンバーで検討し，まず，介護サービス提供事業者らが現状を知る機会を企画した。陽性者を支援する県外の訪問看護事業の実践紹介も盛り込み，ケアマネジャーや訪問看護師，ヘルパー，訪問リハスタッフなどを対象に「HIVセミナー」を開催した。また，参加者へのアンケート調査を実施したところ，施設関係者からは「準備が必要」「受け入れは無理」「嘱託医が了解しない」の回答が多く，一方で訪問看護，訪問介護の数か所の事業所からは「勉強すれば受け入れられる」という回答を得た。

　サービス提供事業者の状況を知ることは，ソーシャルワークにおける地域アセスメントとして，その地域において要介護状態の陽性者へのサービス提供の障害となるものを探るために重要である。ピア・アルプスの活動

の開始は，他職種・多職種の価値に触れ多様性を受け入れ，ピア・アルプスもまた環境の中のシステムとして認識されて，相互・交互作用による恩恵を生み出すネットワークづくりのスタートだったといえる。

以降，毎年HIVセミナーを開催し，参加対象を拡げながら，第2回目は同様の形で，第3回目は別の地域で厚労科研の協力を得て，ソーシャルワーク分担研究者の講演とともにエイズパニック当時の拠点病院ソーシャルワーカーより，その当時に行ったことを参加者全員で学ぶ機会とした。長野県のHIV陽性者の状況を介護関係者らと情報提供するとともに，地域ごとに状況が異なりそれぞれの地域で支援のネットワークが必要となることをサービス提供事業者らと共有し，検討の機会としていった。

田中（2015：124）は，チームのマネジメントの始まりには，チーム内の力動に注意を払い，医療ソーシャルワーカーがチームのマネジメントの役割をもつ可能性を指摘している。ピア・アルプスのメンバーにとっては活動の場が地域に広がったことで，医療領域での慣例的な人や環境とのあり方が異なり，地域の各機関が拠点病院に期待することやHIV陽性者を受け入れることに対する脅威の現れ方の意味をソーシャルワーカーはチームメンバーにわかりやすく見せたり伝えたりする役割を担った。

②）HIV感染症等性感染症予防啓発協議会への参画

松本市では，主に教育関係者らが性感染症の予防を目的として「HIV感染症等性感染症予防啓発協議会」を開催していた。会の参加者は，学校校長会，PTA，男女共同参画団体，商工会，NPO団体，国会議員，医師会，歯科医師会，保健福祉事務所の代表者などで構成され，ここに拠点病院の医師がオブザーバーとして加わったことから，医療機関で遭遇した課題を地域に投じる機会を得た。医師は，HIV感染症の基礎知識の講義だけでなく，陽性者の暮らしに必要な支援が十分に保障されない現実を話題として提供し，後に協議会のメンバーにソーシャルワーカーの参加を提案して道筋をつけた。

この会への参画は，地域で目的を持って活動する団体の代表者たちとHIV感染症について認識を確認できる機会であり，それぞれの団体の活

動を通じて HIV 感染症について知識を拡げる可能性を含んでいると考えられた。協議会のメンバーにとって介護の問題は直接取り扱っていないため，ソーシャルワーカーは，メンバーがそれぞれの立場に引き寄せて考えやすいよう，誰もが年を取り介護が必要になること，住み慣れた地域で暮らし続けられることを共有しつつ，介護を必要とする陽性者の支援に対して地域が受け入れる準備ができていないことを伝えるよう心がけた。徐々に各メンバーが介護について検討する必要性を感じ，所属する団体主催の研修会や勉強会にピア・アルプスの医師やソーシャルワーカーが赴いて，HIV 感染症と陽性者の現状について話す機会が増えていった。

この会は公的なミーティングとしてすでにメンバーや形が整っていたため，ソーシャルワーカーはまずメンバーの所属する会の活動内容や関心について情報収集をした。メンバーの多くが共通して遭遇する可能性があるテーマやキーワードを見つけていく作業は最大公約数を探し求めるような感覚であった。

民生委員の定例会では，一人暮らしの陽性者の生活状況はどうなっているのかなど，担当地域の住民が困っているときに何をすべきか知ろうとしていることが明らかになった。ケアマネジャーの研修会では，HIV 感染症ではないが，頸髄損傷で重介護の利用者が入れ墨を理由にどこのデイサービスからも断られた例と重ねて，サービス調整ができない場合に誰と連携して生活支援するのかを懸念するなど，それぞれの領域に引き寄せて考える様子がうかがえた。

協議会への参画は HIV 陽性者の介護保険施設への入所を決定づけるわけではないが，院内の HIV チームで検討していた課題から，ピア・アルプスの活動として陽性者の介護問題を地域に投げかけ，協議会のメンバーのそれぞれの活動に反映されたことで，HIV 感染症の情報提供の機会とその必要性の認識が増したことは確かである。後にケアマネジャーの代表，介護保険施設の代表，高齢福祉，障害福祉の担当者らの参加について協議会が要請し，協議会において要介護状態の HIV 陽性者の施設入所受け入れを検討することになった。

（3）中信HIV診療研究会——嘱託医へのアプローチ

　要介護状態のHIV陽性者の施設入所については，施設スタッフから嘱託医の意向が受け入れを決定する重要な要件になっていることが明らかになっていた。このためピア・アルプスの医師による継続的な企画のもとに先の予防啓発協議会に参加する医師会の代表が協力して，HIV感染症治療の最新情報，早期発見のヒント，嘱託医への受け入れの理解を促す内容で，年1回の「中信HIV診療研究会」を開催している。

（4）松本地域HIV感染症者支援者連絡会——実務者たちの連絡会へ

　2）の予防啓発協議会は，各種団体の代表者がメンバーとなっており実務者ばかりではない。保健福祉事務所の保健師は，陽性者に直接サービスを提供する訪問看護師や施設の看護師，ヘルパー，相談員，行政担当者ら実務者による会の必要性を感じ，ソーシャルワーカーらと会の内容を打ち合わせして「松本地域HIV感染症者支援者連絡会」を立ち上げた。保健福祉事務所の担当課長は，松本地域の医療保健福祉の関係機関を招集して県内の受け入れ経験のある施設に講演依頼するなど情報提供の機会をコーディネイトし，貴重な支援経験を地域の関係者が共有する場を作り出すとともに，新たに受け入れを検討する事業所開拓に乗り出した。ここでは参加者のすべてが専門職，機関としての守秘義務を課せられている。

3　地域に蓄積されるHIV陽性者への支援経験

　医療チームで退院支援の課題を共有し，ピア・アルプスを立ち上げた頃，医師はエイズパニックの頃に拠点病院においてHIV抗体検査に対する承諾書の作成にソーシャルワーカーが加わり，患者も医療従事者も安心して医療にかかわることができるようにと組織に働きかけるソーシャルワーカーの態度を語った。また，患者のHIV感染の情報について，たとえ混乱が起こるとしても，すべての医療従事者が情報を共有することを基本として「誰にも楽はなかりけり」と院内の診療体制を整えたことを今の医療

チームに伝えたこともある。他職種が経験したソーシャルワーカーとの協働は，今，同じ地域でHIV陽性者の要介護問題について取り組む筆者にも「なぜ，そうするのか」というソーシャルワークの価値に向き合わせ，時代を経て新たな課題にともに取り組む手がかりを与えた。

　院内のスタッフだけでなく，地域の専門職の中には，エイズパニックの頃の場面を思い出し，今こそ役に立ちたいと先述の実務者の会の土台作りに奮起した保健師の姿があった。地域にはソーシャルワークを展開するときに手がかり足がかりとなるものが地層に隠れるように内在している。目指すところにたどり着くためにあらゆるものを活用していくところにソーシャルワークの醍醐味がある。

　エイズパニックを経験した松本地域では，その時人々が体験したこと，感じたことが基底となってHIV感染症が理解されていた。ピア・アルプスの地域活動は，医療と介護の専門家だけではなく，この地域で活動する多様な領域の人々とともに取り組んでいる。「誰もが年を取り，介護が必要になっても暮らし続けられる地域に」というキーワードを用いて地盤(地域)を耕し，正しい知識の種をまき，新たな理解から生まれる力で地盤に空気と栄養を送り続けて課題の解決を目指している。

<hr>

引用・参考文献

・Johnson, Louise C. & Yanca, Stephen J. (2001) *Social Work Practice: A Generalist Approach*, 7th ed.（＝ 2004，山辺朗子・岩間伸之訳『ジェネラリスト・ソーシャルワーク』ミネルヴァ書房．)
・田中千枝子 (2015)「医療MSWの連携とチーム医療」公益社団法人日本医療社会福祉協会編『保健医療ソーシャルワークの基礎―実践力の構築―』相川書房，113-127.

第2章

第13節 地域における市民主体の HIV/AIDS 啓発活動

○はじめに

　HIV/AIDS に関する啓発活動はこれまでさまざまな形で展開されている。1994 年以降増加した HIV 陽性や同性愛者当事者によるサポートグループ，当事者らに専門職を加えた NPO 法人，HIV/AIDS にかかわる市民団体，専門職団体，行政や研究者がリードする啓発活動，また高校生や大学生による HIV/AIDS 啓発活動等が数多く報告されている。

　しかしながら HIV/AIDS にかかわる活動に特化していない市民やほかの専門職団体が，自らその必要性を認識し，地域を巻き込む取組みを主体的に行う例は筆者の知る限りではほとんど報告されていないように思われる。

　本節は，大阪府門真市にある精神障害者の支援を日常的に行っている社会福祉法人つばき会地域生活支援センターあん（以下「つばき会」とする）が，そこに持ち込まれた HIV 感染症に関する相談を契機に，同じく地域で子どもや障害者などを対象に広く社会福祉活動を展開している NPO 法人「にじ」，また中学校や高校の教員をメンバーの中心とする「門真市子どもを守る市民の会」（以下「守る会」とする）に働きかけ，地域を巻き込んでいった啓発活動について紹介し，考察したものである。

　HIV 感染症において，予防とケアは一体になってこそ効果があるという考え方は，HIV 医療従事者や関係者の間ではかなり共通認識になってきている。人は生きている以上，どのようなきっかけで身体的・精神的な病にかかわるかわからないにもかかわらず，特に難病や精神的な病の場合，いったん病名が伝えられると，周りも自分もその病を抱える者としてレッテルを貼ってしまい，より生きづらくなる。反対に病のことを知り，他人ごとではなく，その周辺に起きていること，取り巻く環境を含めてまるごと知ろうとした時，そこにケアと予防の一体化の意識が生まれ，対等な人

273

間としての対峙が可能となる。門真発の「予防とケア」の接近が，地域の一人ひとりの意識の中に我が事として少しでも溶け込むことによって，さまざまな生きづらさや病を抱えている人とともに，より生きやすく，優しいつながりのある地域を創生できるのではないだろうか。

本節では，このような思いをベースにスタートした門真市における啓発活動について，Empowerment Evaluation という評価手法を用いて紹介し，市民が中心となる HIV/AIDS 啓発活動の意義と可能性について考察したい。

1　Empowerment Evaluation の概要とねらい

Empowerment Evaluation（以下 EE）は，D. Fetterman（2001）によって提唱された評価方法で，「進歩と自己決定を促すために，評価の概念，手法，成果を利用すること」と定義されている。EE は，参加型評価（Participatory Evaluation）の影響を受け，学問的な正確さより有効性に注目する人々の「エンパワメント」や社会変革を目的にしている（源2003）。従来の評価の仕方と決定的に異なる点について Fetterman（2004）は，「EE は，評価される側が自分を成長させる手段を自分たちの中に作っていくこと，自分を正しく見極めて，自分の行くべき方向を自分で定めていく力を自分たちの中に養うことを目指している。」と述べており，対話型のプロセスがその中心をなしている。

EE の基本原則は，以下の 10 原則である（Fetterman 2004）。

①改善（Improvement），②当事者主義（Community Ownership），③インクルージョン（Inclusion），④民主的参加（Democratic Participation），⑤社会的公正（Social Justice），⑥当事者の知（Community Knowledge），⑦実証的戦略（Evidence-Based Strategy），⑧能力構築（Capacity Building），⑨組織内定着（Organizational Learning），⑩説明責任（Accountability）。

EE の実施方法は，1）ミッションの確立，2）テイキング・ストック（現状把握もしくはベースライン作り），3）将来に向けた計画の3つのステッ

プで構成される（Fetterman 2001, 2005）。

まず1）のミッションは，これから自分たちが何をしたいのか，何を目指しているのか焦点を当てる。2）のテイキング・ストック（ベースライン作り）では，自分たちの持っているものを確認をする作業として，思いつく限りの自分たちの活動内容をリストアップする。次に1人5つのシールを自分が重要だと思うものに好きなだけ貼ることにより，一人ひとりが自分たちの活動の中で全体的には何が重要だと認識されているのかを可視化する。そしてシールの数の多い上位10個の各活動内容について，各参加者が「とてもよくできている：10」から「全くできていない：1」までの得点をつける。そしてそれをエクセルで表すことによって，各参加者のそれぞれの点数と各項目別の平均点が提示され，全体との比較ができるようにして，そのデータをもとに参加者で議論をする。特に人によって大きな点数の違いがあるところは，なぜそのような違いが生まれたのかを問いかけ，さまざまな意見を表明してもらうことが重要である。3）の将来に向けた計画では，目標を設定してそのための戦略や戦術，指標を考える。そして今いるところ（ベースライン）から，目標に向かって作業していく際に，自分たちが設定した目標に向かって進捗状況をモニタリングしながら進めていけるようにする。

全体のプロセスを通してEEを押しすすめる主体は参加者である。ファシリテーターは，すべての参加者が対等な立場でエンパワメントされるように，トレーニングの役割を持つとされている（源 2003）。なお，本活動におけるファシリテーターは，研究者である筆者と，地域福祉学を教育のバックグラウンドに持つ現公務員の2人であった。

3団体を軸にした啓発活動について，EEのプロセスに沿った議論は12回行われた。手順に沿って，自らが設定したミッションをもとに，現状把握を経て，将来のための計画として，目標，戦略，戦術，指標について整理した。

活動のアウトプットとして位置づけられる高校生を主体とするイベント「エイズを知ろう1・2・3〜知って・ケアして・予防して〜」は，2009年度から2013年度まで5回開催した。

2　EEを活用した市民主体の啓発活動の経過

（1）活動の背景

　拠点となった大阪府門真市は，人口約12万7000人の大阪市の北東に位置する衛星都市である。生活保護率，離婚率，母子世帯率などが高く，低所得，高齢，障害などの生活基盤の弱い世帯が多い地域である。この地域で「つばき会」が生活支援をする中で，2007年にHIV感染症に関する相談が舞い込んだことが問題意識の始まりであった。相談を受けたメンバーたちは，当時HIV感染症に関する知識が全くない状態であり，施設長から研究者に相談があったことに端を発し，まずは勉強会を行うところからスタートした。この勉強会を通してHIV感染症への理解の輪を広げたいと考えたのが本活動のスタートであった。そしてそこに「つばき会」が日常からかかわっている精神障害者への支援において感じていた，地域に届きにくい理解につなげていきたいという思いが重なったといえる。

　そこでその後の取り組み方を検討した結果，門真市が抱える課題を踏まえて，勉強会に参加した3団体と行政の保健師を加えたメンバーにより，EEの手法を取り入れることを決定した。

（2）EEの経過

①ミッションの確立（2010年5月30日）

　研究に至る経過，個々の地域の課題に対する問題意識を踏まえて，目指したいことをまずはざっくばらんに意見を出してもらい，ホワイトボードに書いて比較しながら，皆で1つにまとめる作業を行った。その結果，以下のようなミッションが導き出された。

　「3つの団体と行政が，ともにその専門性と違いを最大限に活かし，わかりやすさと素人感覚を大事にしながら，地域を創っていくことに力を合わせて，支援者も地域の皆も幸せになること」

②現状としての活動内容の確認（テイキング・ストック）（2010年8月21日）

現時点で行っている活動，できそうな活動の洗い出しを行った結果，以下の13項目が提示された。

　情報，資金，活動場所，調査・聴取，フィードバック，事務・運営，広報，継続性のあるつながり，専門職同士のネットワーク，人とのつながり，フリートーク，仕掛け，当事者性を大切にする

③抽出された活動内容に対するランキング（2010年8月21日）

上記の13項目に対して，3団体各2名ずつ，および保健師1名の計7名に，それぞれ5つのシールを渡し，重要と思うものに貼ってもらった。なお，シールは，各人の重要度の認識に応じて一項目に複数のシールを貼ることも可能である。その結果は，以下の通りであった（表1）。

④選択した活動項目に対する各人による達成度のスケーリング（2010年11月7日）

上記③の13項目のうち，上位5位までの活動を取り上げ，それぞれ各人が現在どこまで達成できているかについての評価を1〜10で点数をつけた（表2）。

AとB，CとD，EとFは，同じ団体に所属するメンバーであり，平均点がほぼ同数という結果になった。同じ団体内でもメンバーによって差が

表1　活動内容のランキング

1位	人とのつながり	9点	8位	情報	2点
2位	資金	7点	8位	継続性のあるつながり	2点
3位	専門職同士のネットワーク	6点	10位	広報	1点
4位	調査・聴取	6点	10位	活動場所	1点
5位	当事者性を大切にする	5点	12位	フリートーク	0点
6位	事務・運営	3点	12位	フィードバック	0点
6位	仕掛け	3点			

表2 活動の達成度のスケーリング

	A氏	B氏	C氏	D氏	E氏	F氏	G氏	平均
人とのつながり	8	8	4	8	5	4	9	6.6
資金	2	1	6	7	5	6	2	4.1
専門職ネットワーク	7	8	8	2	3	6	8	6.0
調査・聴取	4	5	3	2	1	2	8	3.6
当事者性	10	10	7	8	5	1	9	7.1
平均	6.2	6.4	5.6	5.4	3.8	3.8	7.2	5.5

ある項目については，同じ事象をどのように見ているか，意見交換を行った。またランキングの基準は，人によりさまざまであったが，それらを互いに表現し，共有した。それによって声の大きい人や立場に引っ張られるということなく，数字を見ながら，自分の考えていることもさらに深めながら，平等に話し合いができ，コミュニケーションが促進された。

⑤将来に向けた計画：目標・戦略・指標作り（2010年12月23日，2011年3月6日，6月5日）————

　表2の結果から，どの項目に焦点づけて今後の取組みを検討するかを議論した結果，最も点数の低かった「調査・聴取」を取り上げて，今後の目標，戦略，指標に関してディスカッションを行うことになった。その結果，門真市の現状から，ターゲットを子ども，若者を中心として，1．実態を把握すること，2．潜在的なニーズを明らかにすることを目標に，アンケート調査を行ってみたいというアイデアが持ち上がった。このために，事前作業として，参加メンバーが「HIV/AIDS」「思春期」「養護教諭」などをキーワードに先行研究のレビューを各自行うこととなった。その結果，「性」の問題と「生」の問題が密接に関連していることなどの気づきを得た一方で，具体的にどんなアンケート調査を行えばよいのかという方向性をメンバー間で見出すことが困難となった。

⑥第2段階へ立ち返り，活動内容を振り返る作業（2011年8月6日）———
　そこでテイキング・ストックで掲げた活動内容のうち，どのような経緯

で「調査・聴取」に焦点化を行ったのか，メンバー全員であらためてわれわれの市民活動の原点を振り返ることとなった。その結果，当初掲げた「調査・聴取」のみを活動内容に掲げるのでなく，「人とのつながり」「専門職とのネットワーク」「当事者性」にかかわる活動を通じて可能となるのではないかという洞察を得て，各団体の共通認識として確認された。

⑦将来の計画・戦略の練り直し（2011年11月23日，12月23日，2012年1月9日）

以上を踏まえて，では「何を」「どのようにしていくか」という将来の計画・戦略につき話し合った。そこでは参加者のそれぞれの考えをふせんに1項目ずつ書いて可能な限り多く提示し合う形でのブレーンストーミング法を用いた。これらの話し合いの結果を研究者がまとめたのが，表3である。

表3　市民主体の地域啓発活動　EE による整理

目標	戦略	戦術	指標	担当者
イベントを学校を越えた地域のものとして展開する	学生主体の活動として，これまでの参加者が企画者となって展開できるようにする	・これまでに参加した人の思いを知る ・参加した人の思いを行動に移せるようにする ・大人ができるサポートをする	・参加したロック，フォーク，生徒会，演劇部の生徒とふせんを使ったブレーンストーミングを行う ・既存のクラブの大会などと絡める ・高校生の企画をイベントに組み込む ・皆が行くから行く企画 ・必要な限りにおいて研究班が主催する ・必要な限りにおいて後援を得る	3団体保健所
	地域の関連機関を巻き込む	イベントの経過を共有し，参加の動機づけを高め，継続性を担保する	・イベントの報告書を作成する ・報告会を開催し，広く意見交換の場を作る ・可能な限り，行政側の参加を得る ・各団体からイベントへの参加者以外の人にも広く参加してもらう	
性や思春期の発達課題に取り組む	・予防的な観点を持つ ・世代を越えた集まりを展開する ・子どもと親の育つ環境のギャップを埋める	・こちらから乗り込む企画を立てる ・行政がしていることと組む ・高校の先生を巻き込む ・女性だけやカップルを対象にした企画を考える ・団塊世代の力を活用する ・他の疾患や子育て，妊娠などとセットで展開する ・NPO としての活動と本職を繋げる	・保健所の事業とのパイプを作る（養護教員との会合など…） ・出張講義を行う ・外国籍の学生の課題を知る ・守る会の保育士や幼稚園の先生の意見を聴き，活動に巻き込む ・思春期外来の先生の協力を得る ・高校生の性教育の内容を知る	守る会
			・NPO の中で関連するエキスパートによる EE を実施する（→本職との接点を具体化する） ・既にある地域の関連資源を知る	にじ

279

3) 活動の評価と課題

① EE による目標に対する活動の評価───────────

　表3で示したように，活動の目標は大きく2つに分かれた。

　1つは，高校生主体のイベント開催について，目標を「イベントを学校を越えた地域のものとして展開する」とし，戦略，戦術，指標をそれぞれ表のように整理した。イベント自体はそのタイトルに示すように，高校生らが自分たちになじみやすい方法で，まず「エイズ」を知ることから始め，ケアに思いを馳せ，自分事として予防を考えるという3つのステップを経て，HIV感染症への理解を深めることを目的とした。計5回のイベントを実施し，下線で示したところが達成しつつあると評された。高校生の企画をイベントに組み込み，当初の大人を中心とした実行委員は裏方に徹してイベントを支える側に回ること，教育委員会を通して成人式の参加者にチラシを配布することなどが達成され，目指していた形に近づきつつあることがわかった。

　またアンケートの自由記載では，自治会やPTA等にも来てほしい，大人に対しても自治会などを通して周知してほしい，中学・高校巡りができたらよいなどといった今後の展開を期待する声が聞かれた。また5回目のイベントの振り返り会では，学生から地域の生徒会交流会において複数の高校が協働して開催したいという希望があることが述べられた。さらに当該高校の演劇部が，その後の文化祭において，母親がHIV陽性であることが「いじめ」の背景になっているという想定に基づいた1時間程度の脚本を作成し，150人もの観客を動員したとの報告を受けることもできた。

　なお，5回のイベント開催に際しては，高校生を中心とした実行委員会や打ち合わせを毎年7回から10回以上開催しており，年を追って高校生の主体性が高まったといえる。総じて目標1：「イベントを学校を越えた地域のものとして展開する」に対しては，高校生の「自分事」としての意識や主体性の高まり，その継続の意向が確認された。

　2つ目の目標である「性や思春期の発達課題に取り組む」については，いろいろと提案がなされ，整理をしたが，市民の会を中心に，親子で「い

のち」をテーマにした合唱コンサートを開くなどの展開はあったものの実際の展開はあまりみられない状態が続いた。そこで，2014年1月9日に「守る会」の事務局長と事務局員とディスカッションを行った結果，市民の会のメンバー内部にも，エイズは重い課題でありすぎることや，親は関心がない，直接扱うことに抵抗があるという意見が出された。従って，今後の戦略としては，身近な問題，例えば引きこもりやうつ，婚活や恋愛，虐待防止等関心の持てるテーマによって巻き込んでいく必要性と，それらが，結局は性や発達課題の問題とつながっていくとの認識に至ることを目指すとの考えに至った。例えば，子育てにおける虐待防止に向けた親支援は親子関係の改善につながり，ひいては性と向き合う子の発達課題にも影響するという認識である。そして実際に2014年6月の総会において，「児童虐待防止のための親支援」に関する講演・ワークショップを行うという運びになった。しかし，結果的には，若い保護者の出席は少なく，より身近なテーマの提示の仕方等の戦術が必要であることが示される結果となった。

　結果的には，目標2の「性や思春期の発達課題に取り組む」は，期間中には十分に達成できなかったものの，最終的に「あん」の施設長を中心に，有限会社によるコミュニティカフェを立ち上げ，多様な人々の居場所作りを開始し，高校生を含めたさらなる地域展開をスタートさせることが検討されたことは，目標1にもつながる形で展開できたと評することができる。

②各団体にとってのプロセスと成果の意義

　EEでは，参加者自身のエンパワメントを目指すことから，その主体は参加者である。

　参加した3つの団体のうち，「守る会」のメンバーの教員が属する高校の部活の発表の場としてイベントが活用され，学生たちの自発性や主体性を大きく育て，HIV/AIDSへの理解をその内面に取り込むことができるようになったことは，彼らの内面によい循環を生む成果につながったといえる。

　また，今回の経験からEEの手法に関心を持ったNPO法人「にじ」の

職員が，本務である児童養護施設において，EEを使った業務改善に取り組み，生活棟グループ別によるEEの実践を経て，リーダー研修へ応用するなど組織的な活動につながってきていることが報告されている。

さらに「つばき会」では，これまでの大人の精神障害者を対象にしたケアにかかわる事業から，若者の居場所作りを有限会社として新たに企画し，さまざまな背景により精神的な課題を抱える若者らの病気や問題となる行動等の予防に向けた活動へと展開する準備を始めている。そしてそこに本活動に関連した学生や「守る会」のメンバーらの協力を仰ぐことを予定しており，EEの原則によれば，それぞれの団体の参加者による改善，当事者主義，インクルージョン，民主的参加，当事者の知，能力構築等の原則が少なくとも部分的ではあっても実現できたのではないかと思われる。

③ HIV/AIDS領域の抱える重層的課題と困難性

HIV/AIDSにおける啓発の目標は，心の深層に触れる部分から，対人，対組織，また対制度・政策等多岐にわたる。こうした複雑さが，EEを展開していくうえでの困難性にもつながる場合がある。

今回は特にEEに参加したメンバーが年齢的にも構成上でも多様であったことが，その複雑性を増したともいえる。例えば「守る会」のメンバーは，子育て支援を理念としているが，親の働き方やコミュニケーション形態の変化等などを背景に若い人の参加が少なく，年齢が高い傾向にある。高い年齢層にとって，HIV感染症は教育において触れる機会もなく自らの課題として直接的な接点を見出しにくい。一方，若者にとっては恋愛は大きな関心事であり，性にかかわる知識への関心は非常に高く，セクシュアリティやHIV感染の課題を，自律した個人としての日常的な人とのつながりの延長線上として実感し考えを深める機会となりやすい。

一方で「つばき会」は日常的に支援を行っている精神障害者とHIV陽性者への理解の道筋における共通点と相違点を探っていた。他方ではまた「つばき会」は実質的にイベントの事務局の役割を担っていたため，HIV/AIDS関連行事の学校関係への広報に際し，まず教育委員会や行政の了解を得ることが大前提となる中で多大なエネルギーを費やさざるを得なかっ

た。このように，HIV 感染症への向き合い方にはそれぞれの団体によっ
てさまざまな温度差が存在していた。

　さらには当初ミッションの設定時は，大変友好的な雰囲気のなか，3団
体による当事者主体原則に基づいて，結果についても皆の合意を得られる
ものとなった。その一方で，門真市全体の課題を包括的にとらえようとし
たその内容は，具体的な展開を考えるには広範に過ぎたともいえる。経過
に応じたミッションの見直しも考えられたが，それにはかなりの時間と労
力が必要となるため，本活動での見直しには至らなかった。

　このように，HIV/AIDS 領域の抱える重層的課題は，参加者それぞれ
の向き合い方に多様な要素を包含させるとともに，取組みの方法にもまた
困難さを生じさせる要因が含まれていた。一方で，反面そうであるからこ
そ，EE の手法をうまく活用すれば成果が期待できるともいえるであろう。

④ EE の手法における課題と本活動について────────

　今回の活動への EE の導入については，その方法に関して実際のイメー
ジがつかみにくく，当初は「やってみないとわからない」印象が強かった
が，結局，EE の中心となるコンセプトであるコミュニケーションを深め
るための1つの方法ということで納得を得てスタートすることができた。

　さらに，EE の活動の中で，ファシリテーターの役割は大変重要であり，
すべての参加者が対等な立場で意見を述べ合うことができるような工夫や
グループダイナミズムを生み出すスキルが必要とされる（源 2003）。す
なわちエンパワーにネガティブに働くコンフリクトや誤解等を解消するた
めの助言やヒントを適宜与えると同時に，参加者の能力を高めることに注
意を払うべきとされている。一方で当該課題のアドボケイトの役割を担う
ともされており，そのあたりの立ち居振る舞いや距離感は大変微妙である。
本活動での最も困難な局面は，将来に向けた計画に対する取り組み方で
あった。EE 原則である実証的戦略を研究者であるファシリテーターが意
識し過ぎた側面があったことは否めず，それよりも門真の地域に関する行
政データを共有することなどを通して，より今後の方向性を参加者自身が
見出す方向をリードすることのほうが有用ではなかったかと考えられる。

本節の啓発活動の分析からは，多くの課題が示されたが，他方で確かな成果がみられたのも事実である。こうした事例を日本において積み重ね，分析，検証を継続することが今後の啓発活動を促進させることにつながるであろう。

　なお，本節は，厚生労働科学研究費補助金エイズ対策研究事業『HIV感染症及びその合併症の課題を克服する研究班』（研究代表白阪琢磨，研究分担小西加保留）の成果の一部によるものである。

=引用・参考文献=

- Fetterman, D.M. (2001) *Foundations of Empowerment Evaluation*. Sage.
- Fetterman, D.M. & Wandersman, A. ed. (2004) *Empowerment Evaluation Principle in Practice*, New York, The Guliford Press.
- Fetterman, D.M. (2005)「エンパワメント」はどのように評価するのか？ －他者と自らへの支援とその効果－，講演会記録（通訳：伊藤高章）『桃山学院大学人権年報』No.31，52-73.
- 小西加保留・田中千枝子・菱川愛・伊賀陽子・生島嗣（2003）「エンパワメントのプログラム開発に関する調査研究」平成15年度厚生労働科学研究費補助金エイズ対策研究事業「HIV感染症の医療体制の整備に関する研究」報告書（研究代表：木村哲）249-251.
- 小西加保留・大和三重・村社卓・小原眞知子・西村昌記（2009）「介護支援専門員の研修のあり方についての検討」報告書，平成21年度日本学術振興会科学研究費補助金（基盤研究Ａ）「ソーシャルワークの特性に関する実証的研究－ケアマネジメントとの関連をもとに－」（研究代表：白澤政和）.
- 源由里子（2003）「エンパワメント評価の特徴と適用の可能性～Fettermanによる「エンパワメント評価」の理論を中心に～」『日本評価研究』Vol.3，No.2，70-86.
- 長尾眞文（2003）「実用重視評価の理論と課題」『日本評価研究』Vol.3，No.2，57-69.

第**3**部
社会福祉学としての理論的考察

第1章	# 多様なテーマの社会福祉学としての構図と課題

　第1部第4章，第2部第2章第2節でもふれたように，2014年国際ソーシャルワーカー連盟の総会においてソーシャルワークの新しい定義が策定された。繰り返しになるが新定義と旧定義を以下に併記する。

新定義：ソーシャルワークは，社会変革と社会開発，社会的結束，および人々のエンパワメントと解放を促進する，実践に基づいた専門職であり，学問である。社会正義，人権，集団的責任，および多様性尊重の諸原理は，ソーシャルワークの中核をなす。ソーシャルワークの理論，社会科学，人文学および地域・民族固有の知を基盤として，ソーシャルワークは，生活課題に取り組みウェルビーイングを高めるよう，人々やさまざまな構造に働きかける。この定義は，各国および世界の各地域で展開してもよい。
旧定義：ソーシャルワーク専門職は，人間の福利（ウェルビーイング）の増進を目指して，社会の変革を進め，人間関係における問題解決を図り，人々のエンパワメントと解放を促していく。ソーシャルワークは人間の行動と社会システムに関する理論を利用して，人々がその環境と相互に影響し合う接点に介入する。人権と社会正義の原理は，ソーシャルワークの拠り所とする基盤である。

　ソーシャルワークは，専門性へのアイデンティティを確立するために，歴史的にその焦点を人と環境の双方に振り子のように変動させてきたといわれている。現代の世界を取り巻く状況は，発展途上国のみならず，内紛などを含めさまざまな社会的課題が頻発し，ますます複雑さを増してきており，このため新定義では，より社会変革や開発を目指した定義になったといえる。

　中でもHIV感染症においては，脆弱な立場におかれた人々に感染が集中するという状況が，1つの側面として継続している。先述（第1部）のPeter Piot（＝2015：xix）は，「もっとも重要なことはおそらく，エイズのような大変な事態のもとでは，（中略）人間というものの良い面も悪い面もはっきり出てしまうということだろう」と言い，「抗レトロウイルス治療だけでHIVの流行を終結させることができるとはとても思えませ

ん。(中略) HIV と闘う戦略の核は依然，治療の普及を含めた包括的対策，複合予防です。(中略) 今私たちに必要なのは，長期的戦略，リーダーシップ，社会的対応，そして技術革新です」と，医療技術だけに頼るような考え方は脅威であると指摘している（= 2015：viii）。

○ HIV/AIDS ソーシャルワークにおける社会福祉的課題

　HIV/AIDS ソーシャルワークは，特に日本において，これらの領域のどこに注目すべきなのだろうか。ここで，第2部で取り上げたテーマおよび第1部第2章で述べた HIV/AIDS ソーシャルワークの変遷で提示したテーマについて一定の整理を行い（**表1**），それらが，社会福祉学の観点からどのように整理され，どのような意味づけがなされるのかについて考察を試みたい。

　本書で取り上げたテーマは，HIV/AIDS ソーシャルワークの対象となるすべての領域を網羅しているとまではいえないが，**表1**においてはそれぞれのテーマが複数の交錯する軸の中で一定の位置づけがなされ，そこに個々人（陽性者，支援者，市民）が，さまざまなポジショニングを取るというイメージを持っている。採用した軸は，1つはLIFEの3領域としての，生命，生活，人生，そしてもう一方の軸は，身体，イントラパーソナル，インターパーソナル，組織，コミュニティ，制度・施策とした。

表1　HIV/AIDS ソーシャルワークにおける社会福祉的課題とキーワード（例）

	身体	イントラパーソナル	インターパーソナル	組織	コミュニティ	制度・施策
生命	薬害エイズ HIV陽性 合併症・後遺症		予防行動 メンタルヘルス 薬物依存	医療機関の受け入れ	検査・予防体制 医療体制	
生活			薬害エイズ 家族・パートナー 就学・就労 経済的安定 外国人 （複数の社会関係）	施設・組織マネジメント	相談体制 施設入所 在宅サービス利用 就学・就労支援 医療・福祉連携 地域生活支援 ネットワーキング 住民啓発活動	新感染症法、身体障害者福祉法、障害者総合支援法、外国人にかかる各種法律等 医療・介護制度
人生		スピリチュアリティ セクシュアリティ （セルフスティグマ）				
社会環境	スティグマ					排除

医療ソーシャルワークの対象となるどのような疾病においても，それぞれの領域にとって特に重要なテーマを含めて，同様な軸による構図の中に配置できるように思われる。ソーシャルワーカーは，それぞれのテーマについての知識と，支援のための技術を習得し，さらにそうした問題に対する自分自身の価値観，そしてソーシャルワークとしての価値に向き合うことが求められる。取り組むべきテーマはいうまでもなくミクロな領域に限ったものではない。すなわちHIV/AIDSという身体的疾患を持ちつつ，社会生活をするHIV陽性者に対するソーシャルワークにおいては，HIV陽性であるということにおける，生きる「意味」やセクシュアリティなどの課題に加えて，対人関係を伴う社会生活上のさまざまな課題，医療機関や福祉サービスなどにかかわる組織や地域とのかかわりにおいて，また制度・施策から受ける影響の課題を含めて，ミクロ，メゾ，マクロにわたる多様な状況や課題が重層して，陽性者と交互作用していることを認識し，そこに向き合って，自らの専門性にかかる姿勢を常に追究する態度が重要となる。

　ソーシャルワークは法学や政治学，経済学等と異なり，あくまでその目的は個々人の生活の支援を中心においている。19世紀の後半のCOS（慈善組織協会）に発するソーシャルワークの歴史の中でも，そのことは証明されている。HIV陽性者の生活は，それぞれの時代の社会システムをはじめとするさまざまなレベルの環境との交互作用の中で，いわば翻弄され続け，その結果として多様な感情や行動，心理社会的な状況となって現れていることが，第1部，第2部で示した内容からも十分に読み取れるところである。
　また，「当事者性」の視点や「当事者」に対する知識を実践・研究を通して収集し，個別性と共通性が相反する中で，個の理解のためのアセスメントの枠組みとアセスメント内容の質の向上のために，それらを蓄積し，整理，統合し続けることでソーシャルワークの専門性が洗練されていく。そこへの取り組みが非常に重要となる。本書においては，第2部で取り上げた，スピリチュアリティ，セクシュアリティ，メンタルヘルス，薬物依

存，外国人支援，家族・パートナー・ピアサポート，就労支援，薬害エイズなど，すべての領域において HIV/AIDS に焦点づけた当事者性を踏まえた知識が散りばめられている。またそれらに関連させた支援のための技術が提示されるとともに，それらを実践する際のソーシャルワーカーとしての守るべき立ち位置や価値観を深いところから浮かび上がらせているといえる。

　すなわち，まずスピリチュアリティ，セクシュアリティにおいては，特にイントラパーソナルなワーカー自身の内面に迫る課題が中核をなす。HIV/AIDS に向き合う医療従事者，また地域の住民を含むすべての人々にとって，HIV とともに生きる陽性者に対して，個々人のスピリチュアリティや，セクシュアリティの実態を知り，自らの価値観に照らして考察し，そこから自らの立ち位置を定めることは，基本的に最重要課題と考える。それらはまた，性感染症であるがゆえの自業自得論や，薬物依存者に対する考え方にも大きくつながっていく。ソーシャルワーカーは，そこへの立ち位置を専門職として自らの中に確立させておくことが，ミクロ・メゾ・マクロいずれの場面においても重要であり，またそれが自他のスティグマに向き合う武器になることは間違いないといえるであろう。先に紹介した Peter Piot の「もっとも重要なことはおそらく，エイズのような大変な事態のもとでは，（中略）人間というものの良い面も悪い面もはっきり出てしまうということだろう」という言葉にも通じるものと思われる。

　次にインターパーソナルな側面は，HIV 陽性者の社会生活において非常に重要な意味を持つ。性感染症であることは，いうまでもなく対人行動に直接間接に影響を及ぼし，予防行動上や，家族やパートナーらとの関係に制約感を生むことになる。またその制約感ゆえに，メンタルヘルスの悪化や薬物依存に陥ることもある。さらに就学や就労に際しても障壁となり得るが，一方で適切な対応が取られれば，病気と就学・就労を両立するための社会的に有益なモデルとなり得る。経済的安定はまたそうした適切な機会の有無に左右されることにもなる。

　また，外国人においては，彼・彼女らを取り巻く制度，政策，医療機関，

コミュニティ・ベースの支援団体などとの関係と，支援者との関係性の中で，さまざまに影響を受けつつ，いかに当事者性に基づく自らの選択のうえに立つ生活や人生を実現していけるかが重要な課題となる。制度・施策や支援環境が及ぼす影響が特に大きい領域であり，支援へのアクセスの保障について，ソーシャルワーカーは全国・地方レベルでの情報を確認するとともに，滞日外国人に対する制度・施策に関する知識と多角的な認識のもとに，ソーシャルワーカーとしての価値に基づく立ち位置を点検することも重要となる。

　次に，薬害エイズ問題に関しては，第1部第2章でも述べたように，被害者にとって自分の生命を支える医療機関の受け入れの問題をはじめとして，さまざまな対人関係，就労・就学の場面，福祉サービス利用等々，多くの生活場面において差別に直面し，人生を大きく左右する事柄に振り回され続ける生活を余儀なくされたといっても過言でない。現在では，遺族が今も抱える残された課題とともに，当事者の高齢化のなかで，地域で安心できる生活の場の確保など医療・介護にかかわる問題が重要課題となっている。
　一方で，組織や地域・コミュニティの側に焦点づけると，医療体制や検査・予防体制，地域の相談体制，施設や在宅サービスの受け入れ態勢と，医療・福祉連携，ネットワーキング等による地域生活支援，地域住民らに対する啓発活動など，さまざまな切り口からの課題がある。そうしたマクロレベルの法律や政策と，その実際の運用状況に，陽性者は直接・間接にさまざまな影響を受ける。エイズ予防法に限らず，例えば血友病も対象とされていた優生保護法やらい予防法のように，法律自体が差別や排除を生んできた歴史の意味することや，近年相次いで制定された虐待防止法などに代表される自由権を放置してきた歴史などに対する見識を深めておくことも重要となる。社会福祉学そしてソーシャルワークは HIV/AIDS と同じく，ハンセン病やサリドマイドなど，多くの差別を生み出した問題に，どのように向き合えたのかを今一度踏み止まって考えることが必要である。少なくとも日常の相談支援の中で出会う制度・施策の不在や運用上の

課題に対して，常にアンテナを高くして，可能な限り研究者らとともに何らかのパスを通じて啓発する道筋を追及し続ける姿勢がソーシャルワーカーには求められる。

さらにそこには，制度や施策に止まらない専門職としての権力構造としての壁（サービス利用のゲートキーパーになる等）や，情報に対する無知，そしてイントラパーソナルな深いレベルでの壁など，さまざまな壁がミクロから，メゾ，マクロにわたって交互に影響し合って陽性者の生活に深くかかわることとなる。そのことをソーシャルワーカーは広く自覚し，当事者への影響を俯瞰し，現実の直接的支援における課題の把握と方向性を見定め，環境への向き合い方への道筋を検討することが重要となる。

また，広く住民の側からみると，正しい知識と実態を知ることで，いかにHIV/AIDSの問題をわが事ととらえ，ケアと予防がつながる形で受け止められるかが重要となる。ソーシャルワーカーとしては，社会福祉の立場からそこにどのような形で関与できるかが課題となる。なお本書では，第2部第2章第12節，および第13節で社会福祉としての予防活動を取り上げている。

○ソーシャルワークの「価値」に内在する課題

次に，ソーシャルワークの価値にかかわるテーマとして，もう1つの重要な切り口を取り上げたい。すなわちここでは当事者と他者，人と社会システムの間に，多くの価値のせめぎ合いや倫理的なジレンマが浮かび上がっていることに注目したい。これらの課題は第1部第3章の倫理的課題でも触れたところでもあるが，新定義における「社会正義，人権，集団的責任，および多様性尊重の諸原理は，ソーシャルワークの中核をなす」という部分にかかわる非常に重要なテーマと考えている。筆者はここで「ただしそれらはどのようにしてソーシャルワークの中核をなすのか」ということが重要であり，ソーシャルワークの「価値」に内在する困難な課題を内包していることをあえて提示したいと考える。

ソーシャルワークが「価値」を土台にした専門職であることに異論を唱

える人はいないであろう。しかし問題は，その価値をもとにした支援を行動に起こす時に生じる倫理的ジレンマへの対応である。ソーシャルワーク実践の基盤として，一般に語られる「価値」は，個人の尊厳，自己実現，平等や，人権につながる価値などである。しかしながら，個別性への支援と社会正義，個人と他者のそれぞれの自己実現・社会参加，相互依存性の課題などにおいて，公平性や優先順位をどのようにして判断できるのか。

　こうした相反する価値と社会正義の問題をソーシャルワークはこれまで残念ながら十分に議論してきたとはいえない。ただしこれらの論点を追究することは，その先に社会福祉における対象認識と実践の目標設定にかかわる（川田 1990：41）議論が広がっており，社会福祉学の「原論」として未完の部分を含む課題となる。本書の目的は，対象認識に焦点づけた議論までには及ばないが，個々にあるジレンマをさまざまな角度から解明し，検討することを通して，内在する構造を描き出し検討を加えたい。

　例えばテーマとしては，第1部第3章で触れたパートナー告知の課題がある。課題への向き合い方には，法や条例の視点から，インターパーソナルな視点から，またProfessionalな視点からとらえることができる。例えば，アメリカではパートナー告知の問題を州の法律で定めているところがある。また，日本では先述のように，パートナー告知を患者とパートナーの利害対立としてではなく，インターパーソナルに「最後まで支えられるため」という方向でとらえる傾向があるとされる。またProfessionalな視点からは，リスク管理の観点から告知を前提とした指導を行う傾向にあるといえる。

　したがって，日本ではアメリカのように利害対立を基本とした法的規定の切り口ではなく，メリット，デメリットを十分に吟味し，互いのためにともに考えることを支える姿勢が有効な対応の1つと考えられる。（小西 1997：38）。ただそうした際にも，当然ながらソーシャルワークにおいては，法の観点からの吟味や，各種の関連するガイドライン等を参照することは，個別性の観点からも大変重要である。例えば，感染告知に関するこれまでの訴訟や判例等の情報とその考え方を，対人，対職場などにおけるプライ

バシー保護の原則やそれぞれの側の責任などの視点から検討することは大変有用となる。対人関係における構図や文化，社会のルール等が必ずそこに反映され，それらはまた当然ながらどの国においても，常に一定であるわけがないからである。

　次に，薬物依存については，ミクロからマクロレベルに至る日本特有の多くの課題を孕んでおり，ソーシャルワークとして向き合い方が非常に問われる分野でもある。日本では，薬物依存は法的な制裁が優先し，システムとしても，考え方としても，病気としてとらえる視点が弱く，このため個別性を尊重した，また患者自身の意思を重んじた対応には程遠い現実がある。また日本ではハームリダクションの考え方は受け入れられないことが多い。例えば，オーストラリア等において実施されている，感染のリスクを避けて薬物使用ができるように清潔な注射針を提供するセンターを設置するなどの対応・考え方のことである。日本の薬物乱用対策において使用される「絶対ダメ！」というキャッチフレーズからは，そうした価値に基づくハームリダクションの方向性は生まれてこないのは自明といえるだろう。

　こうした現状の中で，ソーシャルワーカーとしては，例えば日本に比べて圧倒的に薬物依存者の多いアメリカにおいて，再発率が圧倒的に低いことや，その背景としてドラッグ・コートを始めとするシステムにより，意思尊重に基づく多様な治療の選択肢の存在等を知ることは，非常に重要となる。日本では司法による強制が優先するなかで，法が実際に求めている通報義務の正確な内容を把握し，病気としての観点から，ソーシャルワーカーとしての向き合い方を学び，自らの価値観，所属機関や地域における立ち位置とその方向性を見定めて，社会資源の収集や開拓を行うことが求められる。

　また，制度や法律の側面からは，特に今後の医療の進歩に合わせた障害認定や自立支援医療の議論において，公平性などを軸とした議論が必須となることであろう。早い時期の投薬開始のガイドラインを採用することに

より，従来の身体障害者福祉法の基準では手帳に該当しない患者が漸増するなかで，基準の見直しを行ってHIV陽性者への適応を高めた場合，資源再配分の議論が起こることが予測される。

ソーシャルワーカーとしては，第1部で述べたような免疫機能障害として認定された時の経過や意義，さらには身体障害者手帳の適用に関する歴史的経過等を通して，課題を検討することによって，自らの見解に自覚的になるとともに，人権尊重を基底としたクライエントとの向き合い方を意識できることが重要となる。加えて，最新のHIV診療では曝露前予防（PrEP），曝露後予防（PEP）も視野に入る中で，薬価の設定の議論とともに，対象者の選定，性行動への影響等，公衆衛生上，また社会正義にかかる倫理的な課題として検討すべき問題を多く含んでいるといえる。

その他，医療ソーシャルワーカーは，日頃から医療機関の経営上の要求と患者のニーズとの葛藤や，近年ではそれらとも関連して，地域包括ケアへのかかわり方が課題になることが多い。HIV/AIDSソーシャルワークに特化した本書において，それらを広く取り上げることはできないが，制度のいわゆる隙間にあったり，さまざまな重層的な差別の壁があったりする場合の対応については，第2部で取り上げた施設マネジメント，医療連携と組織マネジメントにおいて，そのヒントが多様に盛り込まれているといえよう。平野（2015）は，社会福祉制度が未熟な時代には，残余としての社会福祉の視点からの取組みが求められるが，制度としての社会福祉が発展することにより，そこから生じた制度の谷間の問題があり，援助者としての実践視線の転換，面的接合，連携のあり方が問われるとしている。

先述したように，さらに市民を巻き込んだ実践としては，地域生活支援とネットワーキング，市民主体の地域啓発活動が紹介されている。そこでは，社会福祉学としての「個の主体性の貫徹」の道筋の先にある，メゾ・マクロへの論理展開の明確化への糸口が描き出されているといえよう。これらの点については，次の第2章において，アドボカシーの観点からも検討し，考察することとしたい。

総じて，社会福祉学に基づくソーシャルワークが，新定義にあるように1つの「学問」としてその質を高め，社会の認知や教育・研修につなげていくためにも，上記のような形で，それぞれの領域におけるボトムアップによる知見を蓄積することが強く求められていると考える。第1部第2章で紹介した，「HIV-SWミニマムスタンダードハンドブック」（田中2014）もまた，そうした努力の結果としての1つの成果物である。

=== 引用・参考文献 ===

- 平野方紹（2015）「支援の『狭間』をめぐる社会福祉の課題と論点」『社会福祉研究』122，19-28.
- 川田誉音編（1990）『グループワーク―社会的意義と実践』海声社.
- 小西加保留（編集代表）（1997）『エイズとソーシャルワーク』中央法規出版.
- Peter Piot（2012）No Time to Lose : A Life in Pursuit of Deadly Viruses.（＝2015，宮田一雄・大村朋子・樽井正義訳『ノー・タイム・トゥ・ルーズ　エボラとエイズと国際会議』慶応義塾大学出版会.）
- 田中千枝子（2014）「HIV-SWミニマムスタンダードハンドブック」平成25年度厚生科学研究費補助金エイズ対策研究事業「HIV感染症の医療体制の整備に関する研究」分担研究成果物（研究代表：伊藤俊広）.

第**2**章	# アドボカシーの概念と # HIV/AIDSソーシャルワーク

　前章では，HIV/AIDS ソーシャルワークにおけるさまざまなテーマが，ソーシャルワーク実践の対象となる社会福祉的な課題として，どのようにとらえられ，またどのような課題があるかについて検討した。本章では，アドボカシーの観点から，HIV/AIDS ソーシャルワーク実践や研究がどのように蓄積されてきたのか，またどのようにそれらは整理され，今後どのような課題があるのかについて考察を加えたい。

○「アドボカシー」の用語とソーシャルワーク実践

　はじめに，ソーシャルワークの立場からアドボカシーという用語について概観しておきたい。Mickelson（1995：95）によれば，「アドボカシーはソーシャルワーク専門職の常に重要な部分であり，変動はあったが，専門職実践の核であり続けているのは，ソーシャルワークの価値に基づく行動であるからである」とされている。ソーシャルワーク分野におけるその具体的な定義や内容については，歴史的にも大きく変遷を重ねてきており（小西 2007：32-47），日本では特に社会福祉基礎構造改革の議論を経て，「措置から契約へ」と移行し，介護保険や成年後見制度が導入される前後から，「権利擁護」という用語が急速に福祉業界を席巻するようになった。そして「権利擁護」は，多くの場合，その意味するところを精査することなく，「アドボカシー」と同義語として使用されることも少なくなかった。

　一方で，アドボカシーは，もともと「代弁」を意味する法学の分野の用語であり，法学においては「権利擁護」という用語はなじみのない言葉であったといわれる（佐藤 2015：3）。しかしながら，成年後見制度が制定され，「権利擁護」という用語が一般的となり，実際に法学の世界においても使用されるようになった。ただし法学と社会福祉学では同じ「権利

擁護」という言葉でも，用い方に相違があった。法学的には「権利擁護」は，基本的には十分な判断能力を有しない人々と個別特定の関係にある援助者が，本人の権利行使を擁護し，ニーズの実現を支援することを軸足において使用されることが多い。一方で，社会福祉学における「権利擁護」は，必ずしも関係を特定せず，利用者の主体性や自己決定を尊重しつつ，権利の主張，権利獲得のプロセスを重視し，権利の救済や獲得を支援し，自ら解決する力の支援などエンパワメントの概念を挿入していることが多い。本書においては，「アドボカシー」の内容として，後者の社会福祉学における「権利擁護」のとらえ方を採用することとする。

　アドボカシー実践の先行研究においては，アドボカシーは環境に対するものととらえられがちであるとされ，「環境実践は誰でもしているが，平凡か抽象的すぎて，特別な技能への価値が認められなかった。」「原則として容易に主張できることが実践では実行困難な状況」(Kemp, Whittaker & Tracy = 2000) であったとされている。他方で「実践者のほうが必要に迫られて，『環境』の変化にいち早く対応したが，研究者の動きが後になってきたことは否めず」また，「ソーシャルワーカー自らも『環境』の中にいながら，主体と環境の対置関係を前提にした介入を求められている」(久保 2002：159) という困難性があり，「その曖昧さがソーシャルワーク・アドボカシーへのコミットメントを弱くしている」(Schneider ら 2001：x) といわれてきた。

　日本の場合，戦後の社会福祉は，社会福祉六法を中心とする展開を経て，やがて経済成長の後退後は，子育て支援や高齢者の介護・地域ケアが主流となり，さらに現在では新たな貧困や孤立，司法福祉，生活困窮者問題などへと対象が拡大・変化している。その間，社会福祉の役割は，政策に対する補完的な役割から，固有の視点と役割への模索に転じてきたともいえる（岩田・岩崎 2010：8）。そうした動きの中で，研究者より先んじて，いち早く現場で目の前にある「権利」侵害にかかわる事態に，ソーシャルワークの価値に基づいたアドボカシー活動に足を踏み入れた，その1つの領域がHIV/AIDS ソーシャルワークであったといえよう。

他方で，近年は財政難を1つの背景としながら，国や地方において，生活を見据えた地域福祉や包括ケアの観点などから，さまざまな施策やモデル事業が導入される機会が多くなり，ソーシャルワーカーがそこに一定の役割を果たす機会を得ることができるようになった。HIV/AIDSの場合は，薬害エイズ裁判の和解を契機とした厚生労働科学研究費を含むエイズ対策がそのパスとなり，実践者とともに行った研究を通して，アドボカシー活動を展開してきたといえ，本書もまたその成果の1つとして発信するものととらえられる。

○アドボカシーにおけるアセスメントとプロセス

　ソーシャルワークにおけるアドボカシーは，「環境に関する情報のアセスメント」を基本においている。Mickelson (1995:96) は「アドボカシーへの努力を開始する際には，『環境』が，クライエントの自己決定や社会正義の主張を妨害していることを認識しておくことが重要であり，クライエントの周囲の状況を徹底的に知った上で，様々なアドボカシースキルと戦略を持っていなければならない。」とし，アドボカシーの展開には，環境に関する情報をアセスメントできることが前提であるとしている。またKemp らは「環境アセスメント」とは，「クライエントとワーカーが協働して，多様なレベルの環境と交互作用を持つクライエントとクライエント・システムについての情報を集め，批判的に分析する，進行中の過程である。情報には，リスク，課題，関心のある問題と同じく，長所，資源，可能性，機会が含まれ，クライエントが経験する環境の意味に注意が払われる」(Kemp ら＝ 2000：96) としている。

　また Schneider ら（Schneider & Lester 2001）は，特にメゾレベルにおける具体的なアドボカシーのプロセスにおける原則として，1．課題の特定と目標の設定，2．事実の把握，3．戦略と戦術の計画，4．リーダーの供給，5．意思決定とスタッフを知る，6．サポートの基盤をひろげる，7．根気強く，8．アドボカシーの努力を評価する，をあげている。本章における考察の枠組みとしてこれらを採用する。

○ HIV/AIDS ソーシャルワークにおけるアドボカシーの構図

　小西（2005）は，先述の「HIV 感染者の社会福祉施設利用受け入れに影響するサービス提供者側の要因」の調査結果をベースとして，小西（2007）においてソーシャルワークにおけるアドボカシーについて，イントラパーソナルな領域から，インターパーソナル，組織メゾ，コミュニティ，社会・制度にわたる広範な領域における，アドボカシーの構図（小西 2007：194，202，204）の作成を試みた。そこでは，ソーシャルワーカー自身がクライエントの環境の中にいることを自覚し，ワーカー自身のエンパワメントを図ることがクライエントのアドボカシーにつながるとの仮説を導いた。

　本章では，特にメゾ・マクロレベルの領域を中心に，第２部における福祉施設マネジメント，医療連携と組織マネジメント，地域生活支援とネットワーキング，地域福祉活動，市民主体の地域啓発活動を主に取り上げ，その構図を整理し，考察する。先の第３部第１章の表１においては，ミクロ領域を含んだ HIV/AIDS にかかるテーマの全体の構図を描き，ソーシャルワークの対象となる課題は，常にミクロ，メゾ，マクロに双方向から交互作用していることを示した。組織や地域のマネジメントにおいても，その基本にあるのはクライエントに対するソーシャルワークの価値であることには変わりなく，ここでは上記のテーマに焦点づけて検討したい。

　はじめに，まずソーシャルワークの定義に戻って確かめてみたい。旧定義においても，新定義においても，社会変革，エンパワメントという言葉が含まれ，新定義では，さらに社会開発や，社会的結束という言葉が加えられている。

　旧定義：ソーシャルワーク専門職は，<u>人間の福利の増進（ウェルビーイング）を目指して，社会の変革を進め</u>，<u>人間関係</u>における問題解決を図り，人々のエンパワメントと解放を促していく。

　新定義：ソーシャルワークは，<u>社会変革と社会開発，社会的結束，および人々のエンパワメントと解放を促進する</u>，実践に基づいた専門職であり，学問である。

　HIV/AIDS ソーシャルワークにおいて，これらの定義に書かれている

ことの意味するものは具体的に何か。この点を明らかにすることが本章の
ねらいである。

　そこでまず，第2部の5つの領域でなされた6つの活動を，Schneider
ら（2001）による，メゾレベルのアドボカシーのプロセスにおける8つ
の原則に沿って整理することを試みた（表1）。その結果，おおむね6つ
のすべての活動を8つの原則によって整理することが可能ということがわ
かった。このことは，多くの場合，HIV/AIDS ソーシャルワークにおけ
るメゾ・マクロレベルの活動は，そのターゲット（課題）は組織内外の人
間関係，行き場のない患者，地域の支援者，地域の中高年における課題，
地域での共生，とそれぞれであっても，8つの原則に含まれる要素を取り
入れ，活動を進めていくことで，目標の達成がなされることが示されたと
いえよう。

　活動の目標は，＜福祉施設マネジメント，医療連携と組織マネジメント，
地域生活支援とネットワーキング＞においては，HIV 陽性者の施設での
受け入れ，行き場のない患者の地域での受け入れ，寝たきり患者の看取り
であり，HIV 感染症であることが何らかの阻害要因になっていることが
明らかな例である。従って，これらの活動は，患者にとっての医療に受け
る権利や生存権，幸福追求権などの権利を擁護するためのアドボカシー活
動と特定できるといえる。

　また，＜地域福祉活動，市民主体の啓発活動＞においては，その活動の
目標は，地域住民の変容であり，前者は，HIV/AIDS に特化し，後者は
特化しないものとしてスタートしているが，いずれもコミュニティレベル
のアドボカシーといえる。その活動の内容は，病気の予防を大きな軸とし
ているものの，医学・医療レベルの予防活動（保健師を含むいわゆる医療
関係者を中心とする予防活動に代表される）とは，全く違うことは明らか
であり，社会福祉としての予防活動といえる。その大きな特徴は，HIV/
AIDS を切り口にしつつ，前者は要介護者が地域で安心して暮らせること，
後者は難病や精神疾患などの脆弱性を持った人々の共生を視野に，「我が
事」として住民自らが地域で生きていく際の生きやすさを目指す，住民の
主体性の先にある活動を展開していることが読み取れる。後者

表 1　各事例によるアドボカシーのプロセスにおける原則の展開

	活動の例（原則）	福祉施設マネジメント <福祉施設>	医療連携と組織マネジメント I <有料老人ホーム>	医療連携と組織マネジメント II <訪問看護ステーション>	地域生活支援とネットワーキング <寝たきり患者の看取り>	地域福祉活動 <長野で地域を耕す>	市民主体の啓発活動
1	課題の特定と目標の設定	組織内外の人間関係	組織内外の人間関係	制度の隙間・行き場のない患者に向き合う 看護師による生活モデル	地域の支援者の理解	中高年の感染者が多いこと 要介護でも誰もが地域で過ごせる	地域で脆弱性を持った人たちとの共生（HIV に）特化しない
2	事実の把握	課題の洗い出し 福祉施設としての課題 リスク評定	無理解 不安	医療依存が高くかつ住まいもお金も身寄りもない などの社会的困難を抱えた患者 医師会や看護協会の抵抗	不安 知識がない	日本で HIV が最初に物発した地域 サービス提供の相互作用における不均衡	地域特性（脆弱性の把握）HIV の知識がない
3	戦略と戦術の計画	方略を練る	原則への気づき 安心の醸成	医療と介護の壁を乗り越える 訪問介護・看護で隙間を埋める	不安への向き合い 拠点大学病院と地域スタッフとの月 1 回のカンファレンス研修	行政・多様な団体によるピア・アルプスの立ち上げ HIV セミナー継続開催 行政の予防啓発協議会〜支援者講座の立ち上げ	保健所・子どもを守る市民の会・地域福祉支援センター・厚生科研のコラボ 学校を超えたイベントの開催 思春期の発達課題に取り組む
4	リーダーの供給	リーダーシップ コミュニケーション	入所相談担当者	訪問看護師のリーダーシップ	拠点主治医 地域在宅医 病院のリハスタッフ 看護師・心理士	拠点医師、薬剤師、看護師、保健師（エイズパニックの経験者）	厚生科研研究班とのコラボ 高校生による企画
5	意思決定とスタッフを知る	地域連携・協働	医療者・地域のスタッフの意思決定を知る		チームによる決定	福祉施設嘱託医 行政実務者	教育委員会 保健所
6	サポートの基盤をひろげる	適切な研修 医療体制	スタッフに実際の対応を見せる	訪問診療・バックアップ病院の確保	やってくれそうな人に頼る	医療〜行政〜地域実務者〜住民	地域、企業、大学等地域資源の巻き込み
7	根気強く	根気良い実践で連携を強く広くなる	病気の 1 つに過ぎないことを実感していく	365 日、24 時間の徹底した介護・看護	月 1 回のカンファレンス	連絡したネットワーキングの展開	イベントの継続と地域カフェ設置
8	アドボカシーの努力を評価する			患者の意欲向上 地域での信頼	カンファレンスでの振り返り[エイズの○○さんから、○さんがこのように]の意識変化	各団体、会議での評価	報告会、振り返り会の開催
基盤	SW としての価値	ミッションの展開	倫理的問題に向き合う	患者の不利益を徹底的に排除	本人の人となりを理解して支援するという原則	住民の中にある過去の経験を土台とした啓発活動	専門性と素人感覚を大事にしながら支援も地域の皆も幸せになることをミッションに

の啓発イベントのテーマが「知って・ケアして・予防して」と，ケアと予防をペアにしていることや，活動に参加した高校生が，後に大学進学後も引き続き，啓発活動に主体的に取り組みたいと述べているところからもその意味が理解できるといえよう。このように社会福祉としての予防をアドボカシーの観点から一定の枠組みで整理できたことの意義は大きいのではないかと考える。

さらには，6つの活動すべての基盤として，ソーシャルワークとしての価値にかかわる意思が明確に存在していることにもまた大きな意味があることに違いない。

翻って，先のソーシャルワークの定義に戻ると，旧定義における「社会の変革を進め，人間関係における問題解決を図り，人々のエンパワメントと解放を促していく」ことや，新定義における「社会変革と社会開発，社会的結束，および人々のエンパワメントと解放を促進する」ことが，それぞれの活動の中でそれぞれのやり方で推進できていると評されるのではないかと考える。岡村（1983：100）のいう「住民の主体性の貫徹」の先にある地域福祉活動としての予防の一定の形がここにあるといってもよいであろう。そのことの「証」となる枠組みとして，Schneider らによる，ソーシャルワークのアドボカシーの原則が有用であると結論づけることが可能と思われる。

ソーシャルワーク実践の内容を他者に伝えることの難しさが語られることが多く，よい実践はあってもなかなか可視化したり蓄積したりすることが難しいのは，価値に基づく複雑系の働きであるソーシャルワーク実践に対してこのような共通する有効な枠組みを提示しにくいことが1つの理由といえる。その意味でも今回の一定の整理は今後につながる可能性を示すことができたのではなかろうか。

引用文献

- 岩田正美監修, 岩崎晋也編著（2010）『社会福祉とはなにか－理論と展開－』（リーディングス日本の社会福祉第1巻）日本図書センター.
- Kemp, S. P., Whittaker, J. K. & Tracy, E. M. (1997) *Person-Environment Practice：The Social Ecology of Interpersonal Helping*, Gruyter, Inc.（＝2000, 横山穰・北島英治・久保美紀・湯浅典人・石河久美子訳『人―環境のソーシャルワーク実践：対人援助の社会生態学』川島書店.）
- 小西加保留（2005）「HIV感染者の社会福祉施設サービス利用に関する調査－サービス提供者側の阻害要因について－」平成15年度文部科学省科学研究補助事業萌芽研究報告書.
- 小西加保留（2007）『ソーシャルワークにおけるアドボカシー－ HIV/AIDS患者支援と環境アセスメントの視点から－』ミネルヴァ書房.
- 久保紘章（2002）「社会福祉実践方法と人と環境への視野」仲村優一・窪田暁子・岡本民夫・太田義弘（編）『戦後社会福祉の総括と二一世紀への展望IV実践方法と援助技術』ドメス出版, 142-162.
- Mickelson, J. S. (1995) Advocacy. In National Association of Social Workers, *Encyclopedia of Social Work, 19th*. Washington, DC.
- 岡村重夫（1983）『社会福祉原論』全国社会福祉協議会.
- 佐藤彰一（2015）「権利擁護支援の基本」全国権利擁護支援ネットワーク（編）『権利擁護支援と法人後見』ミネルヴァ書房, 1-17.
- Schneider, R. L. & Lester, L. (2001) *Social Work Advocacy: A New Framework for Action*. Canada：Brooks/Cole.

第3章 | HIV 診療チームと連携

　第3章と第4章では，連携と協働（collaboration）にかかわる HIV/AIDS ソーシャルワークの特徴を理論的に概観する。専門職のみならず当事者や市民につながる，また制度政策に影響を受けまた与える HIV/AIDS ソーシャルワークの連携を，ミクロ・メゾ・マクロの多層的な「人と環境の交互作用性」に焦点化したソーシャルワーク理論によって説明することで，この実践の専門性の高さを示すことを目的とする。なお collaboration とは「（保健医療の領域で）多職種や他機関とともに（co）つながり働く（laboration）」こと（Germain 1984：198）であり，ここではメンバーシップが明確なつながり方をチームワーク（構造的つながり）とし，地域福祉に展開する開放的なつながり方をネットワーク（機能的つながり）と操作的に定義する（田中 2015：113）。

　Germain は4つの専門的視点の範囲（表1）をもとに，保健医療ソーシャルワーカーに必要なコンピテンシー（態度・知識・スキル）を説明した。これは生態学に基盤をおいた Marion ら（Marion. R. & Angermeyer. K. 1980）のモデルに沿った枠組みである。各範囲内・間の交互作用をみることができるモデルであるが，特に個人の内的資源である自己概念（セルフイメージやアイデンティティ）が，連携の視点の範囲の1つとして実践に影響を与えることが明示されたことに特徴がある。

　まず，本章では連携・協働が発揮される4つの範囲を分析軸に，その範囲内・間での視点の展開具合を分析することで，HIV/AIDS ソーシャルワーク実践に表れる「人と環境の交互作用」の展開による連携・協働の内実を明らかにする。

　Germain は，ヘルスケアにおける連携と協働の要素を，1）2人以上

表1　連携・協働におけるソーシャルワークの視点の範囲とその内実

専門的視点の範囲		連携・協働の内実
【I】個人の内的資源（自己概念） Individual and/or Identity	明確なセルフイメージ	関心・興味・感性 使命感・価値観
	専門性アイデンティティ	
【R】自己と他者との関係（二者間コミュニケーション） Relation	連携相手のアセスメント	相手の可・不可 受け取り方と対処 考え・見極め
	＋相手の反応とその受け入れ	
【S】人―環境（状況） Situation	全体システム	多層性・複雑性 時間性
【T】協働する力 Transdisciplinary	相互・交互作用	作用の促進・協働

資料：Germain C.B.（1984）"Social work in health care -ecological perspective" The Free Press. をもとに著者改変

　の専門職同士が，2）共通の目標達成（目的性）を志向し，3）分化した役割（分業）を協働行為（協業）として果たすプロセス（機能とプロセス）であり，4）周囲と当事者双方に協力の認識があるもの（メンバーシップと立場性）と定義づけた（Germain 1984：225）。

　共通の目標達成を志向する際には，ソーシャルワーカーの視点や方向性をチーム目標に入れ込むことが課題である。また分化した役割を協業行為として目標を遂行するプロセスにおいては，ソーシャルワーカーの役割などのかかわり方，チーム構造上のポジショニングのありようが問われることとなる。

　元来診療チームは，医師の診療を核にほかの専門職はそれを支えるため，分業を中心に動くマルチ型のチーム形態になる傾向がある（田中 2015：120）（図1）。患者の治療そのものだけではなく，専門的な診療体制に責任を持つのも医者である。このことから対組織，対地域の課題に対しても，医師が要となり，他専門職は協業よりも分業を主体に自らの専門性のみを発揮するチーム運営となりやすい。組織の体制整備や地域の社会資源開発・啓発を目的とした診療チームによるメゾ展開についても，チームリーダーとしての医師の考えや発言力は大きい。その医師に対してソーシャルワーカーが協働する際の相互作用としてどのような影響を与え，それがチーム

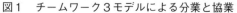

図1　チームワーク3モデルによる分業と協業

出典：田中千枝子（2015）『医療ソーシャルワーカーの連携とチーム医療』相川書房，120.

の方針に反映されるかが問われることになる。

　一方，HIV診療体制やチームは拠点病院制度に則り，限定的な場で当事者に向けられる社会的排除に対して，チームが一丸となって対応してきた歴史がある。このチームは凝集性が高く，差別に晒されやすいHIV陽性者に対する社会的認識と倫理的姿勢の吟味が常に行われてきた。そのなかでソーシャルワーカーは陽性者が就労や社会活動等具体的な社会生活上の課題に対応できるように，人と環境に介入する役割がある。

　この環境とは制度・政策のマクロレベルから地域や組織のメゾレベルを含む。HIV診療チームからは明確なミッションとその目標，ビジョンを示すことが強く求められている。ソーシャルワーカー自身がチームの連携をもとに，メゾ・マクロレベルに展開するミッションやビジョンを描くことによって，時にソーシャルワーカーとしての人と環境の交互作用による視点を活かし，人権や社会正義などの価値のもと，チームの目標や方向性を決めていくようなポジションに座ることが可能である。

　こうしたソーシャルワークの連携・協働の本質を踏まえて，第2部第1章第3節におけるHIV/AIDSソーシャルワークの支援プロセスにおいて，1．受診前相談（p.81参照）の組織的課題と，2．出前研修（p.91参照）に関する地域的課題について，ソーシャルワーカーとして，診療チームとの連携を軸に対してどのように臨んでいたのか，人と環境の相互・交互作用とを読み解くソーシャルワークの理論によって，その内実を分析する。

　なお表1による連携・協働におけるソーシャルワークの視点の範囲とその内実にしたがって，その専門的視点の範囲を　①個人の内的資源をセル

フイメージやアイデンティティ（Identity and/or self-image）【 I 】として表し、②自己と他者の二者間関係のコミュニケーションを（Relation）【 R 】とし、③人と環境の全体状況（Situation）を【 S 】、④協働する力である相互・交互作用を（Trans-disciplinary）【 T 】と表す。

1 受診前相談体制整備に関する連携とチームアプローチ

　かつての HIV 診療においては、本人に検査実施の告知をせずに医療者側が行う人権侵害の問題があった。しかし今では手術を前提とした通常の検査項目として、HIV の項目が入るのが当然と認識されるようになり、保健所等での検査も普及した。また病院側でも一律に検査の同意書を用意する慣習も定着し、かえって検査・告知から診療導入時の人権侵害や安定した受療開始に関する課題は、潜在化する可能性が考えられる。

　プライバシーが尊重された環境下で検査や診療が実施されているか。告知の際陽性者のさまざまな不安や懸念を受け止めているか。治療導入の際、陽性者がドロップアウトせずに継続療養ができるような動機づけと信頼関係が築けるか。検査・受療導入体制のモニタリングによって、体制にかかわる問題提起やシステムの修正は常に求められ続けている。それに答える方法として、ソーシャルワーカーは多職種との連携を図りながら、受診前相談体制を整えるよう活動してきた。

　受診前相談を直接的個別支援としてのみとらえるのではなく、検査および診療を受け始めるすべての人々に対する予防的・間接的体制の整備としてのメゾ介入ととらえることができる。例えば受診前相談で代表的な不安は「保険診療や身体障害者手帳など社会的手続きをすると、自分が陽性者であることが漏れるのではないか」「職場にどのように説明しようか」「個人的事情を背景にしていつから服薬を開始するか」等がある。

　こうした個別の支援ニーズは潜在化しがちであり、ソーシャルワーカーが問題を発見・解決するためには、診療チームの情報・サポートが必要なことが多い。そのためニーズの発見を、チームや組織のメゾレベルに求めていく組織アセスメント、また表面にはあらわれにくい個別の心配を想像

していく発想力等が求められる。そして HIV/AIDS ソーシャルワーカーはそれに気づきやすい組織状況に自らをおくことで，少ない情報での気づきの感性を磨く努力を行っている。そのためにチームメンバーのみならず検査科や保健所の職員とも日常的に関係し，個別課題がソーシャルワーカーに相談が届く体制づくり，常に患者のつぶやきを拾う態度とスキルを発揮できるチームになるよう働きかけている。

表1に基づき，本事例の受診前相談体制に関する専門的視点の範囲と，その介入のためのアセスメントの内実を考察する。まず医療導入上の心配事や社会的仕組みのおかしさに気づく能力は自己概念【I】の1つであろうことがわかる。内部資源の中で醸成される明確なセルフイメージ（性格や興味関心・感性・動機・信念等）と専門性へのアイデンティティ（使命感・価値観・ストレングス）に基づいて「気づき」がなされる。

そしてソーシャルワーカーはチームメンバーとの二者関係のなかで、陽性者の不安や社会の仕組みのおかしさについて確認する【R】。これは医療職でないソーシャルワーカーが，自分の持つ問題意識や一般人感覚との違和感を，医療職である医師や看護師，カウンセラーに伝え，相手の理解的な反応を確認する。相手に対して「私の思っていることはおかしくないか」を確認・共有する【R】。

そして陽性者の不安や社会の仕組みの不都合さに直面しつつ，その対策を考えるソーシャルワーカーには，二者関係の中で直接処遇をするチームメンバーへの尊敬や共感が前提にある【R】。そのうえで「おかしい」意識の吟味・確認・共有が二者間で行われており，相手の肯定的反応や合意形成の過程を体験することで，自分の気づきや対応を深め，チームとして問題解決に当たる体制に向かうのである【R】。また相手がソーシャルワーカーの考え方に疑問を投げかけた場合には，率直な質疑が行われる【R】。

このように自己と他者の関係の中で，さまざまな気づきや考えの共有・交換が行われる。

HIV 診療チームには，社会的偏見や制度的不一致によるマクロレベルの影響を組織メゾレベルへの介入で対処しようとする相互・交互作用の認

識が存在する【T】。これは歴史的にチーム一丸となって問題状況に取り組み【T】マクロレベルの圧力に対抗してきた実践【T】の実績の蓄積があるからである。また近年では社会や制度下のマクロから生じる問題構造が存在すること【S】をチーム全体として話し合い気づき合う【T】職域を超えた HIV 研修会や多職種連携会議の機会が組まれている【T】。

HIV/AIDS ソーシャルワークでは，困難事例の検討会やカンファレンスの場で，問題状況の全体像を示し【S】メンバー各自の認識をそろえることが重要である【T】。こうした会議形式での意見のやりとりや認識の深まりを確認することを重ねることによって【T】連携・協働の重要性が増すのである。すなわち，全体の状況・システムへの認識のもとに，ともに協働していく力が求められる。

2 出前研修会の開催に関する地域連携とチームアプローチ

HIV 陽性者が社会生活を送るうえで，障害や高齢等により介護サービス利用が必要となった場合，その利用が断られやすいという問題がいまだ残っている。そのために HIV/AIDS ソーシャルワークは従来から，施設やサービス利用が阻まれている要因の調査（第1部第2章，第2部第2章第9節参照）や利用促進のための冊子の作成などにより，ソーシャルワークリサーチとそれに基づくソーシャルアクションを繰り返し行ってきた。

その1つとして各地の拠点病院を中心に，HIV 診療チームが，HIV/AIDS をテーマにした講演や事例検討などの演習・実技指導等のプログラムを企画し，社会福祉や介護福祉の施設を訪問し，職員に向けた勉強会を行う出前研修が行われてきた。その際の連携やチームアプローチに伴うソーシャルワークの視点の範囲を軸に，実践の内実を分析する（表2）。

出前研修は，拠点病院の間で各地の状況に合わせて実施されてきた事業である。地区ブロックによっては，1月に1回以上研修チームを構成して研修先を訪問する場合もある。そこでのソーシャルワーカーの役割は，プログラムによっては講師になることもあるが，研修受け入れ先の施設の募

表2　出前研修の事業推進のための連携協働の交互作用マトリックス

専門的視点の拡大（＋）移動（⇒）	結果と介入	連携・協働の内実
R＋S⇒R	陽性者の入所を叶えるため施設長の不安を分析地域と施設の受け入れ能力の査定	施設側の不安のアセスメントと出前研修の提案⇒施設長は研修希望
R＋T⇒S	チームメンバーと話し，地域の枠組みで見る視点を植え付ける	出前研修への協力依頼⇒研修コーディネートおよび実施
R⇒S	施設から断られ，チーム全体の士気が下がる	出前研修に対するチーム目標の変更の必要性をアセスメント⇒地域貢献の考え方
R＋S⇒T	断った理由に関心を向け，その理由を探る　チームメンバーに相談	感染症全体に広げることの意味や効果について意見を聞く　特に反対者と話す⇒目標のすり合わせ
T＋S⇒S	チーム会議によって，出前研修の目標話し合いSWは施設が感じているジレンマの構造を解析しておく	「多くの地域施設の感染症アレルギーをなくすこと」とメゾレベルの目標設定を決める
R＋S⇒T	チームで行う地域の施設資源の能力査定	ソーシャルワーカーによる能力不足の要因分析報告とチーム内認識共有
T⇒S	スタッフ間での出前研修の目標の具体化　希望施設の拡大	出前研修希望施設の増加や対象施設の種別拡大であるとのメゾレベルの評価基準設定

集や交渉，連絡調整をすることもメゾレベルの組織間介入として重要である。ここでソーシャルワーカーがチームアプローチと連携を行う目的は，チームの共通の目標達成を志向する際，ソーシャルワークの視点や方向性をチームに入れ込むことである。そして分化した役割を協業行為として遂行するチームワークプロセスにおいては，ソーシャルワーカーのかかわり方，言い換えればチーム構造上のソーシャルワーカーのポジショニングのとりようによって，チームの方向性が決まっていく。

　ある拠点病院の出前研修は，HIV陽性者の入所を断られてしまった施設に行くことから始まった（表2）。

　ソーシャルワーカーはまず，HIV陽性者が入所することに対する施設長の不安を分析した。施設長は受け入れるべきであるという思いとともに，職員・ほかの入所者・地域住民の拒否反応への不安や風評被害になる可能性についても考えていることがわかった。また同時に地域と施設に対する

受け入れ能力の査定も行って，地域に開こうと努力している法人ではあるが，住民や行政を気にする傾向が強く，その分施設の方針が保守的閉鎖的になることが予想されたため，病院スタッフによる出前研修を提案し施設長は乗り気になった【R＋S⇒R】。

入所を相談していることをチームメンバーと話し，陽性者をうまく入所させられないチームにとってもストレスフルな状況に対して，病院ごと地域に出て行くことで受け入れを理解してもらえるように働きかけた。具体的には出前研修へのスタッフの協力を依頼し，役割分担しプログラムをコーディネートした【R＋T⇒S】。

しかし結局施設から入所の断わりを受け，チーム全体の士気が下がり，立て直すために，ソーシャルワーカーとしては，出前研修の目的を即入所受け入れではなく，地域の受け入れ土壌作りという地域貢献の考え方に変更するべきと考えた。【R⇒S】。

ソーシャルワーカーは施設長に対して入所を断った理由に関心を向けて話を聞いた。その結果受け入れに関心はあるものの，施設職員の感染症そのものに対する知識不足と根拠のない不安が強く断らざるを得なかったことがわかり，HIVだけではなく施設職員が感染症全体に対する医療的知識や技術について勉強する機会を作ることを，チームメンバーに相談した。感染症全体に広げることの意味と効果について特に意見を聞き，反対者とも話すことで目標のすり合わせを行った【R＋S⇒T】。

チーム会議によって，施設へ出向いて，感染症全体に関する医師・看護師・ソーシャルワーカーによる出前研修を実施することに決めた。そして出前研修の目標を話し合い，即効性は狙わず長い目で見て地域の受け入れ理解を深める「多くの地域施設の感染症アレルギーをなくすこと」にした。またソーシャルワーカーはその際施設が感じているジレンマの構造を，地域や制度に照らして解析した【T＋S⇒S】。

さらに今後出前研修を展開する地域における各資源の能力査定とニーズ開拓について，チームを通じて直接具体的に行っていくことで，新たな出前を展開する標的を絞りリスト化していった。またソーシャルワーカーは前回の失敗の要因分析を報告しチーム内で認識を共有した【R＋S⇒T】。

地域の施設や機関に対して出前研修の希望を募る活動の結果，スタッフ間の地域に対する認識や対応が相互作用によって変化し，出前研修のチーム目標がより具体化し，施設種別も拡大し定着していった【T⇒S】。

　このことは出前研修が二者間のミクロレベルの目標にフィットする【R】以上に，地域の理解を広げるメゾレベルの開発・啓発目標に適している【S】方法であることがわかる。またチームには感染症に広げた研修をすることに抵抗を示すメンバーもいた。そのため出前研修の目的を再度規定し直し，地域の福祉・介護施設の感染症アレルギーをなくすという拠点病院の地域貢献として説明するようになった【R】。そして会議でもお互いに説明するようになった【S⇒T】。そして出前研修の目的は直接の施設職員教育や陽性者へのミクロレベルの支援だけではなく【R】，出前研修をもって地域住民や施設全体の啓発に，社会資源としての拠点病院の施設全体の間接的な潜在能力の開発にあるとした【S】。

　これはソーシャルワーカーがチームの目標の焦点をメゾレベルに移行させたことを意味する【R⇒S】。チームが連携して達成すべき目標は，出前研修の開催希望の施設数を増加させることであり，研修対象の施設の種類も高齢や障害を問わず広げていくこととした【S＋T】。チームメンバーにとっても，そうした研修プログラムの検討や実施による振り返りをお互いに繰り返すことで【T】，メゾレベル介入が目標として地域に対してチームとしての意味を持つように変化した【S】。

　このようにチームで共通の目標達成を志向する際，ソーシャルワーカーの役割はソーシャルワークの視点や方向性をその目標に入れ込むことであった。

　また，分化した役割を協業行為として遂行するチームワークプロセスにおいては，ソーシャルワーカーのかかわり方，言い換えればチーム構造上のポジショニングのありようが問われる。HIV診療チームは，前述のように医師が中心となってほかの専門職はそれを支える分業を中心にして，対組織・対地域に動く。出前研修においても，拠点病院の開催希望を募る広報は医師の名前で出されることが多い。また，研修受講先の開拓として医師会のみならず地域の介護・福祉の連絡協議会などへ医師のゲスト参加

を売り込むなど，医師を推し立てて地域へのメゾ介入の機会を設定することを，ソーシャルワーカーが積極的に行った。

　ここでのソーシャルワーカーの役割は，医師をリーダーに診療チームが地域に乗り出すことを支援することであり，地域環境のアセスメントを行い【Ｓ】，組織やチームやチームメンバーとのそれぞれの相互・交互作用の予測を行いながら【Ｔ】，研修企画や募集を進めていく。入所交渉相手に対する二者間の関係で感染や職員感情を心配する施設長に対して，直接判断の変更を求めるように迫るアプローチではない【Ｒ】。感染不安や職員待遇のミクロレベルの心配をする施設長に対して，解決をメゾレベルのケア体制に求めていく発想力等が求められる【Ｓ＋Ｔ】。こうした力は自己概念から生み出されるものであり，専門的アイデンティティの内的資源の中で醸成される【Ｉ】。また明確なセルフイメージとしてメゾ介入を考えつくような感性や社会的関心【Ｉ】や，地域のさまざまな出来事と関連づけて HIV/AIDS の課題を常に考えていく姿勢にも関係する【Ｉ＋Ｓ】。また陽性者が当たり前の権利として福祉・介護の施設が利用できることに関する内的資源としての使命感や，利用に拒否的な環境に対しても，ストレングスをとらえて考えられるポジティブ思考【Ｉ】などがあげられる。

　HIV 陽性者の暮らしは，社会的排除や偏見，差別などが生まれるマクロレベルの社会的制度的抑圧や不整合等に直接つながっているために，ソーシャルワーカーの感性や関心，専門的価値などの内部資源にとって，刺激を得やすい領域である【Ｉ】。また「メゾに介入する視点・アイデア」を感じる個人の感性【Ｉ】は，先行研究や実践，専門性の学習や当事者との出会いの学びの中で培われることから，内部資源内・間の相互作用も重要であり【Ｉ＋Ｔ】，HIV/AIDS ソーシャルワークに関する研修会などでそうした機会を多く持つことが大切と言われている。

　そうしたユニークなメゾ介入を考え出し地域に定着したものにするためには，内的資源で【Ｉ】思いついたアイデアを，問題状況を踏まえながら【Ｓ】，チームメンバー等と話し合い【Ｔ】，また会議やネットや陽性者グループなどとの話し合いによって【Ｔ】企画を決めていく。

さらにこの地域における連携先を見いだしていく働きは，診療チームを
1つの単位や範囲としてとらえ，地域の資源を含んだ地域の全体システム
を見る中で，新たな社会資源とも繋がっていけるようにする【S】。そう
した意図はソーシャルワーカーの開発的役割として重要である。チームの
目標設定をメゾレベルに誘導するためには，地域や組織のシステムなどメ
ゾレベルでの状況把握と，そこに介入する戦略的計画をチームメンバーに
提示することが必要である。また問題状況を踏まえた【S】地域連携に関
するソーシャルワーカーの活動に対して，チームメンバー同士で認識しサ
ポートできる体制作りが必要である【S＋T】。そうした活動の成功体験
をメンバーとともに共有することで，地域連携における交互作用が促進さ
れ【T】，そのことが地域を基盤としたソーシャルワークの実践の展開に
つながる。

　以上のように，ソーシャルワーカーとしてチーム医療や地域連携へのか
かわりにおける力量を高めるためには，表1で示した，Ⅰ，R，S，Tの
それぞれのレベルの専門的視点を自覚的に行使・展開していくことが非常
に求められる。

第4章 | 地域福祉への展望

　HIV/AIDS ソーシャルワークの collaboration（連携と協働）は，まず診療チームとして共通した目標に向けて，メンバーとは構造的つながりをもって運営される。一方でソーシャルワーカーは組織内に集約するだけではなく，当事者や市民を巻き込んだ地域に基盤をおく活動まで視野に入れて連携を行う場合も多い。ここでは HIV/AIDS ソーシャルワークを，地域や組織をベースに開放的連携であるネットワークとして展開する地域福祉につながる実態の内実を検討する。この連携は HIV/AIDS ソーシャルワーカーの軸足と役割に関するポジショニングのありようで3種類に分かれる。1．ブロック拠点病院間のネットワーキング，2．診療チームを核にした地域ネットワーク，3．NPO など当事者を含む地域組織を核にした地域連携活動，である。

　これを前章同様，表1（p.305 参照）の範囲と内実【I】【R】【S】【T】にのっとって，ソーシャルワークの連携実践として分析する。

1　ブロック拠点病院間のネットワーキング

　HIV/AIDS の拠点病院制度は全国8ブロックで構成されており，ブロックの地域特性に合わせたネットワーキングが問われている。その中でソーシャルワーカーもサービスの均てん化が求められてきた（p.38 参照）。こうした特異な枠組みの中で，HIV/AIDS ソーシャルワーカーたちは，ブロックごとに独自のネットワークを建設してきた。

　病院ごとのソーシャルワーカーはおかれた組織環境によって連携の状況が異なっており【S】，地域やブロックでも各自の内的資源【I】も異なり，二者間の実践を相談・確認したりする相手にも恵まれない【R】ことも多

く，問題状況を共有することもアセスメントする機会も乏しい【S】状況
があった。そこでネットワーキングに役立つようなメゾ・マクロレベルの
アセスメントや介入が求められた。

　特に内的資源である【I】ソーシャルワーカーとしてのアイデンティティ
を高める HIV/AIDS ソーシャルワークの研修会を地域ごとに開催した
【S】。研修プログラムは連携相手と二者間関係を確立できるように【I＋
R】，また地域ネットワークが形成できるように【I＋S】ワールドカフェ
やグループワークなどを演習形式で採用した。そしてブロック地区等の全
体状況をアセスメントしたうえで，HIV/AIDS ソーシャルワークのテキ
ストやガイドラインを委員会方式で作成し【T】，全国のソーシャルワー
カーに配布しそれを使った研修会を開催しその内容がよいものになるよう
モニタリングした。そのつながりを強化するうえで重要なものとして，
HIV/AIDS ソーシャルワーカー集団が作ったインターネット上でのグルー
プネットワークがある【S⇒T】。全国の拠点病院の HIV/AIDS ソーシャ
ルワーカーたちが，社会的諸問題に関する相談事を任意で加入しやりとり
することで，情報交換や互助となっている。またそうした実践上の疑問や
相談ができるネットワーク形成の土壌作りとして，全国研修会やエイズ学
会等の機会を利用してソーシャルワーク部門のシンポジウムの開催企画な
どにより，交流を進める仕組みが作られてきている【I＋R⇒S＋T】。

2　診療チームを核にしたネットワーク

　院内での活動に行き詰まる，地域のより強い理解とサポートが必要，院
内発信による課題に限界を感じる等の理由で，HIV/AIDS ソーシャルワー
カーが地域に乗り出す機会は多い。しかし地域福祉の視点からみたその地
域連携は，診療チームを拠点にソーシャルワーカー等専門職が主体で実施
していく場合と，NPO など当事者を含む地域組織を拠点にソーシャルワー
カーが協力していく場合とがある。

　ピア・アルプスによる，地域を耕す実践（p.266 参照）は，退院支援の
課題を抱えた拠点病院のソーシャルワーカーをはじめとした院内専門職の

問題意識から発している。地域に対して陽性者の地域生活に関する諸問題を提起し，在宅福祉サービス事業者や施設関係者，保健所など行政職員等と，調査や話し合い・会議等によって機能的つながりを作り，そのネットワークの核としてピア・アルプスが機能している内実が書かれている。地域連携としては，診療チームごと地域に出ていくことで，直接病院と地域が結ばれるように機能するメゾレベルの活動であることが特徴的である。そのため行政や支援事業者とのネットワークも作りやすい。

　その内実はチーム内に連携の内的資源が十分にあり【Ｉ】，地域に乗り出していこうとする問題意識や意欲が二者関係内で機能し【Ｒ】，相互に促進され【Ｔ】，従来からの組織や地域状況のアセスメントが共有されてきた体験【Ｓ】を基盤に，地域に乗り出すことができている。また地域資源との連携も連携先の感性や使命感などの内的資源【Ｉ】を連携の二者関係【Ｒ】によって揺り動かす【Ｔ】。さらに行政や事業者と一緒に実態調査や会議等を行うことによって相互作用による協働が促進され【Ｔ】，地域への問題提起としてのセミナー開催やその後の成果をもとに，活動を展開することとなる【Ｒ＋Ｔ⇒Ｓ】。ミクロの実践を振り返る際にも，メゾレベルにおける影響性を考えることで，問題解決をメゾで考える習慣ができたことが語られている。

　また，活動の特徴として，嘱託医や開業医など医療資源との連携が円滑にいく可能性が高いこと，行政や協議会形式の公的地域活動にソーシャルワーカーが参加していくのに医師に一役買ってもらえることなど，診療チームが医師を中心としたマルチ型の協働スタイルであることの長所を生かしている。

　ただし，医療や福祉の専門職チームを中心にした連携は，当事者自身の問題に焦点を当てにくくなる可能性を常に念頭において活動する必要がある。ソーシャルワーカーは自分の内的資源と当事者との二者関係【Ｒ】，社会状況と当事者のおかれている状況の不一致なり影響性を【Ｓ】全体システムをアセスメントし，軌道修正していくソーシャルワーカーの視点やコンピテンシーが必要である。地域福祉としての展望を考えると，今後地

域住民や陽性者をどのように巻き込むか，また彼らを主体化できるかが課題となる。

3 NPOなど当事者を含む地域組織を核にした地域連携活動

　地域福祉におけるネットワーク活動は，地域住民および当事者を主体に行われること，平等性を保持していることが強調される。その点で第2部に登場したぷれいす東京，外国人支援のCHARMなどの当事者を中心にしたNPOの活動は，HIV/AIDS活動にとって地域を拠点とした連携であり，かつ専門職や専門機関との協働である点に特色がある。

　その活動の内実は多彩であり，連携は定型的ではないが，【I】内的資源としては構成員がHIV/AIDS関連問題の当事者やそのサポーターである専門職であるために，明確なセルフイメージと専門的アイデンティティが揃っており，メッセージや連携テーマが生まれやすい，【R】二者間の関係では，連携相手の動機や関心を読み込んでやることやれないこと，またやらないこと等の査定が行われやすい，【S】全体システムでは，HIVから生じた社会的排除のマクロから生じた問題提起が明確に現れ，当事者の実際の地域生活での問題に沿って行われるため，連携方針や実施内容の優先順位の決め方等の戦略的介入が重要になる，【T】その介入方針決定のための相互・交互作用がうまく引き出せると，ネットワークが広がることとなる。

　この連携においてHIV/AIDSソーシャルワーカーの軸足は，NPOのサポーターとしてスタッフの一員として参加する場合と，連携の機能的側面として連携相手として機能しやすい環境を設定し，陽性者にとって利用しやすい社会資源として情報提供する役割を担う場合がある。また，そのポジショニングは軸足と介入方針によって変化する。これら三者三様の地域連携は地域をベースに展開する意味で，地域福祉としての今後のHIV/AIDSソーシャルワークの可能性を広げるものである。

引用・参考文献（第3章・第4章）

・福山和女（2009）「ソーシャルワークにおける協働とその技法」『ソーシャルワーク研究』Vol.34, No.4, 278-290.

・Germain, C.B. (1984) "Social work in health care –ecological perspective" The Free Press.

・松岡千代（2009）「多職種連携のスキルと専門職教育における課題」『ソーシャルワーク研究』Vol.34, No.4, 314-320.

・松岡千代（2010）「医療福祉と連携・チームワーク」小西加保留・田中千枝子『よくわかる医療福祉』ミネルヴァ書房, 112-121.

・野中猛（2007）『図説ケアチーム』中央法規出版.

・岡本学（2011）「医療ソーシャルワーカーの働きを検証する」『病院』Vol.7, No.2, 137-140.

・田中千枝子（2015）「医療ソーシャルワーカーの連携とチーム医療」公益社団法人日本医療社会福祉協会編『保健医療ソーシャルワークの基礎―実践力の構築』相川書房, 113-127.

・山本博之・久保義郎（2016）「医療ソーシャルワーカーによるHIV受診前相談を普及させるための他職種連携の必要性」『田園調布学園大学紀要』No.10, 249-257.

［資料編］ 制度・施策

HIV/AIDS ソーシャルワーク・資料編①（年表）

年	HIV関連情勢・ニュース	制度　施策	法令　通知　など
1981 昭和56	・アメリカで男性同性愛者に原因不明の免疫不全症確認		
1983 昭和58	・日本におけるAIDS診断基準作成		
1985 昭和60	・日本初のエイズ患者（男性同性愛者）確認。その後血友病患者からも確認 ・WHOが加熱製剤の使用を勧告	・厚生省、加熱第Ⅷ因子製剤を認可するも即時の非加熱製剤の回収行われず	
1986 昭和61	・外国人陽性者の実名報道を契機とする混乱・差別（松本エイズパニック）	・厚生省、非加熱製剤の回収終了	
1987 昭和62	・日本初の女性陽性者確認、実名・顔写真報道（神戸エイズパニック） ・陽性者の妊娠・出産報道を契機とする混乱・差別（高知エイズパニック）	・世界初の抗HIV薬AZTがアメリカで認可、おって日本でも認可	
1989 平成1	・血友病患者による大阪HIV訴訟提訴 　東京HIV訴訟提訴	・「血液製剤によるHIV感染救済事業」開始・「後天性免疫不全症候群の予防に関する法律（エイズ予防法）」施行・「先天性血液凝固因子障害等治療研究事業について」通知…①	① 平成元年7月24日健医発第896号　厚生省保健医療局長通知
1990 平成2	・日本初の母子感染例確認		
1993 平成5		・「エイズ治療の拠点病院の整備について」通知…②・「エイズ発症予防に資するための血液製剤によるHIV感染者の調査研究事業」実施	② 平成5年7月28日健医発第825号　厚生省保健医療局長通知

年			
1996 平成8	・大阪HIV訴訟及び東京HIV訴訟和解成立。和解を受け都道府県・エイズ治療拠点病院等緊急連絡会議開催、HIV感染症の恒久対策を確約	・エイズ治療拠点病院がすべての都道府県で選定、公表、「HIV感染者の入院に係る特別の療養環境の提供に係る取扱いについて」通知…③	③平成8年4月24日保健発第64号 厚生省保険局医療課長通知
	・国際エイズ学会で多剤併用療法（当時HAART、現ART）の有効性が発表、以後多剤併用療法が主流に	・血液製剤によるエイズ患者等のための健康管理支援事業」実施	
1997 平成9	・ACCが「針刺し後のHIV感染防止の為の予防内服マニュアル」作成	・エイズ治療・研究開発センター（ACC）整備 地方ブロック拠点病院が全国8ブロックごとに整備	
1998 平成10		・「身体障害者福祉法施行令の一部を改正する政令の施行について」通知、ヒト免疫不全ウイルスによる免疫の機能の障害を身体上の障害の範囲に加えた…④ ・「ヒト免疫不全ウイルス感染症に係る障害認定について」通知、HIV感染症が障害年金の認定対象に…⑤	④平成10年1月19日障第15号 厚生省大臣官房障害保健福祉部長通知 ⑤平成10年2月4日庁保険発第1号 社会保険庁運営部企画・年金管理・年金指導課長連名通知
1999 平成11	・ACCが医療事故後のHIV感染防止のための予防服用マニュアルを改訂	・「感染症の予防及び感染症の患者に対する医療に関する法律（新感染症法）」施行、それに伴い「エイズ予防法」廃止。・「針刺し後のHIV感染防止体制の整備について」通知…⑥	⑥平成11年8月30日健医疾発第90号・医薬安第105号 厚生省保健医療局エイズ疾病対策課長・医薬安全局安全対策課長連名通知
2002 平成14		・「先天性血液凝固因子障害等治療研究事業の実施について」通知…⑦	⑦平成14年12月19日健疾発第1219001号 厚生労働省健康局疾病対策課長通知

西暦		内容	通知等
2003 平成15		・「感染症の予防及び感染症の患者に対する医療に関する法律（新感染症法）及び検疫法の一部を改正する法律」の施行	
2006 平成18		・「先天性血液凝固因子障害等治療研究事業の実施について」通知…⑧、これに伴い⑦は廃止 ・「エイズ治療の中核拠点病院の整備について」通知…⑨「エイズ治療の中核拠点病院の選定等について」通知…⑩	⑧ 平成17年4月1日健疾発第0401003号　厚生労働省健康局疾病対策課長通知 ⑨ 平成18年3月31日健疾発第0331001号　厚生労働省健康局疾病対策課長通知 ⑩ 平成18年3月31日健疾発第0331002号　厚生労働省健康局疾病対策課長通知
2010 平成22	・日本透析医学界・日本透析医学界が「HIV透析患者透析医療ガイドライン」策定	・「「医療保険と介護保険の給付調整に関する留意事項及び医療保険と介護保険の相互に関連する事項について」の一部改正について」通知…⑪、DPC、療養病床、老人保健施設等における抗HIV薬の包括算定除外 ・「労災保険におけるHIV感染症の取扱いについて」通知…⑫	⑪ 平成22年3月30日保医発0330第1号　厚生労働省保険局医療課長通知 ⑫ 平成22年9月9日健疾発第0909第1号　厚生労働省健康局疾病対策課長通知
2011 平成23		・「ヒト免疫不全ウイルス感染症に係る障害認定における留意事項の追加について」通知…⑬、認定基準が追加（検査数値等に基づく基準）され、旧基準と新基準のうち等級が重くなる方をもって認定することに	⑬ 平成23年1月31日年管発0131第1号　厚生労働省年金局事業管理課長通知

HIV/AIDS ソーシャルワーク・資料編② (HIV 感染症・薬害等に関する関係通知など)

薬害被害者への救済事業・手当等

「健康保険法施行令第 79 条 5 項の規定に基づき厚生大臣が定める治療及び疾病の改正について了承する」

平成 8 年 5 月 9 日　医療保険審議会答申書

　○血友病及び血液製剤投与に関係する HIV 感染者（第二次・第三次を含む）は高額療養費の特定疾病（マル長）の対象に

「先天性血液凝固因子障害等治療研究事業について」

平成元年 7 月 24 日　健医発第 896 号　厚生省保健医療局長通知

「先天性血液凝固因子障害等治療研究事業の実施について」

平成 17 年 4 月 1 日　健疾発第 0401003 号　厚生労働省健康局疾病対策課長通知

　○当該申請にかかる者が 20 歳未満であっても，本事業の対象患者として取り扱い，申請者に受給者証を交付すること（ただし，20 歳未満は小児慢性特定疾患で対応している自治体も）

「先天性の傷病治療による C 型肝炎患者に係る QOL 向上等のための調査研究事業」

　平成 22 年度より開始　実施主体　医薬品医療機器総合機構

身体障害者手帳関連

「身体障害認定事務の運用について」

平成 8 年 7 月 17 日　障企第 20 号　厚生省大臣官房障害保健福祉部企画課長通知

　○ HIV 感染者の場合には，プライバシーに留意しつつ，迅速に（1 ～ 2 週間程度を想定）事務処理を行うことを適用

「HIV 感染者の身体障害者認定について」

平成 9 年 12 月 16 日　障害保健福祉部会企画課の答申

　○具体的な認定基準の作成について平成 9 年 5 月に設置した「障害認定に関

する検討会」（障害保健福祉部長の私的懇談会）において認定基準が作成され，厚生省から「ヒト免疫不全ウイルスによる免疫の機能の障害」の障害程度等級を身体障害者福祉審議会審査部門に諮問し，答申開催
・HIV 感染症による免疫の機能障害を身体障害とする意義

「手帳の交付日について」
平成 10 年 3 月 18 日　（広島県）福祉保健部障害福祉課長→各市町村
　○次のいずれにも該当する場合は手帳交付日を交付申請書の市町村受付日までさかのぼること
　①手術　交付によって更生医療，重度医療の運用が見込まれる
　②交付日を決済日とすると申請時から手帳交付日までの医療費自己負担が加重になると認められる場合　（留意事項　遡及が必要な場合は申請書の余白にその旨を記載）

「ヒト免疫不全ウイルスによる免疫の機能の障害」身体障害者認定の手引き
平成 10 年 10 月　厚生大臣官房障害保健福祉部企画課作成（注　HIV 原告団の協力のもとに作成）
　○プライバシーの保護の徹底（具体例は下記参照）
　　・代理人による手続きや郵送での書類申請可能
　　・ソーシャルワーカーを代理人に定めることを認める
　　・郵送で申請した場合は身障手帳を郵送で，窓口申請の場合いずれの方法で受け取るか確認
　　・担当者を定める
　　・窓口では HIV/AIDS 等の語句を使用しない，窓口でなく別室対応を行う
　　・データ処理・公表時の配慮（詳細な分析・報告を避け，行政区画を広げる，あるいは内部障害で一括りにする等）
　　・研修の必要性

「ヒト免疫不全ウイルスによる免疫の機能の障害」身体障害者認定の手引き（改訂版）の配布について
平成 13 年 12 月 27 日　障企発第 67 号　厚生労働省社会・援護局障害保健福祉部企画課長通知

○プライバシーの保護に配慮した対応の徹底を再度求める

「身体障害認定基準等の取扱いに関する疑義について」

平成 15 年 2 月 27 日　障企発第 0227001 号　厚生労働省社会・援護局障害保
健福祉部企画課長通知
　　○治療開始後の認定は一般的には直近の数値を持って認定（疑義以前は治療
　　　前ので申請可能）
　　○最も状態の悪い時点での検査数値（最低値）をもって判定することを想定

「身体障害認定基準等の取扱いに関する疑義について」の一部改正について

平成 16 年 4 月 1 日障企発 0401001 号
　　○治療開始後の認定──治療開始前の検査数値で申請可能
　　○免疫機能障害の場合再認定は原則不要

「身体障害者手帳の交付申請について」

平成 18 年 2 月 15 日　（広島県）福祉保健部福祉総室身体障害者福祉室長
　　○平成 18 年 4 月 1 日から自立支援医療制度が開始することに伴い手帳の交
　　　付申請に留意
　　　・交付日について
　　　　従来は原則交付機関の決済日を交付日としているが，次のいずれにも該
　　　当する場合には，申請書の市町受付日まで遡及して交付
　　　　①手術の施術等医療が緊急に必要で交付されると更生医療や重度医療の
　　　　　適用が見込まれる場合
　　　　②交付日を決済日とすると，申請日から交付日までの自己負担額が加重
　　　　　になると認められる場合

「免疫における手帳と自立支援医療（更生医療）の同時申請について」

平成 19 年 10 月 22 日　社会局障害福祉課長（広島市）→各区保健福祉課長
　　○手帳の交付にかかる日数が短い（受理から 2 〜 5 日程度）ことから，通常
　　　の手続きどおり，交付の後に自立支援医療（更生医療）の申請を受理
　　○手帳の進達は申請書受理日に実施，手帳交付日に自立支援医療の申請手続
　　　きを実施

自立支援医療関連

「ヒト免疫不全ウイルスによる免疫の機能の障害者に対する更生医療の給付について」

平成 10 年 4 月 8 日　障第 230 号　厚生省大臣官房障害保健福祉部長通知

　○更生医療の適用について

　○更生医療の給付の範囲

「ヒト免疫不全ウイルスによる免疫の機能の障害者に対する更生医療の給付の留意事項について」

平成 13 年 3 月 30 日　事務連絡　厚生労働省社会・援護局

　○更生医療の範囲

HIV 陽性者の医療費負担

「HIV 感染者の入院に係る特別の療養環境の提供に係る取扱いについて」

平成 8 年 4 月 24 日　保険発第 64 号　厚生省保険局医療課長通知

　○個室や 2 人部屋利用時本人負担ではなく診療報酬より支払い（ただし特室除く）

HIV 診療と介護保険等との関係

「医療保険と介護保険の給付調整に関する留意事項及び医療保険と介護保険の相互に関連する事項等について」の一部改正について

平成 22 年 3 月 30 日　保医発 0330 第 1 号　厚生労働省保険局医療課長通知

　○介護療養病棟や介護老人保健施設入院・入所者の HIV 診療について

　　・施設内では包括請求になり別枠請求はできず外部の医療機関に受診することになるが，その際，施設併設の病院かそれ以外の病院かで医療保険請求可能な範囲が変わるので注意

　　・原則，抗 HIV 薬，血液製剤，肝炎治療薬等は医療保険（出来高算定）で請求可能で施設側の負担にならない。しかし，検査料金は算定できないものが多く，高額な検査などをする場合などは施設側の負担になるので一時退所の相談となる場合も。また，日和見感染症などの予防薬などは施設内での包括請求の中で処置することになり，ジェネリックに変更されることも多く，HIV 薬との飲み合わせの問題もある。

　　・併設病院に受診した場合は抗 HIV 薬のみ算定可能。その他の料金は施

設側の負担になる。

「医療保険と介護保険の給付調整に関する留意事項及び医療保険と介護保険と介護保険の相互に関連する事項等について」の一部改正について
平成 26 年 3 月 28 日　保医発 0328 第 1 号　厚生労働省保険局医療課長通知

障害年金（免疫機能障害）

「ヒト免疫不全ウイルス感染症に係る障害認定について」
平成 10 年 2 月 4 日　庁保険発第 1 号　社会保険庁運営部企画・年金管理・年金指導課長連名通知

「ヒト免疫不全ウイルス感染症の障害認定に係る留意事項等」の作成
平成 18 年 3 月 13 日
　　○プライバシー保護の徹底

「ヒト免疫不全ウイルス感染症に係る障害認定における留意事項の追加について」
平成 23 年 1 月 31 日　年管管発 0131 第 1 号　厚生労働省年金局事業管理課長通知
　　○認定基準が追加（検査数値等に基づく基準），旧基準と新基準のうち等級
　　　が重くなるほうで認定

「HIV 感染症にかかる障害認定における留意事項の追加等について」
平成 25 年 12 月　厚生労働省年金局事業管理課給付事室作成

就労・労災

「職場におけるエイズ問題に関するガイドラインについて」
平成 7 年 2 月 20 日　基発第 75 号・職発第 97 号　労働省労働基準局長・職業安定局長通知

「労災保険における HIV 感染症の取り扱いについて」
平成 22 年 9 月 9 日　健疾発 0909 第 1 号　厚生労働省健康局疾病対策課長通知

外国人陽性者支援

「外国人 HIV 診療における人権ガイドライン」
平成 14 年度　HIV と人権および社会構造に関する研究班

その他

「感染症の予防及び感染症の患者に対する医療に関する法律（新感染症法）」
平成 10 年 10 月 2 日法律第 114 号　14 章　特に第 73 条，74 条
　○医師や公務員が業務上知り得た人の秘密を正当な理由がなく漏らすことへ
　の罰則規定

「医療・介護関係事業者における個人情報の適切な取扱いのためのガイダンス」
個情第 534 号・医政発 0414 第 6 号・薬生発 0414 第 1 号・老発 0414 第 1 号
平成 29 年 4 月 14 日
　厚生労働省個人情報保護委員会

HIV/AIDS ソーシャルワーク・資料編③（解説＆利用できる制度）

［資料編］制度・施策

「後天性免疫不全症候群の予防に関する法律」（エイズ予防法）（1989）と
「感染症の予防及び感染症の患者に対する医療に関する法律」（新感染症法）
（1998）の比較

エイズ予防法（1989）	新感染症法
陽性者の居住地を報告	発生報告機関の所在地を報告
陽性者の遵守事項あり	陽性者の遵守事項の規定なし
陽性者への健康診断受検勧告あり，拒否された場合受検するよう命令可能 陽性者およびその家族への伝染防止のための指示可能	陽性者や家族に勧告や命令，指示行う規定なし （行政や施設長等には規定あり）
陽性者で多数の者にその病原体を感染させるおそれがあるものには入国拒否事由となりうる（附則にて記載あり）	差別・偏見等の防止努力や医療・施策の充実等を定める （附帯決議にて）
医師に対し，（他者に）感染させるおそれのある陽性者の都道府県知事への通報を原則に，また陽性者に感染させたと認められる者を通報可能にそれぞれ定めた	都道府県知事への通報については規定なし

免疫機能障害が身体障害者手帳の対象となるまで

　薬害 HIV 訴訟の和解条件の1つであったこともあり，9回に及ぶ検討会を経て身体障害者手帳の認定対象となった。検討会中に差別的発言による座長の交代や，対象者を薬害被害者に絞るため身体障害でなく難病等別の支援方法を採るべきといった意見の相違があったが，感染経路の区別なく全陽性者を対象とすべしという原告団の働きかけが実を結ぶ結果となった。

　身体障害者手帳の認定対象となったことにより，自立支援医療（育成医療・更生医療）や重度心身障害者医療費助成といった制度の対象にもなった。

331

身体障害者手帳の認定基準の変遷

1998（平成 10）　　免疫機能障害での障害認定開始。

2000（平成 12）　　手帳交付が自治事務になり，各都道府県が認定基準を作成。

2003（平成 15）　　「身体障害認定基準の取り扱いに関する疑義について」通知。「治療の有無にかかわらず直近の検査結果を用いる」とした。通知以前は「これまでの最低値」で申請可能だった。

2004（平成 16）　　「身体障害認定基準等の取り扱いに関する疑義について」一部改正。検査結果は治療開始前の検査数値をもって認定して差し支えないとの見解に戻る。

　　　　　　　　　また，抗 HIV 療法継続実施の場合，原則再認定は不要であるとの回答も加えられた。

障害年金認定について

1998（平成 10）　　HIV 感染症について日常生活能力の判定等による認定基準が定められる。

2011（平成 23）　　HIV 感染症に関して認定基準が追加（検査数値等に基づく基準）。旧基準と新基準のうち等級が重くなるほうをもって認定することに（しかし実際には新基準が重視されがちで等級繰り下げや支給停止になるケースが増えてきている）

薬害被害者への被害救済・支援

1989（平成 1）　　血液製剤による HIV 感染被害救済事業開始。医薬品副作用被害救済制度に準じて医療手当，特別手当，遺族見舞金等の給付（二次・三次も同様），特定疾病療養の自己負担分を全額公費負担に，プライバシー保護の徹底等定めた。同年「先天性血液凝固因子障害等治療研究事業について」通知により「先天性血液凝固因子障害等治療研究事業実施要綱」も。

1993（平成 5）　　「エイズ発症予防に資するための血液製剤による HIV 感染者の調査研究事業」実施。

1996（平成 8）　　「血液製剤によるエイズ患者等のための健康管理支援事業」実施。

針刺し事故時等の対応（予防内服）

1999（平成 11）　ACC（国立国際医療センター病院エイズ治療・研究開発センター）が医療事故後の HIV 感染防止のための予防服用マニュアル作成→「針刺し後の HIV 感染防止体制の整備について」通知。

2010（平成 22）　「労災保険における HIV 感染症の取扱いについて」通知。針刺し等事故時の抗 HIV 薬予防内服等が労災の対象に。

老人保健施設や療養病床等の抗 HIV 薬処方の包括除外

2010（平成 22）　「医療保険と介護保険の給付調整に関する留意事項及び医療保険と介護保険の相互に関連する事項等について」の一部改正により，療養病床や老人保健施設で血液製剤や抗 HIV 薬の包括除外が認められる。

拠点病院にかかわる推移

1996（平成 8）　東京・大阪の HIV 訴訟和解もあり，すべての都道府県で拠点病院選定。

1997（平成 9）　地方ブロック拠点病院が整備される。

2006（平成 18）　HIV 診療の均てん化を目指し各都道府県で中核拠点病院を制定。

その他

○ウイルス疾患指導料 2 にチーム医療加算が加わる（2006 年 4 月）

○療養環境特別加算（1996 年 4 月）により個室・2 人部屋の自己負担なし（ただし特別の設備の整った個室除く）

○ 90 日越えの入院患者の算定除外（特定除外）の廃止（HIV 陽性者は難病等特別入院診療加算の対象であり特定除外の対象でもあった）　2014 年 3 月末で廃止

○近年調査研究事業（後述「3　所得保障」2）参照）は毎年若干の減額を続けていたが，2015 年度は月額 800 円のプラスに

［資料編］制度・施策

333

〈HIV 陽性者の利用できる制度について〉

　抗 HIV 治療は薬剤が高額であり医療費助成制度を利用する人がほとんどである。

　また，長期療養が可能となったことにより，陽性者はさまざまなライフイベント（就学・就労・結婚・挙児・親の介護・自身の介護等…）を経験するようになり，多種多様な支援のニーズが出てきている。これから，陽性者が利用可能な制度の概要や注意点等について紹介する。

1　身体障害者手帳の取得

　HIV 感染症による免疫機能障害は身体障害者手帳の交付対象（等級 1 ～ 4 級）である。

○留意事項

①身体障害者手帳の「免疫機能障害」＝ HIV 感染症によるものに限定。

②役所勤めの縁者・知己がいる場合や地方で町ぐるみの付き合いが多い場合，より慎重な支援が必要になる。

③この障害での手帳申請は郵送や代理手続きも可能（厚生労働省 2001）。

④免疫機能障害の身体障害者手帳申請は，原則再認定不要である（厚生労働省 2003a）。

⑤検査数値は過去の最低値，例えば服薬開始済みでも開始前の数値で申請可能である（厚生労働省 2003a，2003b）。

　（④・⑤は医師・行政担当者とも十分理解されていない場合もあるため，提出前に SW も確認できるようにするとよい）

⑥エイズ発症し 1 級ないし 2 級に該当のケースの申請時，2 回検査が必要かどうかは自治体による。急ぎ治療開始が必要な場合自治体との折衝が必要になる可能性あり。

⑦手帳の交付日がどのタイミングになるかは自治体により異なる（例：意見書記入日 or 更生相談所での認定日，等）ので，陽性者の居住地ではどうか事前に確認しておくとよい。

2　医療費助成について

1）高額療養費

　医療費支払いが1月あたりの限度額を超えた場合，その超過額を支給する制度。基本は支払い後申請し数か月後に超過額の返還を受ける制度だが，事前申請を行うと，限度額分だけの支払いにする（現物給付化）ことも可能である。

　身体障害者手帳取得が前提の医療費助成（後述）が利用できない場合，高額療養費や附加給付（保険組合や共済独自の給付）の利用が重要に。服薬開始済の場合，受診間隔を長くすることで1月あたりの負担をかなり軽減できるので，主治医と相談してみるとよい。

2）自立支援医療（更生医療・育成医療）

　更生医療は身体障害者手帳取得の18歳以上の人，育成医療は手帳取得を問わず障害のある18歳未満の人が対象。

　免疫機能障害等いくつかのケースで，再認定時の意見書提出を省略できる自治体もあり（厚生労働省 2013）。

○助成対象となる治療

　障害の除去・軽減のための治療。免疫機能障害では抗 HIV 療法，免疫調節療法，その他 HIV 感染症に対する治療が対象。

○助成内容

　原則医療費が1割負担に。加えて低所得者は1月あたりの負担上限額が設定。

　また，高額な治療の長期継続が必要な人（「重度かつ継続」，免疫機能障害も含む）は現状一定所得以上でも上限額（月額最高で2万円まで）が設定。

3）重度（心身）障害者医療費助成（マル障，マル身ほか）

　身体障害者手帳や療育手帳，精神保健福祉手帳取得が前提の制度だが，助成内容や対象となる手帳等級の範囲，所得制限の有無，さらには名称も自治体によって異なる。

　都道府県単位での制度実施が基本も，市区町村独自の助成（さらに手厚く）があることも。

4）小児慢性特定疾病

○対象となる疾患

慢性に経過し長期にわたり生命を脅かす・生活の質を低下させる・高額の医療費負担が続く疾病。HIV 感染による後天性免疫不全症候群も含まれる。

○対象者

特定疾病の治療が必要な 18 歳未満のすべての児童。ただし 18 歳時点で事業の対象となっており，かつ 18 歳到達後も引き続き治療が必要と認められる場合には，20 歳未満の者も。

○助成内容

医療費の自己負担が 2 割となったうえで，所得に応じ限度額が設定。重症患者や人工呼吸器等装着者はさらに低い限度額となる。

入院時の食費が 2 分の 1 自己負担に。血友病等患者は医療費・入院時食費とも全額公費負担に。

5）特定疾病療養（長期高額疾病）

○対象となる疾患

①血漿分画製剤を投与している先天性血液凝固第VIII因子障害または先天性血液凝固第IX因子障害

②人工腎臓（透析）を実施する慢性腎不全

③抗ウイルス剤を投与している後天性免疫不全症候群

HIV 感染を含み厚生労働大臣が定める者に限る。

※③は血液製剤の投与に起因する HIV 感染者（2 次・3 次感染者を含む）が対象。

○助成内容

医療費の自己負担限度額が 1 月あたり 1 万円に

（人工透析が必要な慢性腎不全で高額所得者は月額 2 万円）。

6）先天性血液凝固因子障害等治療研究事業

特定疾病療養（長期高額疾病）に該当する場合は受給者証の提出が必要です。

○対象となる疾患

①第 I，II，V，VII，VIII，IX，X，XI，XII，XIII因子欠乏症

② von willebrand 病

③血液凝固因子製剤投与に起因する HIV 感染症（二次感染，三次感染含む）

○助成内容

　医療費の自己負担分（特定疾病該当の場合適用後の自己負担分）と入院時の食事療養費が全額公費負担に。また，訪問看護（医療・介護とも），訪問リハビリテーション，居宅療養管理指導（以上３つは介護予防も含む），介護療養施設サービスの自己負担額も全額公費負担に。

3　所得保障について

1）傷病手当金————————————————————————————————
○対象者

　健康保険加入者本人（国民健康保険加入者や任意継続の被保険者は除く）で，以下の条件をすべて満たすもの。

　①業務外の事由による病気やけがの療養のための休業（業務事由は労災対象）

　②その療養のため仕事に就くことができない状態

　③連続する３日間を含み４日以上仕事に就けない状態

　④休業した期間中給与支給がない，または支給があっても傷病手当金の支給額
　　に満たない

○支給額

　休日１日につき標準報酬日額の３分の２

　（ただし給与所得がある場合や同一事由による障害年金受給の場合金額調整）

○支給期間

　支給開始した日から最長１年６か月間の休業した日（医師の証明必要）

○留意事項

　①事業所を通して申請行う場合，病名未開示なら傷病名をどう記載するか要検
　　討。

　②事業主より休業期間の証明を受け，医師の意見記入後，そのまま本人が健康
　　保険に請求することも可能。ただし通常事業所を通す流れの場合は，事業所
　　側にどう説明するか要検討。

2）調査研究事業・健康管理支援事業————————————————————
○対象者

　血液凝固因子製剤投与に起因し HIV に感染した人（二次感染・三次感染含む）のうち，

調査研究事業・・・AIDS 発症していない人。

健康管理支援事業・・・AIDS 発症し，かつ裁判上の和解が成立している人。

○支給額（2017 年度）

調査研究事業

・CD4（T4）リンパ球が 1 μℓ 当たり 200 以下の場合　月額 5 万 2300 円

・その他の対象者　月額 3 万 6300 円

健康管理支援事業

月額 15 万円

3）障害年金

障害年金の認定基準が定められているが，身体障害者手帳の認定基準とは異なるため注意。

障害年金を申請するには以下すべてを満たす必要がある。

①初診日に年金加入しているか 20 歳未満時に初診日がある。

②年金保険料の納付要件を満たしている。

③初診日から 1 年 6 か月経過しているか，それ以内に症状が固定している。

④障害認定日に障害等級表に該当する状態である，または障害認定日以降障害が重度化し障害等級表に該当する状態となっている。

○留意事項

①2011 年度に認定基準の見直しがあり，これまで認定を受けていたケースで等級引下げや非該当になることが出てきている。認定更新時や新規申請時注意が必要である。

②申請時には，申請までの経過や生活状況の課題を詳細に，必要なら別紙も準備して記載したほうがよい。社会保険労務士等に相談するのもよいかもしれない。

③HIV 感染症での申請の場合，診断書に HIV 感染症と明記なくても記載からそれがうかがえればよいとされている。

④すでに受給中であっても，何の疾病・障害で受給中か本人把握されていないケースがある。ほかの疾病・障害と併せて申請できることも少なくない。別の様式の意見書が必要な場合文書料の問題もあるが，検討の価値はある。

⑤HIV 感染症で申請する際の診断書には血友病や肝炎の状況記載欄もある（肝疾患は別様式の意見書もあるが，肝炎の状況欄の記載で認定可能な場合は別様式の提出は不要）。

４）生活保護

○対象者

　病気などやむを得ない理由で就労できない，あるいは就労中でも必要な生活費が得られず，資産やほかの諸制度等利用しても生活保護法で定める最低生活費に満たず生活困窮している人。

○留意事項

　①病院からのレセプトは担当ケースワーカーに届くので，事前に病名開示の検討をする。

　②制度申請・利用時担当ケースワーカーに仲介や支援を依頼するとよい場合もある。

　③2013年8月より保護基準の見直しが開始され，支給減額となるケースが増えてきている。

4　療養支援・福祉サービス利用支援について

１）障害者総合支援法によるサービスおよび介護保険法によるサービス

　障害「福祉」サービスと介護「保険」サービスのどちらも，事業所側ではHIV陽性者の受け入れを想定していないことが多い。困難ケースにも積極的に取り組む事業所への打診や，行政や地域包括支援センター等も広く巻き込んでの調整，研修を開催しHIV感染症への知識やスタンダードプリコーションを含む職員・利用者双方への情報提供を行うといった取組みが必要となる。

２）訪問看護について

　厚生労働大臣が定める疾病等（後天性免疫不全症候群（AIDS）が含まれる）の対象者は訪問看護利用時，以下の点が異なる。

　①要介護認定を受けていても訪問看護は医療保険適用。

　②HIV感染症の場合は週3日まで利用可能。

　③後天性免疫不全症候群（AIDS）の場合は，医師の指示により週7日まで可能。

　④その際，4日以上の訪問で2か所，7日以上の訪問で3か所までの事業所を利用可能。

　⑤先述のとおり先天性血液凝固因子障害等治療研究事業の対象となる。

3）拠点病院以外の医療機関入院や施設入所について

抗 HIV 薬は高額だが，包括算定でなく出来高算定となるため，薬剤費に関しては医療機関や施設側の負担は抑えられる（検査費用や画像料等は包括算定内で対応となるため，まったく負担がないとはいえない。また，精神科救急等一部は出来高算定ではないので注意）

また，緩和ケア病棟（ホスピス）の施設基準には，悪性腫瘍患者と並んで，後天性免疫不全症候群患者が対象としてあげられている。陽性者の高齢化に伴って，緩和ケア病棟へのニーズも高まっていくと思われ，今後受け入れへの取組みが必要となると思われる。

特別養護老人ホームへの受け入れは，まだ全国的にも例が少ないが，有料老人ホームへの受け入れは徐々に増加している。陽性者の終の棲家として選択肢の 1つになるかもしれない。

施設等への受け入れ支援に関しては，厚労科研より資料（山内 2011）も出ているので，有効利用するとよい。

引用・参考文献

〔厚生労働省科学研究関連〕

・小西加保留（2007）『社会福祉施設と HIV 陽性者』平成 18 年度厚生労働省科学研究費補助金エイズ対策研究事業『HIV 感染症及びその合併症の課題を克服する研究』分担研究（研究代表：白阪琢磨）.

・白阪琢磨（2010）『HIV 診療における外来チーム医療マニュアル』平成 21 年度厚生労働科学研究費補助金エイズ対策研究事業「HIV 感染症及びその合併症の課題を克服する研究」（研究代表：白阪琢磨）.

・山内哲也（2011）『社会福祉施設で働く皆さんへ　HIV/AIDS の正しい知識　〜知ることから始めよう〜』平成 23 年度厚生労働省科学研究費補助金エイズ対策研究事業『HIV 感染症及びその合併症の課題を克服する研究』分担研究（研究代表：白阪琢磨）.

・沢田貴志・樽井正義（2013）『外国人医療相談ハンドブック− HIV 陽性者療養支援のために−改訂版（平成 25 年 3 月）』平成 24 年度厚生労働科学研究費補助金エイズ対策研究事業「外国人の HIV 予防対策とその介入効果に関する研究」分担研究（研究代表：仲尾唯治）.

・田中千枝子(2014)『平成 25 年度 HIV-SW ミニマムスタンダードハンドブック』2014.3　平成 25 年度厚生労働科学研究費補助金エイズ対策事業「HIV 感染

症の医療体制の整備に関する研究」分担研究（研究代表：伊藤俊広）.

・田中千枝子(2015)『HIV/AIDS ソーシャルワークＱ＆Ａブック　拠点病院ソーシャルワーカーの相談ガイドライン』平成 26 年度厚生労働科学研究費補助金エイズ対策事業「HIV 感染症の医療体制の整備に関する研究」分担研究（研究代表：伊藤俊広）.

・田邊嘉也（2015）『制度のてびき　第 7 版』新潟大学医歯学総合病院感染管理部 2015.6　平成 27 年度厚生労働科学研究費補助金エイズ対策事業「HIV 感染症の医療体制の整備に関する研究」分担研究（研究代表：横幕能行）.

〔厚生労働省通知〕

・厚生労働省（2001）『「ヒト免疫不全ウイルスによる免疫の機能の障害」身体障害認定の手引き（改訂版）』

・厚生労働省（2003a）「平成 15 年 1 月 10 日障企発第 0110001 号　身体障害認定基準の取り扱い（身体障害者手帳認定要領）」

・厚生労働省（2003b）「平成 15 年 2 月 27 日障企発 0227001 号　身体障害認定基準等の取り扱いに関する疑義について」

・厚生労働省健康局疾病対策課（2012）『エイズ対策関係法令通知集（平成 24 年 3 月）』

・厚生労働省（2013）「平成 25 年 6 月 19 日障発 0619 第 2 号　自立支援医療の支給認定における再認定の取扱いについて」

索　引

A ～ Z

ACC	8
AIDS	64
ART	3, 13, 66
AZT	13
CD4 細胞	64
CD4 陽性 T リンパ球	64
CHARM	194
EE	274
Empowerment Evaluation	274
HAND	133
HIV	64
HIV 感染症の基礎知識	52, 64
HIV 感染予防	4
HIV 検査	67
HIV 診療チーム	306, 312
ICF	29
JHDS	134
LGBT	119
LIFE	287
Men who have Sex with Men	17
MSM	17, 70
NA	146
NASW	113
NGO	21, 197
NPO	21, 168, 171, 197, 318
PEP	49
Peter Piot	3, 286
PrEP	49
professional	46, 48
SOGI	120
UNAIDS	2
WHO	20

あ

アイデンティティ	305, 307
アドボカシー	296
——の原則	298, 302
——の構図	299
安心感	247, 249
生きづらさ	153
意思決定	25
遺族相談事業	210
医療通訳	197
医療的ケア	241, 245
医療のバックアップ	92
医療費助成	335
医療連携	60, 241, 249, 301
インターパーソナル	287, 289
イントラパーソナル	287, 289
ウイルス疾患指導料	333
ウイルス量	65
受入れ拒否プロセスモデル	229
エイズ治療拠点病院	16, 209
エイズ治療・研究開発センター	209
エイズ発生動向	4
エイズ予防法	15, 331

か

介護	241
外国人支援	58, 189
外国人陽性者支援	330
介護現場	247
介護士	244
介護保険	328

開発的役割 …………………… *314*	コンドーム ………………………… *149*
価値 …………… *35, 42, 291, 292*	困難事例 …………………………… *242*
カミングアウト	コンピテンシー ………………… *304, 317*
………… *57, 100, 162, 165, 166, 167, 177*	
環境 ………………………………… *297*	さ
環境アセスメント ………………… *298*	
感染経路 ……………………… *66, 164*	在宅看護 …………………………… *243*
感染症の予防及び感染症の患者に対する	在宅療養 …………………… *259, 267*
医療に関する法律 ………… *15, 331*	在留外国人 ………………………… *189*
感染率 ……………………………… *66*	在留特別許可 ……………………… *193*
基礎知識 …………………… *52, 64*	差別経験 …………………………… *79*
基本的属性 ………………………… *73*	差別・偏見 ………………… *24, 42, 249*
協働する力 ………………… *305, 307*	ジェンダーアイデンティティ ………… *116*
拠点病院 …………………… *8, 333*	ジェンダーロール ………………… *116*
均てん化 …………………… *38, 315*	自己概念 …………………………… *304*
クロゼット ………………… *47, 99*	自己注射 …………………………… *26*
ゲイ …………………………… *127*	自己と他者との関係 ……………… *305*
啓発活動 …………………… *273, 301*	自己と他者の二者間関係 ………… *307*
血友病患者会 ……………………… *202*	自殺 ………………………………… *132*
健康管理 …………………………… *75*	自死 ………………………………… *132*
健康管理支援事業 ………………… *337*	市民主体 …………… *61, 273, 301*
原告 ………………………………… *212*	使命感 ……………………………… *234*
検査体制 …………………………… *45*	社会活動 …………………………… *78*
権利 ………………………………… *297*	社会構造の変革 …………………… *108*
権利擁護 …………………………… *296*	社会資源 …………………………… *198*
抗 HIV 薬 ………………………… *66*	社会福祉施設 ……………………… *33*
高額療養費 ………………………… *335*	社会福祉的課題 …………………… *287*
後天性免疫不全症候群 …………… *64*	社会変革 …………………………… *102*
後天性免疫不全症候群の予防に関する法	重度心身障害者医療費助成 ……… *335*
律 …………………………… *15, 331*	12 のステップ …………………… *153*
国際生活機能分類 ………………… *29*	就労 ………………………………… *329*
国立国際医療センターエイズ治療・研究	就労支援 …………………… *57, 175*
開発センター …………………… *8*	受診前 ……………………………… *81*
国連合同エイズ計画 ……………… *2*	受診前相談 ………………………… *306*
個人の内的資源 …………………… *305*	主体化 ……………………………… *318*
コミュニティ ……………………… *107*	主体性 ……………… *246, 294, 302*
	障害者雇用制度 …………………… *184*

障害者総合支援法 ……………………… 339
障害年金 …………… 329, 332, 338
小児慢性特定疾病 ……………………… 336
傷病手当金 …………………………… 337
将来に向けた計画 ……………………… 278
職場環境 ……………………………… 77
初診時 ………………………………… 83
女性の HIV 陽性者 ……………………… 72
自立支援医療 ……………… 328, 335
新感染症法 …………………… 15, 331
人権 ……………… 43, 122, 266, 294
心身障害者医療費助成 ………………… 335
身体障害者手帳
………… 16, 210, 325, 331, 332, 334
身体障害者福祉法 ……………………… 208
心理・社会的課題 ……………… 23, 28
診療拒否 ……………………………… 22
診療チーム …………………… 315, 316
スタンダードプリコーション
………………………… 183, 248, 339
スティグマ ……………… 44, 48, 98, 265
ストレングス ………………… 308, 313
スピリチュアリティ …………… 54, 95
――の機能 ……………………………… 97
生活 …………………………… 69, 73
生活実態 …………………………… 53
生活保護 …………………… 222, 339
生活モデル ……………………………… 243
性指向 ………………………………… 116
精神健康 ……………………………… 80
性的指向 ……………………………… 116
性的少数者 …………………………… 118
性的マイノリティ ……………………… 118
制度利用 …………………… 59, 215
性の多様性 …………………………… 118
世界保健機関 ………………………… 20

セクシュアリティ ……………… 55, 115
セクシュアル・マイノリティ ……… 17, 128
セルフイメージ ……………… 305, 306
全体システム ………………………… 305
先天性血液凝固因子障害等治療研究事業
………………………………… 336
相互・交互作用 ……………… 305, 307
ソーシャルアクション ……… 226, 242, 309
ソーシャルワーク ……………… 110, 286
――の定義 ……… 51, 110, 286, 299
ソーシャルワーク援助のプロセス‥ 53, 81
組織アセスメント ……………………… 307
組織マネジメント ……………… 60, 241, 301

た

ターミナル期 …………………………… 93
退院支援 ……………………………… 260
対象認識 ……………………………… 292
ダイバーシティ ………………………… 183
多剤併用療法 ……………… 3, 13, 66
魂の救い …………………………… 102
多様性 ………………………………… 117
ダルク ………………………………… 146
地域アセスメント ……………… 37, 268
地域啓発活動 ………………………… 61
地域性 ………………………………… 263
地域生活支援 ……………… 60, 255, 301
地域組織 ……………………………… 315
地域の受け入れ ……………………… 311
地域福祉活動 ………………… 301, 302
地域を耕す …………………………… 266
地域を耕す実践 ……………………… 316
チームアプローチ ……………………… 310
チームのマネジメント ………………… 269
チームワーク ………………… 304, 306
中長期フォローアップ ………………… 88

長期療養者 ………………… 32, 255	福祉施設マネジメント ……… 59, 228, 301
調査研究事業 ……………………… 337	服薬中断 ………………………… 260
テイキング・ストック ………… 277	プライバシー ……………… 25, 83, 85
低所得者 ……………………… 225	ブロック拠点病院 ……………… 315
出前研修 …………………… 306, 309	包括医療ミーティング …………… 26
転職 ……………………… 89, 178	訪問看護 ………………………… 339
当事者 …………………… 317, 318	ポジショニング ……… 287, 305, 310, 312
当事者性 ……………………… 288	

ま

同性愛 …………………… 99, 127	マクロ ……………… 29, 223, 288, 291
特定疾病療養 …………………… 336	マック ………………………… 146
ドラッグ・コート ……………… 293	ミーティング ……………… 153, 155

な

	ミクロ …………………… 288, 291
内服開始 …………………… 86, 87	ミクロレベル ……………………… 22
内服開始直後 …………………… 87	ミッション ……………… 276, 306
内服開始前 ……………………… 86	ミニマムスタンダード ……………… 39
人間関係 ………………………… 89	メゾ ……………… 223, 288, 291
寝たきりエイズ患者 …………… 255	メゾ・マクロレベル ……… 299, 300, 316
ネットワーキング ……… 37, 60, 301, 315	メゾレベル ………………… 26, 34
ネットワーク …………………… 304	メンタルヘルス ………… 55, 125, 129

は

や

パートナー …………………… 57, 162	薬害エイズ ………………… 58, 201
ハームリダクション ………… 152, 293	薬害エイズ裁判 ………… 8, 15, 208
バイセクシュアル ……………… 127	薬害エイズ被害者 ……………… 70
派遣カウンセラー ………………… 21	薬害根絶誓いの碑 ……………… 210
バザールカフェ ………………… 154	薬害被害 ………………………… 325
針刺し事故 ……………………… 333	薬害被害者 ……………… 211, 332
ハンセン病 ……………………… 15	薬物依存 ………………… 56, 144
ピア・アルプス ……………… 266, 316	郵送検査 ………………………… 45
非加熱血液製剤 ………………… 201	要介護状態 ………………… 90, 215
人—環境 ………………………… 305	予防とケア ……………………… 274
人と環境の全体状況 …………… 307	

ら

ヒト免疫不全ウイルス ………… 64	
日和見感染症 …………………… 65	リーダーシップ ………………… 237
ファシリテーター ………… 158, 283	離職 …………………………… 178

離転職	78	連携と協働	315
療養環境特別加算	333	連携と協働の要素	304
療養病床	333	労災	329
倫理	35, 42, 43, 294	老人ホーム	247
倫理綱領	111, 113	老人保健施設	333
連携	34, 135		

執筆者一覧

［編集］

小西加保留　関西学院大学人間福祉学部

［執筆］

青木理恵子　特定非営利活動法人 CHARM ……………… 第2部第2章第7節

荒木郁緒　宇治おうばく病院 …………………………… 第2部第2章第3節

生島嗣　特定非営利活動法人ぷれいす東京 ………… 第2部第2章第5節・第6節

磐井静江　日本ソーシャルワーカー連盟ハート相談センター … 第2部第2章第9節

榎本てる子　関西学院大学神学部 …………………… 第2部第2章第1節

岡田知一　グリーンライフ東日本株式会社入居相談センター … 第2部第2章第11節2

梶原秀晃　大阪市福祉局総務部総務課 ……………… 第2部第2章第13節

葛田衣重　千葉大学医学部附属病院地域医療連携部…… 第2部第2章第12節1

蔵田裕　新潟大学医歯学総合病院感染管理部 ……… 資料編

小竹美千穂　藤森病院地域医療連携室 ………………… 第2部第1章第3節・第2章
第12節2

小西加保留　関西学院大学人間福祉学部 ……………… 第1部第1章～第4章，第2
部第1章第1節・第2章第9節・
第12節1・第13節，第3部
第1章・第2章

清水茂徳　東日本国際大学健康福祉学部 …………… 第2部第2章第9節

脊戸京子　地域生活支援センターあん ……………… 第2部第2章第13節

高田雅章　地域生活支援センターあん ……………… 第2部第2章第13節

田中千枝子　日本福祉大学社会福祉学部 …………… 第3部第3章・第4章

塚本弥生　いでした内科・神経内科クリニック ……… 第2部第2章第8節，資料編

仲倉高広　京都大学大学院教育学研究科博士後期課程 … 第2部第2章第3節

松浦千恵　安東医院医療福祉相談室 ………………… 第2部第2章第4節

村串恵子　有限会社安心の絆 ………………………… 第2部第2章第11節1

山内哲也　障害者支援施設リアン文京 ……………… 第2部第2章第10節

山崎基嗣　京都大学大学院教育学研究科博士後期課程 … 第2部第2章第3節

山中京子　大阪府立大学地域保健学域教育福祉学類…… 第2部第2章第2節

若林チヒロ　埼玉県立大学健康開発学科 ……………… 第2部第1章第2節

HIV/AIDS ソーシャルワーク —実践と理論への展望—

発　行	2017 年 11 月 24 日発行
編著者	小西加保留
発行者	荘村明彦
発行所	中央法規出版株式会社
	〒 110-0016　東京都台東区台東 3-29-1　中央法規ビル
	営　　業　TEL 03-3834-5817　FAX 03-3837-8037
	書店窓口　TEL 03-3834-5815　FAX 03-3837-8035
	編　　集　TEL 03-3834-5812　FAX 03-3837-8032
	https://www.chuohoki.co.jp
印刷・製本	株式会社アルキャスト
装幀・本文デザイン	齋藤視倭子・伊東裕美

ISBN978-4-8058-5598-0
定価はカバーに表示してあります。

本書のコピー，スキャン，デジタル化等の無断複製は，著作権上での例外を除き禁じられています。また，本書を代行業者等の第三者に依頼してコピー，スキャン，デジタル化することは，たとえ個人や家庭内での利用であっても著作権法違反です。

落丁本・乱丁本はお取り替えいたします。